URGÊNCIAS
COLOPROCTOLÓGICAS

CIRURGIA GERAL E COLOPROCTOLOGIA — Outros livros de interesse

- Aparelho Digestório – Clínica e Cirurgia (2 vols.) 3ª ed. – **Júlio Coelho**
- Assistência em Estomaterapia - Cuidando do Ostomizado – **Cesaretti**
- Atlas do Abdome Agudo – **Lopes Samuel**
- Cirurgia de Urgência – 2ª ed. – **Birolini**
- Cirurgia Geral 2ª ed. – **Isac Filho**
- Clínica Cirúrgica do Colégio Brasileiro de Cirurgiões – **CBC** - Andy **Petroianu**
- Clínica Cirúrgica – Fundamentos Teóricos e Práticos (2 vols.) – **Marques Vieira, Pacheco e Marcus**
- Coloproctologia 2ªed. – **Ribeiro da Rocha**
- Condutas em Cirurgia – Departamento de Cirurgia da Escola Paulista de Medicina, UNIFESP – **Burihan**
- Condutas em Pacientes Cirúrgicos – **Ismar** Alberto Pereira **Bahia**
- Controle Clínico do Paciente Cirúrgico 6ª ed. – **Barbosa**
- Cuidados Paliativos – Diretrizes, Humanização e Alívio de Sintomas – **Franklin Santana**
- Desinfecção e Esterilização – **Nogaroto**
- Dicionário de Ciências Biológicas e Biomédicas – **Vilela Ferraz**
- Dicionário Médico Ilustrado Inglês-Português – **Alves**
- Fundamentos da Cirurgia Videolaparoscópica – **Parra**
- Infecções em Cirurgia – **Cornelius e Rasslan**
- Instrumentação Cirúrgica 3ª ed. – **Parra e Saad**
- Manual de Sepse – **Elieser Silva**
- Ressecções Intestinais Extensas e Síndrome do Intestino Curto – **Rasslam**
- Condutas em Cirurgia de Emergência – **Birolini**

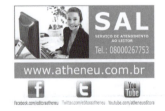

Urgências Coloproctológicas

Tiago Leal Ghezzi

Henrique Sarubbi Fillmann

Francesca Perondi

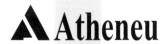

EDITORA ATHENEU

São Paulo —	Rua Jesuíno Pascoal, 30 Tel.: (11) 2858-8750 Fax: (11) 2858-8766 E-mail: atheneu@atheneu.com.br
Rio de Janeiro —	Rua Bambina, 74 Tel.: (21)3094-1295 Fax: (21)3094-1284 E-mail: atheneu@atheneu.com.br
Belo Horizonte —	Rua Domingos Vieira, 319 — conj. 1.104

CAPA: Paulo Verardo

PRODUÇÃO EDITORIAL: MKX Editorial

CIP-BRASIL. Catalogação na Publicação
Sindicato Nacional dos Editores de Livros, RJ

G342u

Ghezzi, Tiago Leal
Urgências coloproctológicas / Tiago Leal Ghezzi, Henrique Sarubbi Fillmann, Francesca Perondi. - 1. ed. - Rio de Janeiro : Atheneu, 2017.
: il. ; 25 cm.

Inclui bibliografia
ISBN 978-85-388-0746-9

1. Cólon (Anatomia) - Doenças - Diagnóstico. 2. Emergências coloproctológicas. 3. Proctologia. I. Fillmann, Henrique Sarubbi. II. Perondi, Francesca. III. Título.

16-36187

CDD-616.34
CDU: 612.366

GHEZZI, T.L.; FILLMANN, H.S.; PERONDI, F.

Urgências Coloproctológicas

© EDITORA ATHENEU

São Paulo, Rio de Janeiro, Belo Horizonte, 2017

Editores

Tiago Leal Ghezzi

Mestre e Doutor em Ciências Cirúrgicas pela Universidade Federal do Rio Grande do Sul (UFRGS). *Fellow* em Cirurgia Abdominopélvica e Cirurgia Robótica Colorretal pelo European Institute of Oncology (Itália). Médico do Serviço de Coloproctologia do Hospital de Clínicas de Porto Alegre e Hospital Moinhos de Vento. Titular da Sociedade Brasileira de Coloproctologia e Membro da American Society of Colon and Rectal Surgeons.

Henrique Sarubbi Fillmann

Professor do Departamento de Cirurgia da Faculdade de Medicina da Pontifícia Universidade Católica do Rio Grande do Sul (PUC-RS). Doutor em Fisiologia Digestiva pela Universidade Federal do Rio Grande do Sul (UFRGS). Membro Titular da Sociedade Brasileira de Coloproctologia. Médico do Serviço de Coloproctologia do Hospital São Lucas da PUC-RS.

Francesca Perondi

Titular da Sociedade Brasileira de Coloproctologia (SBCP). Titular da Associação Gaúcha de Coloproctologia. Médica do Serviço de Coloproctologia do Hospital Moinhos de Vento.

Colaboradores

Afonso Henrique Sousa Júnior

Médico-Assistente Doutor do Serviço de Coloproctologia do Departamento de Gastroenterologia da Faculdade de Medicina da Universidade de São Paulo (FMUSP). Doutor em Cirurgia pela FMUSP. Colaborador do Setor de Coloproctologia da Faculdade de Ciências Médicas da Santa Casa de São Paulo (FCMSCSP).

Aline Santiago

Coloproctologista e Preceptora da Residência de Cirurgia Geral do Hospital Municipal São José de Joinville. Membro Associado da Sociedade Brasileira de Coloproctologia.

André da Luz Moreira

Titular da Sociedade Brasileira de Coloproctologia. Coloproctologista do Hospital Universitário Pedro Ernesto da Universidade Estadual do Rio de Janeiro (HUPE/UERJ), Cleveland Clinic Alumni.

André Duarte

Membro Titular Especialista do Colégio Brasileiro de Cirurgia Digestiva (TeCBCD). Preceptor da Disciplina de Cirurgia do Aparelho Digestivo e Coloproctologia da Faculdade de Medicina da Universidade de São Paulo (FMUSP).

Angelita Habr-Gama

Professora Emérita da Faculdade de Medicina da Universidade de São Paulo (FMUSP). *Honorary Fellow* do American College of Surgeons. American Surgical Association. European Surgical Association e American Society for Colon & Retal Surgeons. Cirurgiã do Hospital Alemão Oswaldo Cruz e Instituto Angelita & Joaquim Gama.

Antônio Lacerda Filho

Mestre em Cirurgia pela Faculdade de Medicina da Universidade Federal de Minas Gerais (UFMG). Doutor em Gastroenterologia pela Faculdade de Medicina da UFMG. Professor-Associado do Departamento de Cirurgia da Faculdade de Medicina da UFMG. Membro do Grupo de Coloproctologia e Intestino Delgado do Instituto Alfa de Gastroenterologia do Hospital das Clínicas da UFMG. Titular da Sociedade Brasileira de Coloproctologia e do Colégio Brasileiro de Cirurgiões. Membro internacional da American Society of Colorectal Surgeons.

Antônio Sérgio Brenner

Professor Adjunto da Clínica Cirúrgica II da Faculdade Evangélica de Medicina. Professor Adjunto de Cirurgia do Hospital das Clínicas da Universidade Federal do Paraná (HC-UFPR). Mestre e Doutor em Clínica Cirúrgica pela UFPR. Pós-Doutorado CNPq na The Cleveland Clinic Foundation – Ohio, EUA.

Bernardo Hanan

Mestre em Cirurgia pela Faculdade de Medicina da Universidade Federal de Minas Gerais (UFMG), Titular da Sociedade Brasileira de Coloproctologia, Titular da Sociedade Brasileira de Endoscopia Digestiva – SOBED, Membro do Instituto Alfa de Gastroenterologia do Hospital das Clínicas da UFMG.

Bruna Borba Vailati

Médica Coloproctologista. Membro Filiado da Sociedade Brasileira de Coloproctologia (SBCP).

Bruno Lorenzo Scolaro

Graduado em Medicina pela Universidade do Vale do Itajaí. Residência de Cirurgia Geral no Hospital e Maternidade Marieta Konder Bornhausen, Itajaí, SC. Residência Médica em Coloproctologia pela Pontifícia Universidade Católica do Rio Grande do Sul (PUC-RS). Mestrado em Saúde e Meio Ambiente pela Universidade da Região de Joinville. Membro Associado da Sociedade Brasileira de Coloproctologia (SBCP). Professor de Cirurgia e Coloproctologia na Universidade do Vale do Itajaí.

Caio Sérgio Rizkallah Nahas

Doutor pelo Programa de Pós-Graduação de Cirurgia do Aparelho Digestivo da Faculdade de Medicina da Universidade de São Paulo (FMUSP); Ex-*Research Felllow* do Serviço de Coloproctologia do Memorial Sloan-Kettering Cancer Center de Nova Iorque, EUA. Médico Cirurgião e Colonoscopista do Hospital das Clínicas e do Instituto do Câncer do Estado de São Paulo (ICESP) da FMUSP. Médico Cirurgião e Colonoscopista do Hospital Sírio-Libanês de São Paulo.

Camila Letícia Leiner

Titular da Sociedade Brasileira de Endoscopia (SOBED), Secretária da Diretoria da SOBED Estadual Paraná (2015-2016).

Carlos Augusto Real Martinez

Professor-Associado do Departamento de Cirurgia da Faculdade de Ciências Médicas da Universidade Estadual de Campinas (FCM-Unicamp). Professor Adjunto do Programa de Pós-Graduação em Ciências da Saúde da Universidade São Francisco (USF) de Bragança Paulista, São Paulo. Membro Titular da Sociedade Brasileira de Coloproctologia, CBC, CBCD, SOBRACIL.

Carlos Walter Sobrado Jr.

Mestre e Doutor em Cirurgia pela Faculdade de Medicina da Universidade de São Paulo (FMUSP). Professor-Assistente Doutor da Disciplina de Coloproctologia do Hospital das Clínicas da FMUSP.

Carmen Ruth Manzione Nadal

Mestre e Doutora em Cirurgia Geral pela Faculdade de Ciências Médicas da Santa Casa de São Paulo (FCMSCSP). Médica da Equipe Técnica de Proctologia do Instituto de Infectologia Emilio Ribas. Presidente do Departamento de Coloproctologia da Associação Paulista de Medicina. Membro titular da Sociedade Brasileira de Coloproctologia (SBCP) e do Colégio Brasileiro de Cirurgiões (CBC).

Carolina Vannucci Vasconcellos Nogueira Diógenes

Mestra em Cirurgia pela Universidade Federal do Ceará (UFC). Professora-Assistente do Curso de Medicina da Faculdade de Ciências da Saúde na Universidade Estadual do Rio Grande do Norte (UERN).

Cláudio Saddy Rodrigues Coy

Professor-Associado do Departamento de Cirurgia da Faculdade de Ciências Médicas da Universidade Estadual de Campinas (FCM-Unicamp). Coordenador do Grupo de Coloproctologia da Disciplina de Moléstias do Aparelho Digestivo da FCM-Unicamp. Membro Titular da Sociedade Brasileira de Coloproctologia (SBCP). Membro Titular do Grupo de Estudos da Doença Inflamatória Intestinal do Brasil (GEDIIB).

Cleber Allem Nunes

Membro do Serviço de Coloproctologia da Santa Casa de Porto Alegre e Hospital Moinhos de Vento.

Daniel de Barcellos Azambuja

Membro do Serviço de Coloproctologia da Santa Casa de Porto Alegre. Titular da Sociedade Brasileira de Coloproctologia (SBCP).

Diego Fernandes Maia Soares

Médico-Assistente da Cirurgia Oncológica do Aparelho Digestivo do Instituto do Câncer do Estado de São Paulo (ICESP) da Faculdade de Medicina da Universidade de São Paulo (FMUSP).

Doryane Maria dos Reis Lima

Doutora em Cirurgia pela Universidade Federal do Ceará (UFC). Especialista em Coloproctologia pela Sociedade Brasileira de Coloproctologia (SBCP). Membro Associado SBCP. Membro da Sociedade Americana de Cirurgiões de Colorretal. Resposável pelo setor de Fisiologia Anorretal na Gastroclínica/Cascavel. Professora de Anatomia Geral pela Faculdade de Medicina Assis Gurgacz (FAG).

Eduardo de Paula Vieira

Professor Auxiliar do Departamento de Cirurgia da Faculdade de Medicina da Universidade Federal do Rio de Janeiro (UFRJ). Secretário Geral e Membro Titular da Sociedade Brasileira de Coloproctologia (SBCP). Chefe do Serviço de Coloproctologia do Hospital Central da Polícia Militar do Rio de Janeiro.

Érico Ernesto Pretzel Fillmann

Professor Emérito do Departamento de Cirurgia da Faculdade de Medicina da Pontifícia Universidade Católica do Rio Grande do Sul (PUC-RS). Professor Emérito da PUC-RS. Ex-Presidente da Sociedade Brasileira de Coloproctologia (SBCP). Membro Honorário da SBCP.

Fábio Guilherme Caserta Maryssael de Campos

Professor Livre-Docente pela Faculdade de Medicina da Universidade de São Paulo (FMUSP). Médico-Assistente do Serviço de Cirurgia Colorretal do Hospital das Clínicas da Faculdade de Medicina da Universidade de São Paulo (HCFMUSP). Titular da Sociedade Brasileira de Coloproctologia (SBCP), CBC, CBCD, SOBRACIL e Sociedade Americana de Cirurgiões Colorretais (ASCRS). Presidente da SBCP 2015/2016. Ex-Presidente da Sociedade Brasileira de Videocirurgia (Sobracil-SP).

Fang Chia Bin

Professor Livre-Docente da Faculdade de Ciências Médicas da Santa Casa de São Paulo (FCMSCSP). Chefe da Área de Coloproctologia da Irmandade da Santa Casa de Misericórdia de São Paulo (ISCMSP).

Fernanda Nunes de Castro

Ex-Residente de Coloproctologia do Hospital Universitário da Universidade de Brasília (UnB). Coloproctologista do *staff* do Instituto Cuidar.

Flávio Antônio Quilici

Professor Titular de Gastroenterologia e Cirurgia Digestiva da Faculdade de Medicina da Pontifícia Universidade Católica de Campinas (PUC-Campinas). Presidente Eleito da Federação Brasileira de Gastroenterologia. Ex-Presidente da Sociedade Brasileira de Endoscopia Digestiva. Ex-Presidente da Sociedade Brasileira de Coloproctologia (SBCP). Ex-Presidente da Sociedade de Gastroenterologia de São Paulo. Cirurgião Emérito do Colégio Brasileiro de Cirurgiões.

Flávio Ferreira Diniz

Titular da Sociedade Brasileira de Coloproctologia (SBCP). Titular da Associação Gaúcha de Coloproctologia. *Fellow* em Coloproctologia pelo Humana Hospital, Texas, EUA. Pós-Graduado em Coloproctologia pelo St. Mark's Hospital London, Reino Unido. Médico do Serviço de Coloproctologia do Hospital Moinhos de Vento.

Francesca Perondi

Titular da Sociedade Brasileira de Coloproctologia (SBCP). Titular da Associação Gaúcha de Coloproctologia. Médica do Serviço de Coloproctologia do Hospital Moinhos de Vento.

Francisco Sérgio Pinheiro Regadas

Professor Titular Emérito da Faculdade de Medicina da Universidade Federal do Ceará (UFC). Mestre em Técnica Operatória e Cirurgia Experimental pela Escola Paulista de Medicina da Universidade Federal de São Paulo (EPM/Unifesp). Doutor em Cirurgia do Aparelho Digestivo pela Faculdade de Medicina da Universidade de São Paulo (FMUSP). Titular da Sociedade Brasileira de Coloproctologia (SBCP), Titular do Colégio Brasileiro de Cirurgiões (CBC) e Titular do Colégio Brasileiro de Cirurgia Digestiva (CBCD). *Fellow* da Sociedade Americana de Cirurgiões Colorretais (ASCRS).

Geraldo Magela da Cruz

Doutor em Cirurgia pelo Programa de Pós-Graduação e Pesquisa da Santa Casa de Belo Horizonte - MG. Membro Honorário da Sociedade Brasileira de Coloproctologia (SBCP). Professor Titular da Disciplina de Coloproctologia da Faculdade de Ciências Médicas de Minas Gerais desde 1965. Chefe da Clínica Coloproctológica da Santa Casa de Belo Horizonte. Coordenador da Residência em Coloproctologia da Santa Casa de Belo Horizonte.

Guilherme Cutait de Castro Cotti

Cirurgião do Instituto do Câncer do Estado de São Paulo do Hospital das Clínicas da Faculdade de Medicina da Universidade de São Paulo (HCFMUSP).

Guilherme Pagin São Julião

Coloproctologista. Médico do Instituto Angelita & Joaquim Gama.

Gustavo Becker Pereira

Professor da Disciplina de Clínica Cirúrgica da Faculdade de Medicina da Universidade do Vale do Itajaí. Mestre em Biotecnologia em Saúde pela Universidade Positivo. Pós-graduado *lato sensu* em Cirurgia Minimamente Invasiva pelo Instituto Jacques Perissat. Médico do Serviço de Coloproctologia do Hospital e Maternidade Marieta Komder Bomhausen (HMMKB). Preceptor da Residência Médica de Cirurgia Geral do (HMMKB).

Harry Kleinubing Júnior

Mestre e Doutor em Clinica Cirúrgica pela Universidade Federal do Paraná (UFPR). Professor Titular do Departamento de Medicina da Univille – Disciplinas de Técnica Operatória e Clínica Cirúrgica. Membro Titular da Sociedade Brasileira de Coloproctologia (SBCP).Membro do GEDIIB e ECCO. Diretor da Regional Joinville da ABCD. Médico Responsável pelo Ambulatório de Doenças Inflamatórias do Hospital Municipal São José de Joinville. Coordenador do Centro de Infusão de Terapia Imunobiológica do Hospital Dona Helena de Joinville.

Hélio Moreira Júnior

Professor Adjunto do Serviço de Coloproctologia da Faculdade de Medicina da Universidade Federal de Goiás (UFG).

Heloísa Guedes Müssnich

Membro Titular da Sociedade Brasileira de Coloproctologia (SBCP). Mestre em Cirurgia pela Faculdade de Medicina da Universidade Federal do Rio Grande do Sul (FAMED/UFRGS). Pós-graduada em Cirurgia Minimamente Invasiva pelo Instituto de Ensino e Pesquisa do Hospital Moinhos de Vento (IEP/HMV). Chefe do Serviço de Coloproctologia do HMV, Porto Alegre - RS.

Henrique Sarubbi Fillmann

Professor do Departamento de Cirurgia da Faculdade de Medicina da Pontifícia Universidade Católica do Rio Grande do Sul (PUC-RS). Doutor em Fisiologia Digestiva pela Universidade Federal do Rio Grande do Sul (UFRGS). Membro Titular da Sociedade Brasileira de Coloproctologia. Médico do Serviço de Coloproctologia do Hospital São Lucas da PUC-RS.

Ignacio Osorio Mallmann

Membro Titular da Sociedade Brasileira de Colproctologia (SBCP). Médico contratado do Serviço de Cirurgia Geral do Hospital de Clínicas de Porto Alegre (HCPA) - Universidade Federal do Rio Grande do Sul (UFRGS).

Jarbas Faraco M. Loureiro

Doutor em Medicina pela Faculdade de Medicina da Universidade de São Paulo (FMUSP). Médico do Serviço de Endoscopia do Hospital Sírio-Libanês - SP. Médico do Serviço de Endoscopia do Hospital Alemão Oswaldo Cruz - SP.

João Batista de Sousa

Professor-Associado de Clínica Cirúrgica da Faculdade de Medicina da Universidade de Brasília (UnB). Membro Titular da Sociedade Brasileira de Coloproctologia (SBCP).

João de Aguiar Pupo Neto

Chefe do Serviço de Proctologia do Hospital Universitário da Universidade Federal do Rio de Janeiro (UFRJ). Professor da Faculdade de Medicina da UFRJ. Ex-Presidente da Sociedade Brasileira de Proctologia (SBCP). Titular do Colégio Brasileiro de Cirurgiões (CBC).

João Gomes Netinho

Professor Doutor em Cirurgia pela Universidade de Campinas (Unicamp). Chefe da Disciplina de Coloproctologia na Faculdade de Medicina de São José do Rio Preto (FAMERP) e do Hospital de Base de São José do Rio Preto (HB). Coordenador do Programa de Residência Médica em Coloproctologia na FAMERP/HB. Subchefe do Departamento de Cirurgia da FAMERP/HB.

José Alfredo Reis Junior

Mestre em Cirurgia, Titular da Sociedade Brasileira de Coloproctologia (SBCP). Membro da American Society Colon & Rectal Surgeons. *Fellow* da International Society of University Colon and Rectal Surgeons. Secretário da Associação de Coloproctologia do Estado de São Paulo.

José Alfredo Reis Neto

Professor Titular de Clínica Cirúrgica, Professor *Honoris Causa* da Universidade Bolivia (UNABOL), Presidente da Sociedade Brasileira de Coloproctologia (SBCP), Presidente da Associação Latino Americana de Coloproctologia (ALACP), Presidente do XVIII World Congress of the International Society of University Colon and Rectal Surgeons (2000), Presidente do XVIII Congresso da ALACP (2003), Membro Emérito do Colégio Brasileiro de Cirurgiões (CBC). Membro Honorário da SBCP.

José Eduardo de Aguilar Siqueira do Nascimento

Mestre e Doutor em Gastroenterologia Cirúrgica pela Universidade Federal de São Paulo (Unifesp). Pesquisador Nível 2 do Conselho Nacional de Desenvolvimento Científico e Tecnológico (CNPq). Ex-Vice Reitor da Universidade Federal de Mato Grosso (UFMT). Ex-Professor Titular do Departamento de Cirurgia da UFMT. Membro Titular da Sociedade Brasileira de Coloproctologia (SBCP) e do Colégio Brasileiro de Cirurgiões (CBC). Diretor do Curso de Medicina do Centro Universitário de Várzea Grande (UNIVAG), MT. Presidente da Sociedade Brasileira de Nutrição Parenteral e Enteral. Coordenador do Projeto ACERTO.

José Paulo Teixeira Moreira

Professor-Assistente do Serviço de Coloproctologia da Faculdade de Medicina da Universidade Federal de Goiás (UFG).

José Vinicius Cruz

Professor Titular de Coloproctologia da Universidade Federal de Ciências da Saúde de Porto Alegre. Chefe do Serviço de Coloproctologia do Complexo Hospital Santa Casa de Porto Alegre - RS. Doutor em Clínica Cirúrgica pela Faculdade de Medicina da Universidade de São Paulo (FMUSP).

Karen Delacoste Pires Mallmann

Professora da Disciplina de Coloproctologia da Universidade Federal de Ciências da Saúde de Porto Alegre (UFCSPA). Membro Titular da Sociedade Brasileira de Coloproctologia (SBCP).

Leonardo de Castro Durães

Mestre e Doutor em Ciências Médicas pela Universidade de Brasília (UnB). Coloproctologista do *staff* do Hospital das Forças Armadas - DF. Membro Titular da Sociedade Brasileira de Coloproctologia. *Research Fellow* do Departamento Cirurgia Colorretal da Cleveland Clinic, Ohio, EUA.

Lucas Faraco Sobrado

Residente do Departamento de Cirurgia do Hospital das Clínicas da Faculdade de Medicina da Universidade de São Paulo (HCFMUSP).

Lúcio Sarubbi Fillmann

Proctologista. Doutor em Medicina e Ciências da Saúde pela Faculdade de Medicina da Pontifícia Universidade Católica do Rio Grande do Sul (FAMED/PUC-RS). Chefe do Serviço de Coloproctologia do Hospital São Lucas (HSL-PUC-RS). Professor Adjunto do Departamento de Cirurgia da FAMED/PUC-RS. Coordenador do Curso de Graduação em Medicina na PUC-RS.

Luis Cláudio Pandini

Membro Titular da Sociedade Brasileira de Coloproctologia (SBCP). Mestre em Cirurgia do Aparelho Digestivo pela Universidade de São Paulo (USP). Ex-Presidente da Associação de Coloproctologia do Estado de São Paulo (ACESP). Ex-Presidente da Sociedade Brasileira de Videocirurgia.

Luiz Felipe de Campos-Lobato

Ex-Residente de Cirurgia Colorretal da Cleveland Clinic, Ohio, EUA. Doutor em Ciências Médicas pela Universidade de Brasília (UnB). Membro do Serviço de Coloproctologia do Hospital Universitário da UnB. Membro Associado da Sociedade Brasileira de Coloproctologia (SBCP). Membro Titular do Grupo de Estudos da Doença Inflamatória Intestinal do Brasil. Diretor Médico do Instituto Cuidar.

Lusmar Veras Rodrigues

Professor Titular do Departamento de Cirurgia da Faculdade de Medicina da Universidade Federal do Ceará (UFC). Coordenador do Programa de Pós-Graduação em Cirurgia *stricto sensu* da Universidade Federal do Ceará (UFC). Chefe do Serviço de Coloproctologia do Hospital Universitário Walter Cantídio da UFC.

Magda Maria Profeta da Luz

Doutora em Cirurgia pela Faculdade de Medicina da Universidade Federal de Minas Gerais (UFMG). Professora Adjunta do Departamento de Cirurgia da UFMG. Coordenadora da Residência em Coloproctologia do Hospital das Clinicas da UFMG. Titular da Sociedade Brasileira de Coloproctologia (SBCP). Membro do Instituto Alfa de Gastroenterologia do Hospital das Clínicas da UFMG.

Marcela Krug Seabra

Médica Coloproctologista. Membro do Serviço de Coloproctologia do Hospital Moinhos de Vento.

Marcelo Averbach

Doutor em Cirurgia pela Faculdade de Medicina da Universidade de São Paulo (FMUSP). Cirurgião e colonoscopista do Hospital Sírio-Libanês.

Maria Cristina Sartor

Titular da Sociedade Brasileira de Coloproctologia (SBCP). Titular da Sociedade Brasileira de Endoscopia (SOBED). Professora do Departamento de Cirurgia da Universidade Federal do Paraná (UFPR). Chefe do Serviço de Coloproctologia do Hospital de Clínicas da UFPR.

Marja Luciana Visioli

Cirurgiã Geral pelo Hospital de Pronto-Socorro de Porto Alegre.

Marlise Mello Cerato Michaelsen

Mestre em Gastroenterologia pela Universidade Federal do Rio Grande do Sul (UFRGS). Chefe do Serviço e Residência em Coloproctologia do Hospital Ernesto Dornelles (HED). Membro Titular da Sociedade Brasileira de Coloproctologia (SBCP).

Mauricio De Marco

Cirurgião do Serviço de Oncologia do Hospital Universitário Santa Terezinha (Joaçaba-SC). Professor da Disciplina de Morfofisiologia Humana da Universidade do Oeste de Santa Catarina (UNOESC).

Mauro de Souza Leite Pinho

Doutor em Medicina pela Universidade de Birmingham, Inglaterra. Mestre em Cirurgia pela Universidade Federal do Rio de Janeiro (UFRJ). Membro Titular da Sociedade Brasileira de Coloproctologia (SBCP) e do Colégio Brasileiro de Cirurgiões. Professor de Clínica Cirúrgica da UNIVILLE. Cirurgião do Hospital Municipal São José, Joinville.

Miguel Ângelo Pedroso

Especialista em Cirurgia Geral pelo Instituto de Assistência Médica ao Servidor Público do Estado de São Paulo, IAMSPE. Especialista em Videocirurgia Avançada pelo Hospital André Vésale (HAV), Bélgica. Membro Afiliado do Colégio Brasileiro de Cirurgiões (CBC) e da Sociedade Brasileira de Coloproctologia (SBCP). Membro Titular da Sociedade Brasileira de Videocirurgia (SOBRACIL). Preceptor de Videocirurgia Avançada e Coloproctologia do Serviço de Cirurgia Geral do Hospital do Servidor Público Estadual - Francisco Morato de Oliveira, HSPE-FMO/SP. Coordenador do Instituto Lubeck, Itu.

Olival de Oliveira Júnior

Mestre e Doutor em Cirurgia pela Universidade Federal do Paraná (UFPR). Pós-doutorado em Cirurgia pela Cornell University. Membro Titular da Sociedade Brasileira de Coloproctologia (SBCP). Sócio fundador da Proctoclin Curitiba (Instituto Mario de Abreu).

Patrícia Cardoso Motta Lima

Graduação em Medicina pela Pontifícia Universidade Católica do Rio Grande do Sul (PUC-RS). Residência Médica em Cirurgia Geral pelo Hospital Nossa Senhora da Conceição. Residência Médica em Coloproctologia pela PUC-RS. Membro Associado da Sociedade Brasileira de Coloproctologia (SBCP). Membro Associado da Sociedade Brasileira de Motilidade Digestiva.

Patrícia Cristina Alves-Ferreira

Doutoranda em Ciências Médicas pela Universidade de Brasília (UnB). Ex-*Research Scholar* de Cirurgia Colorretal da Cleveland Clinic, Ohio, EUA. Assessora Técnica da Comissão Nacional de Ética em Pesquisa. Diretora Executiva do Instituto Cuidar.

Paulo Alberto Falco Pires Corrêa

Coloproctologista e Colonoscopista do Hospital Sírio-Libanês, SP.

Paulo de Azeredo Passos Candelária

Professor da Faculdade de Ciências Médicas da Santa Casa de São Paulo (FCMSCSP). Chefe de Equipe e Primeiro Assistente do Serviço de Emergência da Irmandade da SCSP. Coordenador da Área de Colonoscopia da Disciplina de Coloproctologia da SCSP. Vice-diretor Clínico do Hospital Central da Irmandade da Santa Casa de Misericórdia de São Paulo (ISCMSP).

Paulo Gonçalves de Oliveira

Professor-Associado de Clínica Cirúrgica da Faculdade de Medicina da Universidade de Brasília (UnB). Chefe do Serviço de Coloproctologia do Hospital Universitário de Brasília. Membro Titular e Ex-Presidente da Sociedade Brasileira de Coloproctologia (SBCP) 2013-2014.

Paulo Gustavo Kotze

Professor-Assistente de Clínica Cirúrgica da Pontifícia Universidade Católica do Paraná (PUC-PR), Curitiba - PR.

Paulo Luiz Batista Nogueira

Cirurgião Pediátrico. Residência em Cirurgia Pediátrica pela Universidade de São Paulo em Ribeirão Preto (USP/RP). Mestre na Área de Cirurgia, Nutrição e Metabolismo. Professor da Faculdade de Medicina do Centro Universitário de Várzea Grande (Univag).

Pedro Popoutchi

Titular da Sociedade Brasileira de Coloproctologia (SBCP). Cirurgião e Colonoscopista do Hospital Sírio-Libanês. Cirurgião e colonoscopista do Hospital Alemão Oswaldo Cruz.

Rafael de Castro Santana Arouca

Cirurgião do Hospital Sírio-Libanês.

Raquel Franco Leal

Docente do Departamento de Cirurgia, Serviço de Coloproctologia da Faculdade de Ciências Médicas da Universidade Estadual de Campinas (Unicamp). Mestrado e Doutorado em Cirurgia pela Unicamp. Pós-doutorado pela Universidade de Chicago e pelo Institut D'investigacions Biomèdiques August Pi i Sunyer, Barcelona. Membro Titular da Sociedade Brasileira de Coloproctologia e do Grupo de Estudos em Doença Inflamatória Intestinal no Brasil (GEDIIB).

Raquel Silveira Bello Stucchi

Professora Doutora da Disciplina de Infectologia do Departamento de Clínica Médica da Faculdade de Ciências Médicas da Universidade Estadual de Campinas (Unicamp). Coordenadora do Grupo de Hepatites Virais. Coordenadora do Grupo de Infecção em Imunossuprimidos. Diretora do Hospital Dia do Hospital das Clínicas da Faculdade de Ciências Médicas da Unicamp.

Raul Cutait

Professor-Associado da Faculdade de Medicina da Universidade de São Paulo (FMUSP). Membro da Academia Nacional de Medicina. Cirurgião do Hospital Sírio-Libanês.

Renato A. Bonardi

Mestre e Doutor em Cirurgia pela Universidade Federal do Paraná (UFPR). Ex-Presidente da Sociedade Brasileira de Coloproctologia (SBCP). Membro da American Society of Colon and Rectal Surgery. Sócio fundador da Proctoclin Curitiba (Instituto Mario de Abreu).

Renato Arioni Lupinacci

Mestre e Doutor em Cirurgia pela Escola Paulista de Medicina da Universidade Federal de São Paulo (EPM/Unifesp). Responsável pelo Setor de Doença Inflamatória Intestinal da Disciplina de Cirurgia do Aparelho Digestivo da EPM/Unifesp. Responsável pelo Setor de Coloproctologia do Serviço de Cirurgia Geral do Hospital do Servidor Público Estadual (Instituto de Assistência Médica ao Servidor Público Estadual - IAMSPE-SP).

Rodrigo Becker Pereira

Especialização em Coloproctologia pelo Hospital das Clínicas da Universidade Federal de Goiás (HC-UFG). Médico do Serviço de Coloproctologia do Hospital e Maternidade Marieta Konder Bomhausen (HMMKB). Preceptor da Residência Médica de Cirurgia Geral do HMMKB.

Rodrigo de Rezende Zago

Especialista em Endoscopia pela Sociedade Brasileira de Endoscopia Digestiva. Endoscopista e Colonoscopista do Hospital Sírio-Libanês. Endoscopista e Colonoscopista do Hospital Alemão Oswaldo Cruz.

Rodrigo Oliva Perez

Médico da Disciplina de Coloproctologista do Hospital das Clínicas da Faculdade de Medicina da Universidade de São Paulo (HCFMUSP). Doutor em Medicina pela FMUSP. Médico do Instituto Angelita & Joaquim Gama.

Rogério Saad-Hossne

Professor Livre-docente de Cirurgia Digestiva da Universidade Estadual de São Paulo (UNESP), Botucatu - SP.

Ronaldo Coelho Salles

Ex-Presidente da Sociedade Brasileira de Coloproctologia (SBCP). Ex-Presidente da Sociedade Regional Leste de Coloproctologia. Cirurgião do Serviço de Coloproctologia do Hospital Federal da Lagoa (RJ). Ex-Chefe do Serviço de Coloproctologia do Hospital Municipal Miguel Couto (RJ).

Ruy Takashi Koshimizu

Preceptor-Chefe do Programa de Residência Médica em Coloproctologia do Hospital Nossa Senhora da Conceição - Porto Alegre - RS. Preceptor do Programa de Residência Médica em Coloproctologia do Hospital Ernesto Dornelles (HED), Porto Alegre - RS.

Sérgio Eduardo Alonso Araújo

Professor Livre-docente pela Faculdade de Medicina da Universidade de São Paulo (FMUSP). Titular da Sociedade Brasileira de Coloproctologia (SBCP) e da Sociedade Brasileira de Cirurgia Minimamente Invasiva e Robótica. Presidente da Associação de Coloproctologia do Estado de São Paulo. Cirurgião do Hospital Israelita Albert Einstein, SP.

Sérgio Carlos Nahas

Pós-graduação em Coloproctologia no St. Mark's Hospital and Academic Institute of London. Professor Livre-docente pela Disciplina de Coloproctologia pela Faculdade de Medicina da Universidade de São Paulo (FMUSP). Diretor do Serviço de Cirurgia do Cólon e Reto do Hospital das Clínicas e do Instituto do Câncer do Estado de São Paulo (ICESP) da FMUSP. Chefe do Serviço da Residência Médica da Disciplina de Coloproctologia da FMUSP. Médico Cirurgião do Hospital Sírio-Libanês, São Paulo - SP.

Sidney Roberto Nadal

Livre-docente em Cirurgia Geral pela Faculdade de Ciências Médicas da Santa Casa de São Paulo (FCMSCSP). Supervisor da Equipe Técnica de Proctologia do Instituto de Infectologia Emilio Ribas. Mestre do Capítulo de São Paulo do Colégio Brasileiro de Cirurgiões. Membro Titular da Sociedade Brasileira de Coloproctologia e do Colégio Brasileiro de Cirurgiões.

Sinara Mônica de Oliveira Leite

Doutora em Cirurgia pelo Programa de Pós-Graduação e Pesquisa da Santa Casa de Belo Horizonte. Membro titular da Sociedade Brasileira de Coloproctologia (SBCP). Professora-Assistente da Disciplina de Coloproctologia da Faculdade de Ciências Médicas de Minas Gerais desde 1992. Coloproctologista em Belo Horizonte.

Sthela Maria Murad Regadas

Professora-Associada do Departamento de Cirurgia da Faculdade de Medicina da Universidade Federal do Ceará (UFC). Mestre e Doutora em Cirurgia pela Faculdade de Medicina da UFC. Titular da Sociedade Brasileira de Coloproctologia (SBCP) e da American Society of Colon and Rectal Surgeons (ASCRS). Coordenadora da Unidade de Fisiologia Anorretal e Assoalho Pélvico do Serviço de Coloproctologia da Faculdade de Medicina da UFC e Hospital São Carlos, Fortaleza - CE.

Tiago Leal Ghezzi

Mestre e Doutor em Ciências Cirúrgicas pela Universidade Federal do Rio Grande do Sul (UFRGS). *Fellow* em Cirurgia Abdominopélvica e Cirurgia Robótica Colorretal pelo European Institute of Oncology (Itália). Médico do Serviço de Coloproctologia do Hospital de Clínicas de Porto Alegre e Hospital Moinhos de Vento. Titular da Sociedade Brasileira de Coloproctologia (SBCP) e Membro da American Society of Colon and Rectal Surgeons (ASCRS).

Timothy John Wilson

Especialista em Cirurgia Geral e Coloproctologia. Mestre em Medicina pela Universidade Federal do Rio Grande do Sul (UFRGS). Doutor em Medicina pela UFRGS. Preceptor de Cirurgia do Hospital de Pronto-socorro de Porto Alegre.

Univaldo Etsuo Sagae

Mestre em Cirurgia do Aparelho Digestivo pela Universidade de São Paulo (USP). Professor-Assistente de Gastrenterologia e Cirurgia do Aparelho Digestivo da Universidade Estadual do Oeste do Paraná. Membro Titular do Colégio Brasileiro de Cirurgia Digestiva (CBCD). Membro Titular da Sociedade Brasileira de Coloproctologia (SBCP). Responsável pelo Setor de Coloproctologia da Gastroclínica Cascavel - PR. Professor do Curso de Medicina da Faculdade Assis Gurgacz (FAG).

Vanessa Nascimento Kozak

Residência Médica em Cirurgia Geral e Coloproctologia pelo Hospital de Clínicas da Universidade Federal do Paraná (UFPR). *Research Fellow* em Coloproctologia na Cleveland Clinic Foundation, Ohio - EUA.

Vitor Binda

Médico Coloproctologista. Membro Titular da Sociedade Brasileira de Coloproctologia (SBCP). Mestre em Medicina pela Universidade Federal de Ciências da Saúde de Porto Alegre.

Walter Miyamoto

Quarto ano da especialização em Coloproctologia pela Faculdade de Ciências Médicas da Santa Casa de São Paulo (FCMSCSP). Membro da Comissão de Comunicação da Diretoria Clínica da SCSP.

Dedicatória

Ao meu avô, Walter (*in memoriam*), pela excelência e pioneirismo na Coloproctologia.
Aos meus pais, Henrique e Maria Inês, pelos valores que me passaram.
À minha esposa, Caroline, e ao nosso filho, Eduardo, os amores da minha vida.

Tiago Leal Ghezzi

Ao Dr. Érico e ao Dr. Lúcio: meus exemplos na profissão.
À Sra. Consuelo e à Paulinha: minhas parceiras na vida.

Henrique Sarubbi Fillmann

Para Isabella e Enzo.

Francesca Perondi

Prefácio

Prefaciar esta importante obra da literatura nacional, intitulada *Urgências Coloproctológicas,* é motivo de grande honra para mim e me enche de alegria.

A alegria deve-se ao fato de que, com este texto, tenho a oportunidade de homenagear os editores Tiago Leal Ghezzi, Henrique Fillmann e Francesca Perondi, expoentes da querida comunidade gaúcha que tanto orgulha o restante da Sociedade Brasileira de Coloproctologia (SBCP). O convívio de muitos anos com esses colegas me permitiu conhecer suas virtudes científicas, seu caráter inovador, seu pensamento em direção ao futuro e sua dedicação desmedida e despretensiosa ao ensino de nossa especialidade.

Reunindo todas essas qualidades, os Editores tornaram possível a publicação do presente livro, que enfoca assunto tão importante. Mais que isso, sua representatividade nas comunidades gaúcha e brasileira permitiu agregar a experiência de eminentes membros da SBCP em diversos assuntos específicos. Assim, não foi surpresa me deparar com uma obra completa, que aborda temática ampla e complexa. A apreciação rápida do sumário revela de maneira clara o cuidado dos Editores na escolha e seleção dos capítulos e seus respectivos autores. E a característica que se destaca é a de uma obra literária elaborada de maneira ordenada, didática e, certamente, enriquecida com a grande experiência daqueles que assinam os diversos capítulos.

Assim, felicito os coloproctologistas brasileiros que, certamente, muito se beneficiarão da densidade científica e prática cuidadosamente exposta ao longo do livro. Nessa perspectiva, tenho certeza de que ele se tornará fonte de referência e consulta de todos aqueles que se dedicam ao estudo e ao tratamento de doentes em situação emergencial nesta área.

Pelo que foi aqui exposto, fica fácil compreender o motivo da enorme honra que tenho em prefaciar este livro, seja como amigo dos Editores ou mesmo como atual Presidente de nossa querida SBCP. E finalizo cumprimentando os Editores pela iniciativa, pelo esforço conjunto (que todos os que já editaram um livro reconhecem como grande) e pela competência em entregar aos futuros leitores um livro que poderá direcionar os pensamentos e as atitudes do médico nos momentos difíceis e penosos em que se defrontar com uma urgência coloproctológica.

Parabéns e boa leitura!

Professor Dr. Fábio Guilherme Campos
Presidente da Sociedade Brasileira de Coloproctologia (SBCP) 2015/16
Ex-Presidente da Sociedade Brasileira de Vídeocirurgia (Sobracil-SP)
Professor Livre-docente da Faculdade de Medicina da Universidade de São Paulo (USP)

Apresentação

Urgências em Medicina e Cirurgia não são habitualmente alvo de ensino curricular obrigatório e abrangente nas faculdades. Em geral, o aprendizado é feito de modo empírico ao longo de estágios opcionais em serviços de emergência públicos ou privados e sempre de distribuição setorizada.

Como professor de Coloproctologia, sempre procurei enfatizar os aspectos de urgência das doenças coloproctológicas, lembrando que com muita frequência o primeiro trabalho dos novos médicos costuma ser em serviços de emergência.

O atendimento correto das urgências é revestido de alguns aspectos muito importantes: em primeiro lugar, a solução imediata da situação dramática; em segundo lugar, adotar uma conduta que, além de satisfatória para o paciente, facilite um possível futuro tratamento de sequelas. Por último, acrescente-se a estes, os tão atuais problemas de ordem médico-legal.

Médicos plantonistas nem sempre estão bem informados dos detalhes envolvidos nas doenças coloproctológicas ou não dispõem dos recursos técnicos indispensáveis para elaborar uma conduta adequada. A literatura médica pertinente nacional é numerosa, mas sempre pontual, carecendo da necessária abrangência.

Pelo exposto aqui, vejo como muito oportuna a iniciativa dos autores na criação do presente manual de urgências em Coloproctologia, com o intuito de divulgar de modo amplo as condutas em todas as situações e, também, servir de guia prático de consulta por parte do médico plantonista, frequentemente não ligado à área específica da coloproctologia.

Os autores são representativos da excelência da coloproctologia brasileira, aos quais rendo minha homenagem e meus votos de sucesso.

Professor Dr. Érico Ernesto Pretzel Fillmann
Professor Emérito do Departamento de Cirurgia da Faculdade de
Medicina da Pontifícia Universidade Católica (PUC) - RS
Ex-Presidente da Sociedade Brasileira de Coloproctologia (SBCP)
Membro Honorário da SBCP

Palavras Introdutórias

É com imensa satisfação e o orgulho que apresentamos à comunidade médica o livro *Urgências Coloproctológicas*. A idealização desta obra teve origem na percepção dos Organizadores da extrema relevância do tema, até então não abordado em um livro dedicado exclusivamente ao assunto.

As emergências coloproctológicas nem sempre são diagnosticadas e tratadas por especialistas. Com frequência, esses casos se apresentam em plantões de pronto-socorro e necessitam ser manejados por médicos não especialistas. A falta de experiência e a dificuldade de pesquisa bibliográfica nessas situações podem levar a diagnósticos e condutas equivocadas.

Este livro tem o intuito de abordar apenas as emergências, fazendo isso de modo sistemático dentro de um esquema uniforme de apresentação. Todos os capítulos têm um enfoque diagnóstico e terapêutico e contam com um fluxograma para guiar o médico durante o atendimento do paciente com uma urgência coloproctológica. A apresentação do conteúdo segue o conceito da Medicina Baseada em Evidências, a qual se fundamenta no uso conscencioso, explícito e criterioso da melhor evidência científica disponível para a tomada de decisões sobre o tratamento do indivíduo. Assim, procuramos entregar aos colegas uma fonte de consulta atual, segura e de fácil utilização por todos.

Para que isso fosse possível, tivemos a sorte de contar com um seleto e muito qualificado grupo de colaboradores, especialistas da Sociedade Brasileira de Coloproctologia, que não mediram esforços no sentido de nos brindar com todo o seu conhecimento e experiência. A esses colegas, agradecemos muito e dedicamos esta obra.

Não podemos deixar de salientar, também, o importantíssimo apoio da Sociedade Brasileira de Coloproctologia, nas pessoas do Dr. Ronaldo Coelho Salles e Dr. Fabio Guilherme Campos.

Por último, agradecemos à Editora Atheneu, pela oportunidade e apoio técnico na produção deste livro.

Referências para Leitura

GLOSSÁRIO DE ABREVIATURAS

Capítulo 1

DH: doença hemorroidária

Capítulo 2

DTZ: diltiazem
GTN: gliceril trinitrato

Capítulo 3

DNA: ácido desoxirribonucleico
HIV: vírus da imunodeficiência humana
HSV: vírus herpes simples
HSV-1: vírus herpes simples do tipo 1
HSV-2: vírus herpes simples do tipo 2
IgG: imunoglobulina G
IgM: imunoblobulina M
PCR: reação em cadeia da polimerase

Capítulo 4

RNM: ressonância nuclear magnética
SIDA: síndrome da imunodeficiência adquirida
TC: tomografia computadorizada

Capítulo 5

APS: abscesso pilonidal sacrococcígeo

Capítulo 6

DC: doença de Crohn
EA: exame sob analgesia
RNM: ressonância nuclear magnética
TNF: fator de necrose tumoral
US: ultrassonografia endoanal

Capítulo 7

APACHE: *Acute Physiology and Chronic Health Evaluation*
FGSI: *Fournier's Gangrene Severity Index*
GF: gangrena de Fournier
NSTI: *Necrotizing Soft Tissue Infection*
UFGSI: *Uludag Fournier's Gangrene Severity Index*
UTI: Unidade de Terapia Intensiva

Capítulo 8

EAE: esfíncter anal externo
EAI: esfíncter anal interno
LEO: lesão esfincteriana obstétrica

MPV: músculo pubovisceral
PR: músculo puborretal
RNM: ressonância nuclear magnética
USG 3D: ultrassom tridimensional

Capítulo 9

IFA: impactação fecal aguda
PEG: polietilenoglicol

Capítulo 10

CER: corpo estranho retal
NPO: nada por via oral
RX: radiografia

Capítulo 11

PR: procidência retal
PRE: procidência retal encarcerada

Capítulo 12

AINEs: anti-inflamatórios não esteroides

Capítulo 13

TIPS: *shunt* portossistêmico transjugular intra-hepático
USD: ultrassom com doppler
VR: varizes retais

Capítulo 14

AAS: ácido acetilsalicílico

Capítulo 15

OI: obstrução intestinal
RAA: radiografia de abdome agudo

SIRS: síndrome da resposta inflamatória sistêmica
RNM: ressonância nuclear magnética
TCAP: tomografia computadorizada de abdome e pelve
US: ultrassonografia

Capítulo 16

CCR: câncer colorretal
PCI: preparo de colo intraoperatório

Capítulo 17

Rx: radiografia
VCS: volvo de cólon sigmoide

Capítulo 18

EB: enema baritado
FID: fossa ilíaca direita
RX: radiografia
VC: volvo de ceco

Capítulo 19

DC: doença de Crohn
OI: obstrução intestinal
PCR: proteína C reativa
RNM: ressonância nuclear magnética
RX: radiografia
TCAP: tomografia computadorizada de abdome e pelve
TTS: *through the scope*
VHS: velocidade de hemossedimentação

Capítulo 20

POCA: pseudo-obstrução colônica aguda
RAA: radiografia de abdome agudo

TCAP: tomografia computadorizada de abdome e pelve

Capítulo 21

FDA: *Food and Drug Administration*
NPT: Nutrição Parenteral Total
PCA: *patient controlled analgesia*
PO: pós-operatório
POI: íleo pós-operatório
PPOI: íleo pós-operatório prolongado
RHA: ruídos hidroaéreos
RX: radiografia
SNG: sonda nasogástrica
TGI: trato gastrointestinal

Capítulo 22

ATC: angiotomografia
DII: doença inflamatória intestinal
EDA: endoscopia digestiva alta
HDA: hemorragia digestiva alta
HDB: hemorragia digestiva baixa
TDS: trato digestivo superior

Capítulo 23

AM: arteriografia mesentérica
DC: diverticulose colônica
HDA: hemorragia digestiva alta
HDB: hemorragia digestiva baixa
SD: sangramento diverticular

Capítulo 24

AC: angiodisplasias do cólon
CPA: coagulação por plasma de argônio
HDB: hemorragia digestiva baixa
TGI: trato gastrointestinal

Capítulo 25

AAS: ácido acetilsalicílico
ACO: anticoagulante oral
AINH: anti-inflamatório não hormonal
ASA: American Society of Anesthesiology
ASGE: American Society of Gastrointestinal Endoscopy
HDA: hemorragia digestiva alta
OD: *odds ratio* (razão de possibilidades)
RNI: razão normalizada internacional
SPP: sangramento pós-polipectomia

Capítulo 26

APC: aplicação de plasma de argônio
HOAC: hemorragia com origem na anastomose colorretal
UTI: Unidade de Terapia Intensiva

Capítulo 27

DA: diverticulite aguda
PCR: proteína C reativa
RNM: ressonância nuclear magnética
RX: radiografia
TCAP: tomografia computadorizada de abdome e pelve
US: ultrassonografia

Capítulo 28

DA: diverticulite aguda
MDC: moléstia diverticular dos cólons
TC: tomografia computadorizada

Capítulo 29

DA: diverticulite aguda
TCAP: tomografia computadorizada de abdome e pelve

Capítulo 30

AP: anastomose primária
CH: cirurgia de Hartmann

Capítulo 31

CA: colite aguda
PCR: proteína C reativa
RX: radiografia
STEC: *Escherichia coli* produtora de toxina Shiga
TC: tomografia computadorizada

Capítulo 33

CMV: citomegalovírus
PCR: reação em cadeia da polimerase
RCU: retocolite ulcerativa
SIDA: síndrome da imunodeficiência adquirida
TNF: fator de necrose tumoral

Capítulo 34

AE: apendangite epiploica
TCAP: tomografia computadorizada de abdome e pelve

Capítulo 35

CI: colopatia isquêmica
CPK: creatinofosfoquinase
LDH: desidrogenase láctica
TCAP: tomografia computadorizada de abdome e pelve

Capítulo 36

CAG: colite aguda grave
CF: colite fulminante

CMV: citomegalovírus
CSA: ciclosporina
IFX: infliximabe
MT: megacólon tóxico
PCR: proteína C reativa
RCU: retocolite ulcerativa
VHS: velocidade de hemossedimentação

Capítulo 37

AP: abscesso peritoneal ou abscessos peritoneais
DC: doença de Crohn
ECCO: European Crohn's and Colitis Organization
FR: *French scale* (escala francesa)
RNM: ressonância nuclear magnética
TC: tomografia computadorizada
US: ultrassonografia

Capítulo 38

DH: distúrbios hidroeletrolíticos
EI: estomas intestinais
HP: hérnia paraestomal

Capítulo 39

PCR: proteína C reativa
PO: dia pós-operatório
RX: radiografia
TCAP: tomografia computadorizada de abdome e pelve

Capítulo 40

DA: deiscência de anastomose
NP: nutrição parenteral

Capítulo 41

ASA: Sociedade Americana de Anestesiologia
IV: intravenoso
RNM: ressonância nuclear magnética
TCAP: tomografia computadorizada de abdome e pelve
US: ultrassonografia

Capítulo 42

DC: doença de Crohn
EMR: ressecção endoscópica da mucosa
ESD: dissecção endoscópica da submucosa
RX: radiografia

Capítulo 43

PVPS: plexo venoso pré-sacral

Capítulo 44

LU: lesão ureteral
TCAT: tomografia computadorizada de abdome total

Capítulo 45

RX: radiografia

TC: tomografia computadorizada
USG: ultrassonografia

Capítulo 46

ISS: *Injury Severity Score*
FAST: *Focused Assessment Sonography for Trauma*
REP: reto extraperitoneal
RIP: reto intraperitoneal
RX: radiografia
TC: tomografia computadorizada

Capítulo 47

AAST: Sociedade Americana de Cirurgia do Trauma (American Association for the Surgery of Trauma)
CIS: *Colon Injury Scale*
DC: *damage control*
FAF: ferimento por arma de fogo
FAB: ferimento por arma branca
FAST: *Focused Assessment for Sonography in Trauma*
TCAP: tomografia computadorizada de abdome e pelve

TABELAS DE REFERÊNCIA

Níveis de Evidência do Centro de Medicina Baseada em Evidência de Oxford			
Nível	**Tratamento/Prevenção/ Etiologia**	**Diagnóstico**	**Diagnóstico Diferencial/ Estudo de Prevalência de Sintoma**
1a	RS (com homogeneidade de ECRs)	RS (com homogeneidade) de estudos diagnósticos nível 1; Critério diagnóstico de estudos nível 1b, em diferentes centros	RS (com homogeneidade) de estudos de coorte prospectivos
1b	ECR individual (com intervalo de confiança estreito)	Coorte validada, com bom padrão de referência; ou Critério diagnóstico testado em um único centro	Estudo de coorte prospectivo com bom seguimento
1c	Estudos do tipo "tudo ou nada"	Sensibilidade e especificidade próximas de 100%	Estudos do tipo "tudo ou nada"
2a	RS (com homogeneidade de estudos de coorte)	RS (com homogeneidade) de estudos diagnósticos nível > 2	RS (com homogeneidade) de estudos 2b ou melhores
2b	Estudo de coorte individual (incluindo ECR de menor qualidade)	Coorte exploratória com bom padrão de referência; Critério diagnóstico derivado ou validado em amostras fragmentadas ou banco de dados	Estudo de coorte retrospectivo ou com seguimento ruim
2c	Observação de resultados terapêuticos; Estudos ecológicos	-	Estudos ecológicos
3a	RS (com homogeneidade) de estudos caso-controle	RS (com homogeneidade) de estudos 3b ou melhores	RS (com homogeneidade) de estudos 3b ou melhores
3b	Estudo de caso-controle individual	Seleção não-consecutiva de casos, ou padrão de referência aplicado de forma pouco consistente	Estudo de coorte não-consecutivo ou população muito restrita
4	Série de casos (incluindo coorte e caso-controle de menor qualidade)	Estudo de caso-controle; ou padrão de referência pobre ou não-independente	Séries de casos ou padrão de referência suplantado
5	Opinião de especialista desprovida de avaliação crítica ou baseada em matérias básicas (estudos de fisiologia, estudos em animais, estudos de laboratório)		

RS: revisão sistemática; ECR: ensaio clínico randomizado
Elaborado por Phillips B, Ball C, Sackett D, Badenoch D, Straus S, Haynes B et al em novembro de 1998. Atualizado por Jeremy Howick em março de 2009.

Graus de Recomendação	
A	Estudos consistentes de nível 1
B	Estudos consistentes de nível 2 ou 3 ou extrapolações de estudos de nível 1
C	Estudos de nível 4 ou extrapolações de estudos de nível 2 ou 3
D	Estudos de nível 5 ou estudos inconsistentes ou inconclusivos de qualquer nível

"Extrapolação" é quando o dado é usado em uma situação que tem diferença clínica potencialmente relevante outra que a da situação do estudo original

Sumário

SEÇÃO I
URGÊNCIAS ANORRETAIS NÃO TRAUMÁTICAS, 1

1 Crise Hemorroidária, 3
Fábio Guilherme Caserta Maryssael de Campos
Carlos Augusto Real Martinez

2 Fissura Anal Aguda, 9
Olival de Oliveira Júnior
Renato A. Bonardi

3 Herpes Anorretal, 13
Sidney Roberto Nadal
Carmen Ruth Manzione

4 Abscessos Anorretais, 21
Sérgio Carlos Nahas
Diego Fernandes Maia Soares
Caio Sérgio Rizkallah Nahas

5 Abscesso Pilonidal Sacrococcígeo, 29
José Vinicius Cruz
Vitor Binda

6 Sepse Perianal da Doença de Crohn, 33
Cláudio Saddy Rodrigues Coy
Carlos Augusto Real Martinez

7 Gangrena de Fournier, 45
José Alfredo dos Reis Neto
José Alfredo dos Reis Junior

8 Lesão Esfincteriana Obstétrica, 51
Sthela Maria Murad Regadas
Francisco Sérgio Pinheiro Regadas

9 Impactação Fecal Aguda, 57
Heloisa Guedes Müssnich
Marcela Krug Seabra

10 Corpo Estranho Retal, 63
Marlise Mello Cerato Michaelsen
Ruy Takashi Koshimizu

SEÇÃO II
URGÊNCIAS COLORRETAIS NÃO TRAUMÁTICAS, 69

11 Procidência Encarcerada de Reto, 71
Doryane Maria dos Reis Lima
Univaldo Etsuo Sagae

12 Urgências Anorretais na Gestação e no Puerpério, 75
Sinara Mônica de Oliveira Leite
Geraldo Magela da Cruz

13 Sangramento de Varizes Retais, 81
João Gomes Netinho

14 Sangramento no Pós-operatório de Cirurgia Anorretal, 87
Ronaldo Coelho Salles
André da Luz Moreira

15 Abordagem Diagnóstica na Obstrução Intestinal, 91
Gustavo Becker Pereira
Rodrigo Becker Pereira

16 Tratamento da Obstrução por Câncer Colorretal, 99
Luis Claudio Pandini

17 Tratamento da Obstrução Intestinal por Volvo do Cólon Sigmoide, 107
Hélio Moreira Júnior
José Paulo Teixeira Moreira

18 Tratamento da Obstrução por Volvo de Ceco, 115
José Eduardo de Aguilar-Nascimento
Paulo Luiz Batista Nogueira

19 Tratamento da Obstrução Intestinal na Doença de Crohn, 121
Paulo Gustavo Kotze
Rogério Saad-Hossne

20 Pseudo-Obstrução Colônica Aguda, 129
Tiago Leal Ghezzi
Lúcio Sarubbi Fillmann

21 Íleo Adinâmico Pós-Operatório, 133
Mauricio De Marco
Renato Arioni Lupinacci

22 Abordagem Diagnóstica na Hemorragia Digestiva Baixa, 143
Paulo Gonçalves de Oliveira
João Batista de Sousa

23 Tratamento da Hemorragia por Doença Diverticular, 151
Cleber Allem Nunes
Daniel de Barcellos Azambuja

24 Tratamento da Hemorragia por Angiodisplasia Colônica, 155
Pedro Popoutchi
Rodrigo de Rezende Zago
Marcelo Averbach

25 Tratamento de Hemorragia Pós-Polipectomia, 163
Maria Cristina Sartor
Camila Letícia Leiner

26 Tratamento da Hemorragia com Origem na Anastomose Colorretal, 173
Jarbas Faraco M. Loureiro
Paulo Alberto Falco Pires Corrêa

27 Abordagem Diagnóstica na Diverticulite Aguda, 179
Eduardo de Paula Vieira
João de Aguiar Pupo Neto

28 Tratamento da Diverticulite Aguda não Complicada, 185
Guilherme Cutait de Castro Cotti
André Duarte

29 Tratamento da Diverticulite Aguda Complicada por Abscesso, 191
Sergio Eduardo Alonso Araújo

30 Tratamento da Diverticulite Aguda Complicada por Perfuração, 30
Raul Cutait
Rafael de Castro Santana Arouca

31 Abordagem Diagnóstica nas Colites Agudas, 201
Lusmar Veras Rodrigues
Carolina Vannucci Vasconcellos Nogueira Diógenes

32 Colite Aguda por *Clostridium difficile*, 207
Flávio Antônio Quilici

33 Colite por Citomegalovírus, 213
Raquel Franco Leal
Raquel Silveira Bello Stucchi

34 Apendangite Epiplóica, 219
Francesca Perondi
Flávio Ferreira Diniz

35 Colopatia Isquêmica, 223
Karen Delacoste Pires Mallmann
Ignacio Osorio Mallmann

36 Colite Fulminante e Megacólon Tóxico na Doença Inflamatória Intestinal, 229

Carlos Walter Sobrado Jr.
Lucas Faraco Sobrado

37 Abscesso Peritoneal por Doença de Crohn, 237

Aline Santiago
Harry Kleinubing Júnior

38 Complicações Agudas dos Estomas Intestinais, 243

Afonso Henrique Sousa Júnior
Walter Miyamoto
Henrique Sarubbi Fillmann

39 Abordagem Diagnóstica na Deiscência Anastomótica, 249

Mauro de Souza Leite Pinho
Miguel Ângelo Pedroso

40 Tratamento da Deiscência Anastomótica Colorretal, 257

Guilherme Pagin São Julião
Bruna Borba Vailati
Rodrigo Oliva Perez
Angelita Habr-Gama

41 Abscesso Peritoneal Pós-Operatório, 265

Antônio Sérgio Brenner
Vanessa Nascimento Kozak

SEÇÃO III
URGÊNCIAS COLOPROCTOLÓGICAS TRAUMÁTICAS, 271

42 Perfuração Colorretal Relacionada com a Colonoscopia, 273

Paulo de Azeredo Passos Candelária
Fang Chia Bin

43 Hemorragia Intraoperatória Pré-sacral, 279

Luiz Felipe de Campos-Lobato
Fernanda Nunes de Castro
Patrícia Cristina Alves-Ferreira
Leonardo de Castro Durães

44 Lesão Intraoperatória de Ureter, 287

Henrique Sarubbi Fillmann

45 Corpo Estranho Colônico, 293

Bruno Lorenzo Scolaro
Patrícia Cardoso Motta Lima

46 Trauma Penetrante do Reto, 297

Magda Maria Profeta da Luz
Antônio Lacerda Filho
Bernardo Hanan

47 Trauma Penetrante de Cólon, 303

Timothy John Wilson
Marja Luciana Visioli

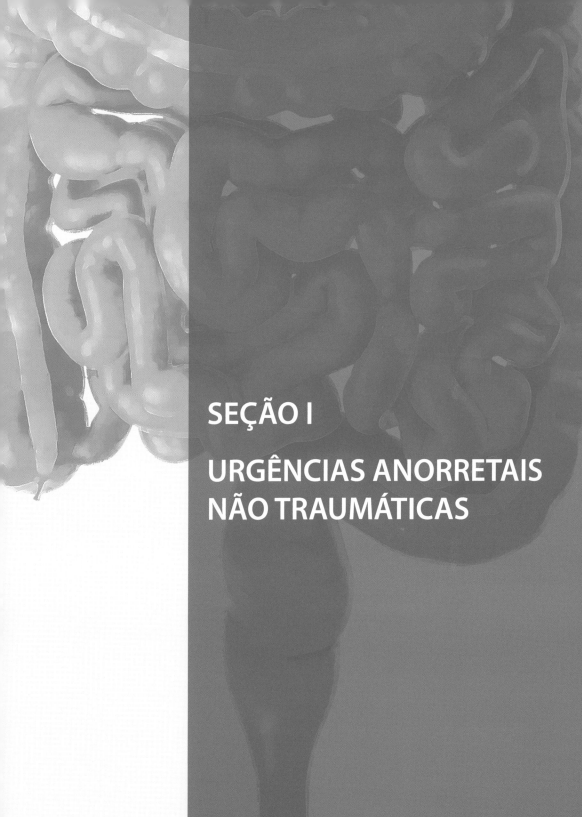

SEÇÃO I

URGÊNCIAS ANORRETAIS NÃO TRAUMÁTICAS

Crise Hemorroidária

Capítulo **1**

Fábio Guilherme Caserta Maryssael de Campos
Carlos Augusto Real Martinez

INTRODUÇÃO

A doença hemorroidária (DH) constitui afecção anorretal muito comum na população mundial, afetando com mais frequência adultos entre 40 e 60 anos de idade. Sua fisiopatologia é complexa e diversa, reconhecendo-se o papel de fatores que aumentam a pressão intra-abdominal (esforços prolongados na evacuação, constipação, gravidez) na dilatação, ingurgitamento, destruição dos tecidos de suporte (conectivo e muscular) e prolapso do tecido vascular. Eventualmente identificam-se outros fatores determinantes como prática de sexo anal, consumo de elementos irritantes (álcool, condimentos), traumatismo e esforços físicos.[1]

Do ponto de vista anatômico, hemorroidas internas e externas localizam-se acima e abaixo da linha pectínea, respectivamente. Essa diferença topográfica justifica a ocorrência de dor nos mamilos hemorroidários externos (que têm inervação somática) e ausência de dor nos internos (que têm inervação visceral).

Não se sabe ao certo quantos doentes desenvolvem complicações agudas e suas sequelas ao longo da evolução da doença.[2] O termo crise hemorroidária aguda engloba não só quadros descritos com diferentes denominações (hemorroidas agudas, hemorroidas externas trombosadas, hemorroidas estranguladas, trombose perianal e hematoma perianal), assim como variados graus de gravidade e sintomatologia. Esses termos nem sempre refletem os aspectos anatômicos ou histológicos exatos, causando confusão principalmente entre duas condições agudas: hemorroidas estranguladas (prolapso hemorroidário interno com estrangulamento) e trombose perianal.

Prolapso hemorroidário é um fenômeno usualmente crônico e cumulativo. O prolapso agudo caracteriza-se pela protrusão circunferencial dos mamilos internos através do ânus, podendo ocorrer obstrução do retorno venoso, dor, edema, estrangulamento, graus variados de isquemia, ulceração e até gangrena, quando não forem reduzidos. Nesse caso pode ou não haver trombose tecidual à histologia. Embora medidas conservadoras iniciais possam ter sucesso, algumas vezes a cirurgia se torna necessária para cura. Já os quadros dolorosos de trombose no plexo hemorroidário inferior (não estritamente uma hemorroida ou hematoma perianal) são distintos e requerem outro tratamento. Constitui uma das complicações mais comuns da DH, e pode ser aguda ou crônica, de manuseio clínico ou cirúrgico.[2]

O presente capítulo destina-se a caracterizar a crise hemorroidária, enfocando o papel das medidas conservadoras e cirúrgicas no seu manuseio.

DIAGNÓSTICO

Pacientes com trombose aguda apresentam dor na região anorretal que é acentuada por hipertonia esfincteriana reflexa. Tende a piorar em posição supina, quando o doente se senta ou logo após evacuação. À inspeção, podem-se observar plicomas e graus variados de edema local, não sendo infrequente a ocorrência de sangramento às evacuações. Às vezes, um mamilo trombosado e edemaciado fica tão ingurgitado que surge uma ulceração superficial por onde se esboça um coágulo sanguíneo (Figura 1.1).

Esse mamilo externo trombosado geralmente tem cor azulada e está coberto por anoderme, distinguindo-se de mamilos internos, que se prolapsam pela borda anal e estão cobertos por mucosa. Pacientes com história crônica ou recente de constipação devem ser pesquisados para verificar a eventual presença de fissura anal, fazendo-se uma retração glútea gentil para expor a borda anal, principalmente em sua face posterior. Quando for possível fazer um toque retal, deve-se atentar para a presença de hipertrofia da papila anal, identificada como uma massa palpável e macia.

A anuscopia com retoscopia (quando possível) pode confirmar essas suspeitas, além de avaliar a dimensão da dilatação do tecido hemorroidário e descartar a presença de outras lesões que possam justificar o sangramento retal. Na dependência da idade, presença de anemia ou alteração do hábito intestinal e antecedentes familiares, pode ser necessário indicar uma colonoscopia.

Mamilos de IV grau podem sofrer estrangulamento e determinar dor aguda importante. Progressivamente, o ingurgitamento e encarceramento do tecido hemorroidário inflamado levam a trombose, prolapso irredutível e isquemia (Figura 1.1).

TRATAMENTO

A DH constitui causa da maioria das queixas proctológicas, e a escolha do modo mais apropriado de tratamento depende de fatores relacionados ao doente, da forma de apresentação da doença e da experiência do médico. De uma maneira geral, estádios mais precoces da doença (graus I/II) podem ser efetivamente manuseados conservadoramente com mudanças no hábito intestinal e de vida, suplementação de fibras, pomadas locais e drogas venotônicas. Por outro lado, formas mais avançadas (III/IV) provavelmente vão requerer algum modo de tratamento cirúrgico, embora as medidas clínicas possam minimizar sintomas e fazer uma ponte para o tratamento cirúrgico.

Ambas as condições se caracterizam por dor, desconforto e relativa incapacitação para atividades rotineiras. Entretanto, ainda não existe consenso sobre o manuseio das crises agudas de trombose e estrangulamento. Classicamente, a indicação de medidas conservadoras iniciais tem obtido maior aceitação, principalmente porque muitos cirurgiões relutam em operar doentes numa situação emergencial, apesar de alguma evidência em contrário. Mas, de maneira geral, a estratégia de tratamento deve se basear nos sintomas apresentados pelo doente e na experiência do cirurgião.

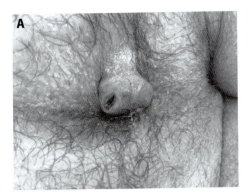 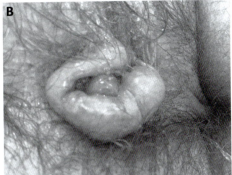

Figura 1.1 – (A): Quadro agudo de trombose hemorroidária externa, exibindo mamilo túrgido com ulceração superficial e saída de coágulo. (B): Prolapso hemorroidário interno parcialmente estrangulado, com trombose e edema dos mamilos externos. (Fonte: Acervo pessoal.)

Hemorroidas Externas Trombosadas

Essa complicação determina dor aguda de intensidade e desconforto variáveis. Sem intervenção, a dor tipicamente diminui em 2 a 3 dias, com melhora progressiva na medida em que o trombo é reabsorvido. Entretanto, se o indivíduo não institui tratamento ativo, o quadro pode piorar precocemente. Esses doentes devem ser tratados com analgesia oral, emolientes fecais e banhos de assento.[3]

Tratamento Clínico

O primeiro passo deve ser a normalização do hábito intestinal, uma vez que o indivíduo com dor tende a não querer evacuar, causando mais ressecamento das fezes e incrementando a dor quando evacua fezes ressecadas, duras, após esforço evacuatório maior do que em condições normais. A otimização do hábito intestinal pode ser obtida com aumento da ingestão de fibras e líquidos, além do uso de produtos como *psyllium* (Metamucil®), *Plantago ovata* (Plantaben®), macrogol (Muvinlax®) e outros. O aumento da ingestão hídrica contribui para manter fezes hidratadas, mais bem formadas e macias, que evitam muito esforço evacuatório. Uma metanálise de 7 estudos randomizados demonstrou que a suplementação de fibras em indivíduos com hemorroidas sintomáticas diminuiu a ocorrência de sangramento, dor, prolapso e prurido (grau de recomendação A).[4]

Adicionalmente, a realização de banhos de assento com água morna promove maior relaxamento da musculatura esfincteriana e ajuda a controlar a dor e o desconforto, embora uma revisão do assunto levante discórdias a respeito (grau de recomendação C).[5] Na vigência de uma crise, deve-se evitar o uso de papel higiênico, restringindo-se a higiene local ao uso de água.

Além disso, medicamentos com ação venotônica (diosmina com flavonoides expressos em hesperidina, dobesilato de cálcio) podem contribuir para a redução do edema local e dor. Flavonoides orais (Venalot®, Daflon®) contribuem para aumentar o tônus vascular, reduzir a permeabilidade e facilitar a drenagem linfática. Em metanálise de 14 estudos randomizados, seu uso em 1.514 pacientes reduziu risco de sangramento (67%), dor persistente (65%), prurido (35%) e recidiva (47%) (grau de recomendação A)[6] Esses medicamentos podem ser usados na dose de 500 mg a 1.000 mg três vezes por dia. Do mesmo modo, o uso de dobesilato de cálcio (Doxium°) com fibras promove alívio sintomático de sangramento agudo e reduz inflamação.[7]

Em casos mais dolorosos, a prescrição de anti-inflamatórios não hormonais como o diclofenaco sódico (50 mg três vezes por dia ou 100 mg duas vezes por dia) ajuda a controlar a dor local. Controle mais rápido dos sintomas pode ser obtido se o paciente evitar a posição supina. O repouso em decúbito dorsal horizontal, principalmente no primeiro e segundo dias após a instalação da crise hemorroidária, diminui os efeitos da pressão gravitacional sobre a região anal e contribui para reduzir o processo inflamatório (grau de recomendação C).

O tratamento tópico com cremes e supositórios também contribui para controle dos sintomas, embora não exista muita evidência sobre a real eficácia dessa prescrição. Essas medicações tópicas contêm vários ingredientes como anestésicos locais (lidocaína), fluocortona com lidocaína (Ultraproct°), anti-inflamatórios, bloqueadores de canal de cálcio (Diltiazen), vasoconstritores (Preparado-H), policresuleno com chinchocaína (Proctyl°). Cremes contendo esteroides não devem ser usados por tempo prolongado devido aos efeitos atróficos sobre a pele (grau de recomendação B).

Tratamento Cirúrgico

Classicamente, acreditava-se que o tratamento na fase aguda poderia determinar muitas complicações sépticas e locais. Entretanto, a realização de incisão na pele subjacente para retirada do coágulo ou excisão completa do trombo hemorroidário pode ser necessária para controle sintomático, principalmente em doentes com dor importante ou refratária.[2] Nesses casos, pode-se realizar o procedimento sob anestesia local e deixar a ferida aberta para cicatrização em segunda intenção.

O momento ideal para tratamento cirúrgico é tema de intensa controvérsia. Muitos consideram que hemorroidas externas trombosadas agudamente devem ser manipuladas por excisão e evacuação do coágulo, pois trazem alívio doloroso mais rápido que medidas conservadoras. Resultados de estudos comparativos demonstram que o risco de recidiva é menor após ressecção. Entretanto, a manipulação dos tecidos inflamados deve ser cuidadosa, e deve-se evitar ressecção exagerada de tecido hemorroidário, uma vez que o processo inflamatório vai ceder após o ato cirúrgico. De modo geral, defende-se que o tratamento cirúrgico imediato evita as consequências econômicas e sociais advindas de uma recuperação prolongada do tratamento clínico. Mas a indicação cirúrgica só compensa se for possível até cerca de 72 horas após início do quadro. Quando o paciente é atendido numa evolução mais tardia, a tendência natural é instituir medidas clínicas (grau de recomendação B).[8]

Estudos comparativos clássicos da literatura não demonstram diferença significativa quanto ao sangramento intraoperatório ou à recidiva em pacientes operados eletivamente ou em caráter emergencial (grau de recomendação C).[9] Em estudo mais recente abrangendo 649 pacientes, compararam-se retrospectivamente 104 operados na urgência (até 24 horas da admissão) contra os restantes.[10] Novamente, os grupos não diferiram quanto ao sangramento e recidiva. Entretanto, detectou-se estenose em 0,2% no grupo eletivo e 6,7% no grupo emergencial, tratada com dilatação.

Existem aqueles que preferem manusear o tecido hemorroidário eletivamente, numa fase subsequente em que o processo inflamatório já tenha regredido espontaneamente ou após um tratamento conservador inicial, o que pode ocorrer em 3 a 7 dias. Como isso ocorre na imensa maioria dos casos, e o desconforto do doente frequentemente não é intenso, é possível adotar essa estratégia na maioria dos casos (grau de recomendação D).[2]

A preservação da anoderme tem sido advogada em várias técnicas descritas para tratamento eletivo ou emergencial da DH, associadas ou não a ressecção mínima da mucosa anorretal. Um procedimento utilizado nas crises hemorroidárias é a hemorroidectomia submucosa de Parks, que consiste em ressecção do tecido hemorroidário com preservação da mucosa do canal anal, diminuindo as dimensões da ferida operatória, levando a menor tempo de cicatrização e menores riscos de estenose. A proposta de dissecção submucosa está associada a excisão limitada da doença, preservação anatômica da anoderme e correção do prolapso mucoso, resultando em baixa morbidade, dor pós-operatória limitada e menor risco de estenose.[11] Para tanto, técnica de dissecção meticulosa é necessária para ganhar acesso ao plano que possibilite dissecção submucosa sem excisar grande quantidade de mucosa.

Embora exista a experiência com uso de grampeadores na fase aguda, essa ideia não encontra muito respaldo entre os cirurgiões. Nessa opção, o objetivo é fazer a mucosectomia para obter a retopexia, recolocando as hemorroidas no canal anal, mesmo sem ressecá-las.

Hemorroidas Estranguladas

Hemorroidas prolapsadas e estranguladas são inicialmente mais bem manuseadas por emolientes fecais, analgésicos, repouso, banhos de assento e aplicações tópicas, reservando-se a excisão para uma fase posterior caso os sintomas persistam (grau de recomendação D). Entretanto, não existe documentação farta sobre o manuseio conservador nesses casos.

Com o objetivo de reduzir o tônus esfincteriano, existem relatos do uso de aplicação tópica de dinitrato de isossorbida e diltiazem, com bons resultados. Uma alternativa à cirurgia emergencial consiste em fazer incisão local e ligadura elástica, embora o número de casos seja pequeno e sem seguimento a longo prazo.

Em casos de hemorroidas estranguladas, a identificação correta da anatomia cirúrgica e a necessidade de deixar pontes mucosas apropriadas entre os mamilos podem trazer dificuldades técnicas. Mas o tratamento dos pedículos não é tão difícil, pois geralmente não há trombose ou ulceração local. Em relação ao procedimento técnico, é importante atingir um balanço adequado entre ressecar muito (e aumentar o risco de estenose) ou pouco tecido (e aumentar o risco de recidiva).

CONDIÇÕES QUE REQUEREM TRATAMENTO DIFERENCIADO

Algumas situações especiais merecem atenção especial. Uma delas é o tratamento de doentes com doença de Crohn, cujas manifestações perianais não devem ser confundidas com situações agudas, evitando-se intervenções cirúrgicas nesses casos. Do mesmo modo, pacientes HIV-positivos devem ser direcionados para tratamento conservador devido ao risco de complicações sépticas e retardo de cicatrização, especialmente doentes com síndrome de imunodeficiência do adulto.

Do mesmo modo, a gravidez predispõe as mulheres a sintomas hemorroidários devido a alterações hormonais e esforço evacuatório com constipação. Usualmente, muitos desses sintomas se resolvem após o parto.

Eventualmente, crises agudas podem ocorrer durante a gravidez, quando a intervenção cirúrgica é usualmente contraindicada devido ao risco de induzir trabalho de parto, retardando-se o procedimento definitivo até que o feto seja viável (grau de recomendação C). Em casos muito sintomáticos, e em pacientes selecionadas, pode-se tentar a excisão do mamilo trombosado sob anestesia local.[12]

O fluxograma a seguir (Figura 1.2) apresenta de maneira resumida o raciocínio clínico para guiar o atendimento de um paciente com crise hemorroidária.

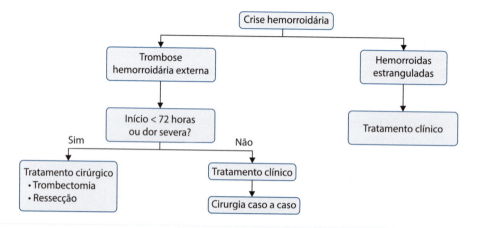

Figura 1.2 – Fluxograma de tratamento da crise hemorroidária. (Fonte: Fábio Guilherme Caserta Maryssael de Campos e Carlos Augusto Real Martinez.)

REFERÊNCIAS BIBLIOGRÁFICAS

1. Wronski K. Etiology of thrombosed external hemorrhoids. Postepy Hig Med Dosw 2012;66:41-4.
2. Hardy A, Cohen CRG. The acute management of hemorrhoids. Ann R Coll Surg Engl 2014;96:508-11.
3. Halverson A. Hemorrhoids. Clin Colon Rectal Surg 2007;20(2):77-85.
4. Alonso-Coello P, Mills E, Heels-Ansdell D, López-Yarto M, Zhou Q, Johanson JF, et al. Fiber for the treatment of hemorrhoids complications: a systematic review and meta-analysis. Am J Gastroenterol 2006;101:181-8.
5. Mounsey AL, Halladay J, Sadiq TS. Hemorrhoids. Am Fam Physician 2011;84(2):204-10.
6. Alonso-Coello P, Zhou Q, Martinez-Zapata MJ, Mills E, Heels-Ansdell D, et al. Meta-analysis of flavonoids for the treatment of haemorrhoids. Br J Surg 2006;93:909-20.
7. Menteş BB, Görgül A, Tatlicioğlu E, Ayoğlu F, Unal S. Efficacy of calcium dobesilate in treating acute attacks of hemorrhoidal disease. Dis Colon Rectum 2001;44:1489-95.
8. Campos FG, Regadas FSP, Pinho ML. Tratado de Coloproctologia. São Paulo: Ed. Atheneu, 2012.
9. Eu KW, Seow-Choen F, Goh HS. Comparison of emergency and elective haemorrhoidectomy. Br J Surg 1994;81:308–10.
10. Ceulemans R, Creve U, Van Hee R, et al. Benefit of emergency haemorrhoidectomy: a comparison with results after elective operations. Eur J Surg 2000;166:808–12.
11. Theodoropoulos GE, Michalopoulos NV, Linardoutsos D, Flessas I, Tsamis D, et al. Submucosal anoderm-preserving hemorrhoidectomy revisited: a modified technique for the surgical management of hemorrhoidal crisis. Am Surg 2013;79(11):1191-5.
12. Saleeby RG Jr, Rosen L, Stasik JJ, Riether RD, Sheets J, Khubchandani IT. Hemorrhoidectomy during pregnancy: risk or relief? Dis Colon Rectum 1991;34(3):260-1.

Fissura Anal Aguda

Capítulo 2

Olival de Oliveira Júnior
Renato A. Bonardi

INTRODUÇÃO

A fissura anal é uma das doenças da região anal que causa muita dor e desconforto aos pacientes. É definida como uma ruptura da anoderme desde a linha pectínea até a margem anal. Ocorre em qualquer idade, desde crianças até pacientes idosos. É mais comum em adulto jovem e acomete ambos os sexos igualmente. O local de ocorrência mais frequente é na linha média posterior, porém em 10% das mulheres pode estar localizada na linha média anterior, enquanto nos homens essa localização aparece somente em 1%. A localização posterior deve-se ao fato de a porção distal do esfíncter anal não ser circular, mas uma banda muscular que se divide ao redor do ânus, passando lateralmente. Isso faz a fixação da mucosa ocorrer mais nas laterais, favorecendo a ruptura na porção posterior.[1,2]

A constipação intestinal é a causa mais frequente da formação de fissura anal. Como se trata de uma situação dolorosa e súbita, o paciente sabe dizer exatamente como e quando começou; e em geral está relacionada a uma evacuação difícil ou a paciente com obstipação crônica. Outra teoria é que o fluxo sanguíneo seja menor na porção posterior, favorecendo a isquemia e ruptura da anoderme.[3] Schouten e colegas estudaram 178 indivíduos com Doppler fluxometria e confirmaram o menor fluxo sanguíneo na linha média posterior (grau de recomendação B).[4] Contrariamente à constipação, pacientes com evacuações frequentes e diarreia também podem apresentar fissura anal aguda. Quando a fissura anal aguda aparecer em local diferente da linha média posterior ou anterior, deve-se pensar em processo inflamatório específico, como doença inflamatória intestinal.

Entretanto, a questão que ainda não tem resposta é por que algumas fissuras cicatrizam espontaneamente e outras se tornam fissuras crônicas.

DIAGNÓSTICO

O diagnóstico da fissura anal aguda é baseado na história clínica e no exame proctológico, que com o afastamento das nádegas e a inspeção simples ou durante o esforço evacuatório pode-se observar a presença da fissura anal. A história bem típica é aquela de dor à evacuação e que persiste por minutos ou horas. O toque retal faz parte do exame proctológico e deve ser realizado em todos os pacientes com queixas proctológicas; contudo, em pacientes com fissura anal ele é doloroso e nem sempre tolerado pelo paciente. Durante o toque retal é possível identificar outras lesões concomitantes, palpar a fissura anal e a papila anal hipertrofiada, se houver. A diferenciação se a fissura anal é aguda ou crônica baseia-se em alguns aspectos anatômicos. Na fissura aguda o fundo é avermelhado devido ao aparecimento de fibras do esfíncter externo, não apresenta plicoma e não há hipertrofia de papila anal; os bordos em geral são planos ou pouco elevados. Na fissura crônica o fundo é esbranquiçado, e na grande maioria dos casos o plicoma sentinela e a papila anal hipertrófica são facilmente encontrados.

A avaliação da fissura anal por meio de estudos fisiológicos se dá através da manometria anorretal para avaliação das pressões esfincterianas; esse método é utilizado há muito tempo. Iniciou com equipamentos simples com balão único de pressão, utilizado até os dias de hoje em alguns centros; e, graças à evolução tecnológica, temos equipamentos com perfusão de água e computação gráfica (grau de recomendação B).[5] A utilização da manometria demonstra através de números e gráficos o que muitas vezes já se percebia ao toque retal. Entretanto, sabe-se que, quando comparados, examinadores diferentes fazendo o exame digital através do toque retal, os resultados podem ser diferentes. O uso da manometria pode ser selecionado caso a caso, porém é a maneira de demonstrar em números e gráficos, de modo objetivo, se o paciente tem hipertonia esfincteriana ou não. A manometria anorretal é mais utilizada para pacientes com fissura anal crônica, pois na grande maioria dos exames será encontrada a hipertonia esfincteriana, que é um balizador para o tratamento, acompanhamento e confirmação da melhora clínica. Na fissura aguda, a manometria pode ser contestada, pois em geral o tratamento clínico é iniciado no momento do diagnóstico, ou seja, na primeira consulta, não havendo a necessidade de realizar a investigação da pressão esfincteriana, assumindo subjetivamente através do toque retal se o esfíncter é hipertônico ou hipotônico. Essa abordagem terapêutica tem resultado em aproximadamente 90% dos casos. Portanto, nos casos de fissura aguda não utilizamos a manometria anorretal; entretanto, em casos refratários ao tratamento clínico ela pode ser utilizada e definir uma mudança na abordagem terapêutica. A realização da manometria em pacientes com fissura anal deve ser feita com muito cuidado, pois esses indivíduos já estão com muita dor e a introdução do cateter aumentará o estímulo doloroso.

TRATAMENTO

Medidas Gerais

O tratamento da fissura anal aguda é clínico e tem alto índice de cicatrização. A melhora do hábito intestinal com agentes formadores de massa, dieta rica em fibras, líquidos em abundância, banhos de assento e uso de cremes à base de vitamina A e D ou à base de hidrocortisona, podendo ou não estar associados a anestésicos locais, serão benéficos e ajudarão no processo de cicatrização. Lembrar que cremes com aplicadores internos devem ser evitados, pois não trazem benefício algum e podem causar mais dano durante a introdução no canal anal.

- Agentes formadores de massa: *psyllium*, fibras sintéticas, além de alimentação rica em fibras.
- Orientamos ingerir pelo menos 2 litros de líquidos ao dia.
- Cremes: Usar externamente duas vezes ao dia.

O uso de óleo mineral ou supositórios não é recomendado, pois o óleo pode produzir diarreia com aumento da acidez das fezes e o supositório, quando aplicado, não terá efeito no canal anal, mas sim no reto distal.

Medicamentos Relaxantes do Esfíncter Anal

Os medicamentos que promovem a diminuição do tônus muscular (esfincterotomia química) só devem ser utilizados em pacientes com espasmo esfincteriano acentuado ou hipertonia esfincteriana comprovada.

O gliceril trinitrato 0,2% (GTN) pode ser usado topicamente, duas a três vezes ao dia, com o intuído de diminuir o tônus muscular, facilitando o fluxo sanguíneo e favorecendo a cicatrização (grau de recomendação B).[6] Bloqueadores de canal de cálcio têm a mesma finalidade do GTN em relaxar a musculatura. O nifedipino 0,3% e o diltiazem 2% (DTZ) demonstram resultados favoráveis quanto à cicatrização da fissura anal (grau de recomendação A).[7] Um estudo randomizado comparando GTN com DTZ demonstrou que o DTZ tem menos efeitos colaterais, como cefaleia, quando comparado ao GTN, e com mesmo índice de cicatrização (grau de recomendação B).[6]

Toxina botulínica é um poderoso inibidor da transmissão neuromuscular, inibindo a contração e aumentando o fluxo sanguíneo local. Recomenda-se a injeção intraesfinteriana de 20 UI (0,4 mL) de Botox® (diluído em NaCl na concentração de 50 UI/mL) em cada lado da fissura (às 3 e às 9 horas). Entretanto, a aplicação é dolorosa, tem duração variável de acordo com cada indivíduo, favorece a incontinência transitória durante o efeito da toxina, com resultados semelhantes e inferiores em trabalhos da literatura quando comparado a aplicações tópicas. O tratamento clínico da fissura anal, como dissemos, tem grande poder de cicatrização, e os produtos tópicos, ditos como esfincterotomia química (GTN, DTZ, nifedipino e toxina botulínica) têm eficácia discretamente superior à dos placebos, como demonstrado em metanálise de 2002, repetida em 2012 (grau de recomendação A).[8]

Tratamento Cirúrgico

Tratamento cirúrgico não é recomendado como modo inicial para o tratamento da fissura aguda, pois o tratamento clínico tem resultados excelentes. A cirurgia em geral é reservada para fissuras crônicas.

O fluxograma a seguir (Figura 2.1) apresenta de modo resumido o raciocínio clínico para guiar o atendimento de um paciente com fissura anal aguda.

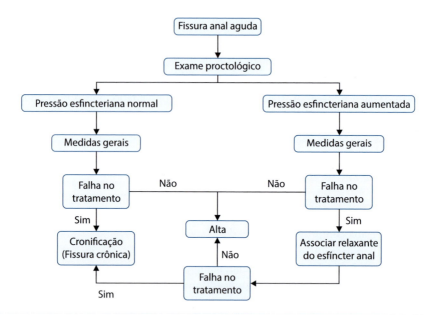

Figura 2.1 – Fluxograma de tratamento da fissura anal aguda. (Fonte: Olival de Oliveira Júnior e Renato A. Bonardi.)

REFERÊNCIAS BIBLIOGRÁFICAS

1. Lockhart-Mummery P. Disease of the Rectum and Anus. New York, NY. William Wood, 1941. p.71.
2. Corman ML, Bergamaschi RCM, Nicholls RJ, Fazio VW. Corman´s Colon and Rectal Surgery, sixth edition, 2013 Wolters Kluwer/Lippincott Williams & Wilkins, Filadélfia. p. 346-366.
3. Klosterhalfen B, Vogel P, Rixen H, et al. Topography of the inferior rectal artery: a possible cause of chronic, primary anal fissure. Dis Colon Rectum 1989;32(1): 43-52.
4. Schouten WR, Briel JW, Auwerda JJ, et al. Ischaemic nature of anal fissure. Br J Surg 1996;83(1):63-65.
5. Duthie HL, Bennett RC. Anal sphincteric pressure in fissure in ano. Surg Gynecol Obstet 1964; 119: 19-21.
6. McLeod RX, Evans J. Symptomatic care and nitroglycerin in the management of anal fissure. J Gastrointest Surg 2002;6(3): 278-280.
7. Kocher HM, Steward M, Leather AJ, et al. Randomized clinical trial assessing the side-effects of glyceryl trinitrate and diltiazem hydrochloride in the treatment of chronic anal fissure. Br J Surg 2002; 89(4): 413-417.
8. Nelson RL, Thomas K, Morgan J, Jones A. Non surgical therapy for anal fissure. Cochrane Database of Systematic Reviews 2012, CD003431.

Herpes Anorretal

Capítulo **3**

Sidney Roberto Nadal
Carmen Ruth Manzione

INTRODUÇÃO

O vírus Herpes simplex (HSV) é um DNA vírus que pode estabelecer infecções latentes por longos períodos sem ser percebido pelo sistema imune. É um α-herpesvírus com dois genótipos conhecidos, o HSV-1, mais associado ao herpes labial, e o HSV-2, que determina lesões anogenitais.[1] Entretanto, em virtude do contato orogenital, a incidência das lesões anogenitais pelo HSV-1 vem aumentando. Mais preocupante é a prevalência crescente do HSV-2 em adolescentes e em adultos jovens durante as últimas décadas.[2] A infecção por um tipo viral parece conferir imunidade para o outro tipo.[3]

DIAGNÓSTICO

A infecção primária apresenta pródromos de doença viral que incluem cefaleia, mal-estar geral e febre com duração de até 3 semanas, além de linfadenomegalia inguinal bilateral.[4] As múltiplas vesículas na margem e no canal anal surgem entre 4 dias e 3 semanas após a inoculação (Figura 3.1). Ocorre ruptura após 2 dias, com formação de ulcerações dolorosas, arredondadas e rasas, acompanhadas por prurido e secreção. Essas lesões tendem a coalescer, formando úlceras maiores (Figuras 3.2 e 3.3). Entretanto, por ocasião do exame, raramente observamos vesículas. Além disso, as lesões podem sofrer infecções bacterianas secundárias, descaracterizando a doença herpética, dificultando essa hipótese diagnóstica. Quando as lesões atingem o canal anal ou a mucosa retal, o doente se queixa de tenesmo e dor à evacuação. As fezes são acompanhadas por muco e sangue, em alguns casos. O toque retal é doloroso, e a anuscopia demonstra mucosa avermelhada com úlceras aftoides, à semelhança da retocolite ulcerativa inespecífica. A meningite pode ocorrer em 10% dos homens e 30% das mulheres.[5] Já a infecção primária em portadores de anticorpos para o outro tipo viral resulta em quadros menos intensos e com duração mais curta.[3] A doença pode se curar espontaneamente após 2 ou 3 semanas.

Após a infecção inicial, o HSV torna-se latente no gânglio do plexo sacral e pode reativar e provocar novas lesões. O HSV-2 recidiva seis vezes mais que o HSV-1, e é comum ocorrerem mais quatro episódios no primeiro ano após a infecção primária.[3]

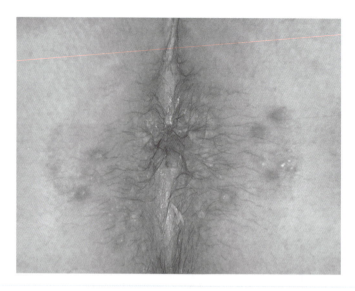

Figura 3.1 – Herpes simples. Lesões ulceradas, pequenas e arredondadas, bem como vesículas, esparsas pela margem anal. (Fonte: Acervo pessoal.)

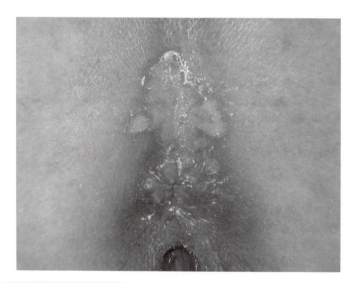

Figura 3.2 – Herpes simples em fase mais crônica. Lesões com borda rendada formada pelas úlceras agrupadas. Mais comum nos doentes imunossuprimidos. (Fonte: Acervo pessoal.)

Esses novos episódios são habitualmente mais curtos e as lesões são mais localizadas e menos sintomáticas.[3] As recidivas dependem de inúmeros fatores que causem queda da imunidade. Entre eles, estresse, exposição à luz ultravioleta, flutuações hormonais e dano tecidual.[3]

O método diagnóstico mais eficaz é o que detecta o DNA viral na lesão pela reação em cadeia da polimerase (PCR) (grau de recomendação A).[6] Caso haja vesícula, ela deve ser rota com

Capítulo 3 - Herpes Anorretal

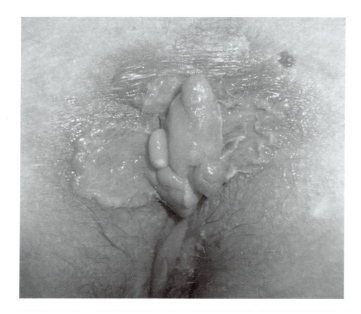

Figura 3.3 – Herpes simples em fase mais crônica. Doente imunodeprimido com vesículas que marcam a borda da úlcera, sugerindo agudização da doença. (Fonte: Acervo pessoal.)

agulha a fim de permitir a coleta do líquido com *swab*. Na presença de úlceras, deve-se esfregar um *swab* no fundo da lesão. Em ambos os casos o *swab* deve ser colocado em tubo estéril. A coleta com dois *swabs*, para ambos os casos, melhora a sensibilidade do método. A citologia do raspado da úlcera revela células com inclusão viral. É colhida esfregando-se suavemente uma lâmina de bisturi na úlcera e depositando o material numa lâmina de vidro. O laboratório fará a coloração adequada (Giemsa, Papanicolaou). Entretanto, não tem sido recomendada pela baixa sensibilidade (grau de recomendação A).[4] As biópsias são tratadas com os mesmos corantes. O isolamento do HSV em cultura é menos eficaz e mais demorado (grau de recomendação B).[7] Os testes sorológicos para IgG e IgM são úteis, embora não tenham valor diagnóstico na infecção aguda.[4]

O diagnóstico diferencial faz-se com outras doenças ulceradas infecciosas, tais como sífilis, cancroide, linfogranuloma venéreo, donovanose, candidíase, tuberculose e foliculites provocadas por estreptococos ou estafilococos, e com condições não infecciosas, como doença de Crohn, fissuras anais, síndrome de Behçet, traumatismo, dermatite de contato, eritema multiforme, síndrome de Reiter, psoríase e líquen plano,[4] além de úlceras de decúbito e aquelas provocadas por irradiação.

Tratamento

O tratamento dos doentes oligossintomáticos e das recidivas pode ser feito apenas com analgésicos e cuidados locais ou com aciclovir creme tópico cinco vezes ao dia. Na doença primária e para os casos mais graves devemos optar pelos antivirais orais e/ou tópicos.[4] Drogas como aciclovir, valacidovir e famciclovir podem ser usadas. As doses recomentadas são 200 a 400 mg de aciclovir, cinco vezes ao dia; 500 mg de valaciclovir duas vezes ao dia; e 250 a 500 mg diários de fanciclovir (grau de recomendação C).[4] O creme tópico de aciclovir parece evitar ou aumentar o período entre as recidivas quando usado cronicamente,[3] bem como pode ser a forma única de tratamento, evitando as complicações sistêmicas da composição oral.[8]

A refratariedade ao tratamento é rara em imunocompetentes. Porém, estima-se que ocorra em até 11% dos imunodeprimidos.[9] Para esses casos, creme de imiquimode 50 mg/g,[10] uma aplicação em dias alternados, três vezes por semana, ou cidofovir 1% gel, uma vez dia, durante 2 semanas, estão indicados.[9] O cidofovir gel ainda não está disponível comercialmente no Brasil. Todavia, necessita-se saber se a úlcera persiste por resistência ao tratamento ou por retardo ou ausência de cicatrização determinada pela imunodepressão. A presença do vírus na lesão confirmará o diagnóstico.

Na experiência de nossa equipe, a presença de múltiplas ulcerações rasas, arredondadas, secretantes e dolorosas da margem anal sugere a etiologia herpética. Nas lesões com tais características, não aguardamos qualquer exame para diagnóstico de certeza, o que acarretaria demora no início do tratamento, prolongando o quadro doloroso. No primeiro atendimento colhemos material das úlceras ou vesículas para PCR ou fazemos biópsia e introduzimos o tratamento. Utilizamos aciclovir creme tópico, cinco aplicações diárias, até 3 dias após a epitelização completa de todas as feridas, o que ocorre em até 2 semanas. Reservamos a medicação por via oral para os doentes com a doença primária ou nos imunocomprometidos. É comum observarmos infecções secundárias e associação a outras doenças, principalmente condilomas, fissuras, moníliase e sífilis, que poderão ser causas da falha no tratamento do herpes.

Herpes Hipertrófico

Geralmente os HSVs provocam vesículas e úlceras perianais. Todavia, observamos tumores dolorosos, achatados, com superfície recoberta por ulceração rasa e com bordas bem delimitadas, elevadas e lobuladas, localizados na margem anal e/ou no sulco interglúteo de alguns doentes (Figuras 3.4, 3.5 e 3.6). Isso é conhecido como herpes hipertrófico. São doentes acima dos 40 anos de idade, mais de 10 anos de diagnóstico da infecção pelo HIV e que utilizam drogas antirretrovirais.[11] O quadro tem instalação insidiosa, com crescimento lento e progressivo, além do relato de tratamentos anteriores para úlceras anais de etiologia herpética. O exame histológico

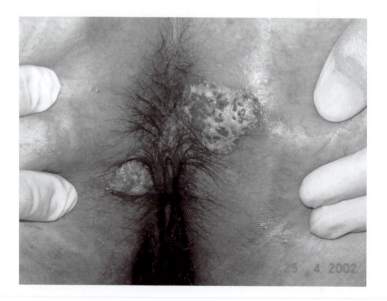

Figura 3.4 — Herpes hipertrófico. (Fonte: Acervo pessoal.)

Capítulo 3 - Herpes Anorretal

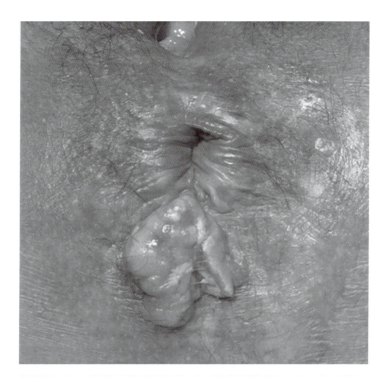

Figura 3.5 – Herpes hipertrófico. (Fonte: Acervo pessoal.)

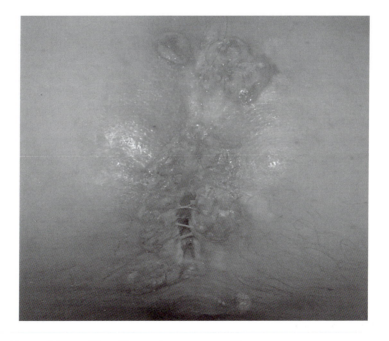

Figura 3.6 – Herpes hipertrófico. (Fonte: Acervo pessoal.)

revela espessa camada de fibrose com infiltração linfoplasmocitária e células com inclusão viral. Os testes imuno-histoquímicos revelam presença do HSV. O material para exame histopatológico deve incluir pequena porção de pele normal.

Atualmente, temos tratado esse tipo de lesão com aciclovir via oral e antibióticos tópicos, reavaliando em 30 dias, com bons resultados. O creme de gentamicina 1 mg/g, três aplicações diárias, tem nossa preferência. A ressecção é reservada para os casos refratários ao tratamento medicamentoso. É importante definir o diagnóstico etiológico para aliviar o desconforto e evitar ressecção desnecessária.[11]

O fluxograma a seguir (Figura 3.7) apresenta de maneira resumida o raciocínio clínico para guiar o atendimento de um paciente com herpes perianal.

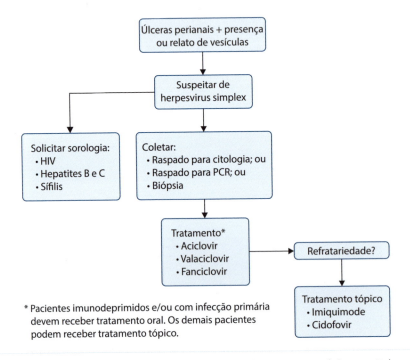

Figura 3.7 – Fluxograma de diagnóstico e tratamento de herpes perianal. (Fonte: Sidney Roberto Nadal e Carmen Ruth Manzione Nadal.)

REFERÊNCIAS BIBLIOGRÁFICAS

1. Van Der Pol B, Warren T, Taylor SN, Martens M, Jerome KR, Mena L, et al. Type-specific identification of anogenital herpes simplex virus infections by use of a commercially available nucleic acid amplification test. J Clin Microbiol 2012;50(11):3466-71.
2. Ryder N, Jin F, McNulty AM, Grulich AE, Donovan B. Increasing role of herpes simplex virus type 1 in first-episode anogenital herpes in heterosexual women and younger men who have sex with men, 1992-2006. Sex Transm Infect 2009;85(6):416-9.
3. Beauman JG. Genital herpes: a review. Am Fam Physician 2005;72:1527-34.

4. Patel R, Alderson S, Geretti A, Nilsen A, Foley E, Lautenschlager S, et al. European guideline for the management of genital herpes, 2010. Int J STD AIDS 2011;22(1):1-10.

5. Hill C, McKinney E, Lowndes CM, Munro H, Murphy G, et al. Epidemiology of herpes simplex virus types 2 and 1 amongst men who have sex with men attending sexual health clinics in England and Wales: implications for HIV prevention and management. Euro Surveill 2009;14(47). pii: 19418. Disponível em: http://www.eurosurveillance. org/ViewArticle.aspx?ArticleId=19418.

6. Scoular A, Gillespie G, Carman WF. Polymerase chain reaction for diagnosis of genital herpes in a genitourinary medicine clinic. Sex Transm Infect 2002;78:21–5.

7. Wald A, Huang ML, Carrell D, Selke S, Corey L. Polymerase chain reaction for detection of herpes simplex virus (HSV) DNA on mucosal surfaces: comparison with HSV isolation in cell culture. J Infect Dis 2003;188:1345–51.

8. Seth AK, Misra A, Umrigar D, Vora N. Role of acyclovir gel in herpes simplex: clinical implications. Med Sci Monit 2003;9:93-8.

9. Piret J, Boivin G. Resistance of herpes simplex viruses to nucleoside analogues: mechanisms, prevalence, and management. Antimicrob Agents Chemother 2011;55(2):459-72.

10. Perkins N, Nisbet M, Thomas M. Topical imiquimod treatment of aciclovir-resistant herpes simplex disease: case series and literature review. Sex Transm Infect 2011;87(4):292-5.

11. Nadal SR, Calore EE, Manzione CR, Horta SHC, Ferreira AF, Almeida LV. Hypertrophic herpes simplex simulating anal neoplasia in AIDS patients Report of five cases. Dis Colon Rectum 2005;48:2289-93.

Abscessos Anorretais

Capítulo 4

Sérgio Carlos Nahas
Diego Fernandes Maia Soares
Caio Sérgio Rizkallah Nahas

INTRODUÇÃO

Os abscessos anorretais são processos supurativos agudos caracterizados por coleções purulentas; apresentam uma incidência na população da ordem de 0,5 a 1%.[1] Com base na etiopatogenia comum, os abscessos e fístulas dessa região são considerados fases distintas de uma mesma afecção. Desse modo, a fase aguda é representada pelo abscesso, sendo a fístula a manifestação da forma crônica da doença. A compreensão da anatomia anorretal, o conhecimento da fisiopatologia do abscesso anorretal, a identificação de possíveis patologias colorretais que podem contribuir para a presença de um abscesso, bem como a identificação de possíveis casos complexos, são fundamentais para o tratamento adequado.

A causa exata dos abscessos anorretais é desconhecida em aproximadamente 20% dos casos. A teoria mais aceita é conhecida como criptoglandular ou criptogenética, baseada na constatação de que a maioria dos abscessos e fístulas tem um orifício interno identificável ao nível da base das criptas, na linha pectínea, local onde desembocam os ductos das glândulas anais, em número de seis a dez.[2] As glândulas anais jazem no espaço interesfincteriano, e os seus ductos desembocam ao nível da linha pectínea, mais precisamente na base das criptas anais; a obstrução desses ductos causa o abscesso anal. Portanto, infecção aguda das glândulas anais localizadas no plano entre o esfíncter interno e externo geralmente evolui para a formação de coleção interesfincteriana, a qual pode drenar em direção cranial, caudal ou lateral. A teoria criptoglandular não se aplica a todos os casos de abscessos anorretais, havendo uma série de causas específicas que podem justificar a formação dos mesmos, dentre elas: traumatismo do canal anal (passagem abrupta de instrumentos para exames ou perversões sexuais), neoplasias do reto distal e canal anal, doença de Crohn, diverticulite aguda, hidroadenite supurativa, actinomicose, tuberculose, radioterapia, pós-operatório de cirurgias orificiais (hemorroidectomias, fissurectomias etc.).

Em pacientes com doenças hematológicas (leucemia, linfoma, granulocitopenia etc.), os abscessos, fístulas e infecções perirretais são responsáveis por cerca de 3% a 8% das internações hospitalares, com mortalidade considerável.[3] Pacientes com Síndrome da Imunodeficiência Adquirida (SIDA) também são extremamente suscetíveis a infecções oportunistas na região anorretal.

A importância de um tipo específico de flora bacteriana na gênese dos abscessos anorretais carece de fundamentação científica. No entanto, estudos bacteriológicos demonstram que bactérias anaeróbicas são as mais comumente encontradas. O isolamento de bactérias da flora intestinal (anaeróbios, *Escherichia coli*, *Proteus sp*, *Klebsiella sp*) pode ser indicativo de uma fístula subjacente, enquanto a presença apenas de germes de pele (*Staphylococcus sp*, *Streptococcus sp* etc.) sugere ausência de trajeto fistuloso, tendo como principal etiologia infecções cutâneas, foliculite, furúnculo etc.[4]

Os abscessos anorretais são cerca de duas vezes mais frequentes no sexo masculino e podem se manifestar em qualquer idade, incidindo mais comumente na 3ª e 4ª décadas de vida.[5] A maior incidência no sexo masculino têm sido atribuída à presença de pelos, sudorese, ocupação e a cuidados de higiene.

Determinar a exata localização dos abscessos anorretais é de fundamental importância para o esclarecimento da etiologia, bem como para orientar a terapia adequada. De um modo geral, podemos dividi-los em cinco grupos, de acordo com sua localização anatômica:

- Perianais: constituem a variedade mais comum, respondendo por 40 a 45% dos casos. Situam-se no espaço perianal superficialmente. No exame físico são facilmente identificados por abaulamento doloroso, hiperemia e flutuação na margem perianal (Figura 4.1).
- Isquiorretais: ocorrem quando a coleção purulenta ocupa o espaço delimitado pelo canal anal e parte inferior do reto medialmente e pela parede pélvica lateralmente. O ápice do espaço isquiorretal é representado pela origem do músculo elevador do ânus na fáscia obturadora, e sua base é o espaço perianal. Representam cerca de 20 a 25% dos casos. Devido à comunicação posterior entre as fossas isquiorretais, podem se propagar para o lado oposto, dando origem aos abscessos/fístulas em ferradura (Figura 4.2).

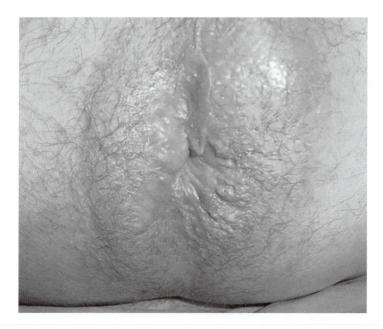

Figura 4.1 – Abscesso perianal em quadrante anterior esquerdo. (Fonte: Sérgio Carlos Nahas.)

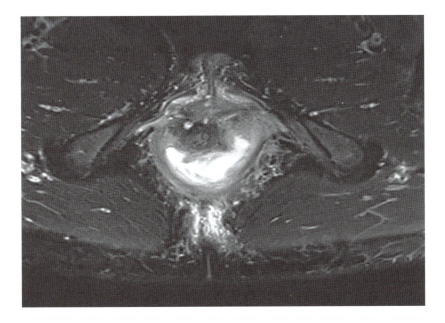

Figura 4.2 – RNM de períneo demonstrando abscesso em ferradura. (Fonte: Sérgio Carlos Nahas.)

- Interesfincterianos: são pouco frequentes, com incidência inferior a 5%. Localizam-se no plano interesfincteriano e costumam dissecar nesse espaço em direção cranial, provocando dor e desconforto, sem nenhuma evidência de abaulamento ao exame superficial. Na retoscopia, geralmente identificam-se uma cripta inflamada no canal anal e abaulamento na parte distal do reto. Esse tipo de coleção é a principal envolvida nos casos de sepse recorrente.
- Supraelevadores: são localizados acima dos músculos elevadores do ânus, podendo resultar de afecções inflamatórias pélvicas (apendicite, diverticulite, doença de Crohn, salpingite etc.), pós-operatório de cirurgias pélvicas ou extensão cefálica de um abscesso isquiorretal ou interesfincteriano decorrente de infecção anal criptoglandular. São raros, sendo descrita incidência oscilando entre 2,5 e 9,1%.[6]
- Submucosos: são coleções localizadas no plano submucoso, decorrentes da migração do processo infeccioso em direção à luz intestinal, através do esfíncter interno do ânus. São pouco frequentes, com incidência que varia de 0,5 a 3%.[7]

DIAGNÓSTICO

A intensidade e o tipo dos sintomas variam de acordo com o tamanho e a localização do abscesso. Dor perianal exacerbada pela deambulação, pelo ato de sentar e pela evacuação, associada a induração na região perianal, é o principal sintoma, sobretudo nas coleções superficiais. Os abscessos interesfincterianos são tradicionalmente associados a dor intensa e tenesmo. Sinais de toxemia, febre e calafrios podem acompanhar os casos mais graves. Retenção urinária, ou dificuldade para iniciar a diurese em indivíduos jovens sem passado urológico, pode estar presente nos casos de abscesso interesfincteriano.

A inspeção da região pode evidenciar, nos abscessos superficiais, presença de abaulamento perianal doloroso, hiperemia, rubor e calor local. Em pacientes com antecedentes de abscessos prévios, podem ser encontrados orifícios fistulosos com saída de secreção purulenta, caracterizando a fístula anal. Nos abscessos isquiorretais, a induração pode estar localizada em nádegas, distante da borda anal, sendo o quadro clínico menos exuberante. A palpação da região permite verificar a flutuação e os limites da coleção purulenta. Em raros casos de abscesso isquiorretal, pode-se observar a presença de coleção bilateral, sendo denominado abscesso em ferradura. Nos abscessos altos e interesfincterianos o exame externo pode nada revelar, sendo de fundamental importância a realização de métodos de imagem.

Os abscessos supraelevadores são geralmente decorrentes de processos infecciosos intraperitoneais (apendicite, diverticulite, salpingite, doença de Crohn, entre outras), sendo confirmados por exames proctológico e ginecológico, associados aos métodos de imagem.

O toque retal pode evidenciar abaulamento perirretal de extensão variável, doloroso, com ou sem flutuação. A anuscopia e a retoscopia são dificultadas pela dor e o desconforto que provocam, muitas vezes só podendo ser realizadas na sala cirúrgica e sob anestesia,[3] mas podem revelar uma cripta inflamada com saída de secreção purulenta. É válido lembrar que o exame proctológico deve sempre ser realizado, mesmo que fora da fase aguda, de modo que se afaste qualquer etiologia específica ou condições associadas.

A ultrassonografia endorretal e a ressonância nuclear magnética (RMN) podem ser utilizadas para o diagnóstico e a delimitação das raras coleções inacessíveis aos exames físico e proctológico, com a vantagem de demonstrar a relação com a musculatura esfincteriana e órgãos subjacentes. Os exames laboratoriais são inespecíficos, sendo utilizados apenas como avaliação geral do doente.

O abscesso deve ser distigüido de outras condições anorretais e perineais que cursam com dor e secreção local, tais como: fissura anal, trombose hemorroidária, hidroadenite supurativa, doença de Crohn perineal, abscesso periuretral, câncer de canal anal, tuberculose, infecções fúngicas e SIDA.

TRATAMENTO

A drenagem cirúrgica é o tratamento de escolha para os abscessos anorretais, sobretudo nas situações em que a flutuação é evidente, não sendo prudente retardá-la com a administração de antibióticos, analgésicos e anti-inflamatórios[8,9-11] (grau de recomendação B). Nos casos iniciais, caracterizados apenas por hiperemia e sem evidência de coleção purulenta, a conduta conservadora (antibiótico, anti-inflamatório e compressas mornas), seguida de reexame em torno de 24 a 48 horas, pode ser aplicada (grau de recomendação D).

Antibioticoterapia normalmente não influencia a evolução natural do abscesso anorretal, estando indicada em pacientes imunodeprimidos, com extenso envolvimento de partes moles, portadores de doenças valvares cardíacas, com próteses e com pancitopenia.

O tratamento cirúrgico indicado consiste na drenagem cirúrgica simples. Nos abscessos superficiais, o procedimento pode ser realizado no próprio consultório ou em unidade cirúrgica ambulatorial, sob anestesia local[5] (grau de recomendação C). No entanto, na maioria dos casos, a drenagem é realizada no centro cirúrgico, sob anestesia geral ou bloqueio. Deve-se realizar uma incisão de aproximadamente 2 cm, no ponto de maior flutuação e o mais próximo possível da borda anal, desde que situado para fora e paralelamente às fibras do esfíncter externo do ânus, evitando-se assim a secção das mesmas e o risco de incontinência fecal (Figura 4.3A).

O uso de drenos apenas está indicado nos casos de abscessos profundos, mais precisamente nos isquiorretais altos ou supraelevador, em que a simples drenagem cirúrgica pode não ser eficiente, evoluindo com a cicatrização e o fechamento da pele com recidiva da sepse. A manutenção de um dreno laminar largo ou tubular na cavidade do abscesso por cerca de 24 a 72 horas tem o objetivo de facilitar o escoamento total do pus (grau de recomendação D) (Figura 4.3B). A região deve ser mantida com curativo fechado que possibilite as evacuações sem que haja contaminação da área operada. Os curativos devem ser repetidos diariamente, com o cuidado de se efetuar a compressão dos tecidos vizinhos para possibilitar o escoamento da secreção purulenta residual. Após a retirada do dreno, a cavidade pode ser lavada com soro fisiológico ou solução de água oxigenada.

A persistência de fístula após a drenagem de abscessos é variável, podendo chegar a aproximadamente 50%, dependendo da experiência da equipe cirúrgica. A realização concomitante de fistulotomia é controversa.[12] Os defensores da realização da simples drenagem, sem fistulotomia, alegam que uma drenagem adequada implicará cicatrização espontânea da fístula subjacente na maioria dos casos, evitando-se a secção desnecessária da musculatura esfincteriana e o risco de incontinência fecal, sobretudo na presença de sepse. Entretanto, alguns autores relatam um índice elevado de fístula após a drenagem simples quando comparada aos casos submetidos simultaneamente a fistulotomia, o que acarreta a necessidade de outra internação e nova cirurgia, com aumento de custos. A realização de drenagem com ou sem fistulotomia permanece controversa, dependendo da experiência do cirurgião.

Nos casos de abscessos superficiais ou recorrentes em que a comunicação com a cripta anal é evidente, a ampla abertura do trajeto até o canal anal e a curetagem do mesmo podem ser realizadas com segurança, evitando-se posterior cirurgia para a correção da fístula. Quando se realizam os dois procedimentos no mesmo ato operatório, deve-se tomar muito cuidado com a secção muscular dos esfíncteres anais, dando-se preferência à utilização de sedenho (*setton*) (grau de recomendação C).

Tratamento de acordo com a Localização do Abscesso

Abscesso Interesfincteriano

Nos abscessos interesfincterianos, pode-se evidenciar drenagem espontânea para o reto ou apenas abaulamento para a luz do mesmo. Nesses casos, a conduta cirúrgica ideal consiste na

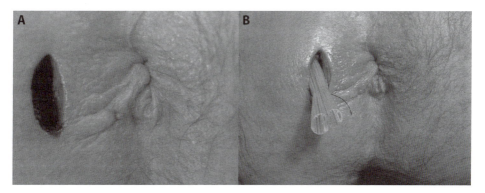

Figura 4.3 – (A): Ampla drenagem paralela às fibras do esfíncter externo do ânus. (B): Dreno tubular na cavidade do abscesso. (Fonte: Sérgio Carlos Nahas.)

Seção I - Urgências Anorretais Não Traumáticas

dissecção do espaço interesfincteriano e na secção do esfíncter interno do ânus e de toda a superfície retal do abscesso, deixando-se amplamente aberto para cicatrização por segunda intenção.

Abscesso Submucoso

Os abscessos submucosos são raros, sendo geralmente extensão de uma coleção interesfincteriana, e, nesses casos, deve-se tratá-los como um abscesso interesfincteriano. Portanto, quando se visualiza um orifício interno, junto à linha pectínea, realiza-se a drenagem associada à esfincterotomia interna. Na ausência de componente interno evidente, realiza-se apenas a excisão da mucosa abaulada no interior do canal, com drenagem da coleção purulenta e cicatrização por segunda intenção (grau de recomendação D).

Abscesso Isquiorretal

As coleções localizadas na fossa isquiorretal podem progredir posteriormente ao reto, formando os abscessos em ferradura, com maior tendência a quadros sépticos graves. Em pequeno número de pacientes, pode-se observar, por método de imagem (tomografia computadorixada (TC) ou RMN) ou durante a operação, a presença de coleção alta, ou seja, acima do elevador do ânus, em comunicação com a fossas isquiorretais; nessa situação, deve-se drenar amplamente as duas coleções e em seguida posicionar dreno tubular, que deverá ser mantido por aproximadamente 48 a 72 horas.

Abscesso Supraelevador

Os abscessos localizados acima do músculo elevador do ânus (supraelevador) são de manejo cirúrgico difícil, e o tipo de drenagem a ser efetuada depende do seu modo de apresentação. Nas coleções decorrentes de processo séptico pélvico (diverticulite aguda, apendicite aguda, doença de Crohn, traumas, ferimentos por armas de fogo ou arma branca etc.), o tratamento do foco infeccioso de base é fundamental, acrescentando-se a drenagem transretal, transperineal ou transvaginal em casos selecionados.

Nos abscessos de origem específica (p.ex.: doença de Crohn, colite ulcerativa, tuberculose etc.), o tratamento local deve ser o menos radical e agressivo possível, procedendo-se sempre ao tratamento sistêmico da doença quando oportuno (grau de recomendação B).

O retardo no diagnóstico e na instituição de medidas terapêuticas, associado às doenças de base (SIDA, diabetes, doenças hematológicas etc.), pode acarretar agravamento do quadro séptico local, com celulite ou necrose local, conforme abordado no Capítulo 7 (Gangrena de Fournier).

Abscesso Anorretal Recorrente

Assim como nas fístulas anorretais, a recorrência é comum após o tratamento cirúrgico dos abscessos. O índice de recidiva é de aproximadamente 65% quando se realiza apenas a drenagem do abscesso e de 31% quando se associa a fistulotomia no tempo cirúrgico. As principais causas de recidiva são:
- Falha na identificação do orifício interno;
- Criação de falso trajeto;

- Drenagem inadequada (incompleta);
- Presença de corpo estranho;
- Presença de doença específica (SIDA, Crohn, tuberculose etc.).

O fluxograma a seguir (Figura 4.4) apresenta de modo resumido o raciocínio clínico para guiar o atendimento de um paciente com abscesso anorretal.

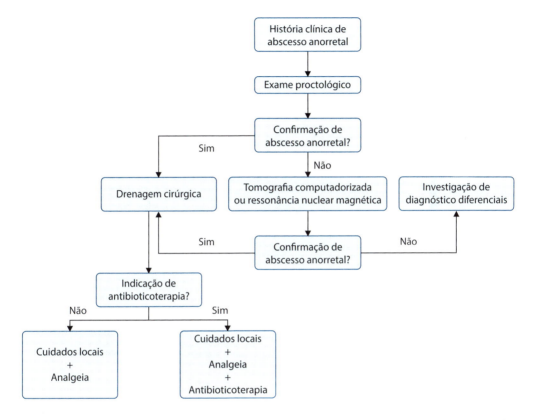

Figura 4.4 – Fluxograma de diagnóstico e tratamento de abscesso anorretal. (Fonte: Diego Fernandes Maia Soares, Caio Sérgio Rizkallah Nahas e Sérgio Carlos Nahas.)

REFERÊNCIAS BIBLIOGRÁFICAS

1. Grace RH. The management of acute anorectal sepsis. Ann R Coll Surg Engl 1990;72(3):160-2.
2. Parks AG, Thomson JP. Intersphincteric abscess. Br Med J 1973; 2(5865):537-9.
3. Grewal H, Guillem JG, Quan SH, Enker WE, Cohen AM. Anorectal disease in neutropenic leukemic patients. Operative vs. nonoperative management. Dis Colon Rectum 1994;37(11):1095-9.
4. Lunniss PJ, Phillips RK. Surgical assessment of acute anorectal sepsis is a better predictor of fistula than microbiological analysis. Br J Surg 1994;81(3):368-9.
5. Vasilevsky CA, Gordon PH. The incidence of recurrent abscesses or fistula-in-ano following anorectal suppuration. Dis Colon Rectum 1984;27(2):126-30.
6. Goldberg SM, Gordon PH, Nivatvongs S. Essentials of Anorectal Surgery. Philadelphia: J B Lippincott, 1980.

7. Winslett MC, Allan A, Ambrose NS. Anorectal sepsis as a presentation of occult rectal and systemic disease. Dis Colon Rectum 1988;31(8):597-600.

8. Goligher J. Surgery of the Anus, Rectum and Colon. 5th edition. London: Bailieri-Tindall, 1984.

9. Corman M. Colon and Rectal Surgery (4th edition). Lippincott-Raven Publishers, Filadélfia, 1998.

10. Gemsenjager E. [Surgery of cryptoglandular anorectal fistula and abscess. With special reference to complicated infections]. Chirurg 1989;60(12):867-72.

11. Maskow G, Kirchner H. [Surgical therapy of anorectal abscesses and fistulas]. Zentralbl Chir 1989;114(20):1325-34; discussion 1335-6.

12. Wu CL. [Experience on the treatment of acute anorectal abscess with primary fistulotomy]. Gaoxiong Yi Xue Ke Xue Za Zhi 1990;6(5):218-23.

Abscesso Pilonidal Sacrococcígeo

Capítulo 5

José Vinicius Cruz
Vitor Binda

INTRODUÇÃO

A doença pilonidal sacrococcígea (ou *sinus pilonidal*, termos corretos para a afecção corriqueiramente chamada de "cisto pilonidal") é frequente em pacientes jovens, especialmente entre os hirsutos e do sexo masculino. Ainda que possa ser diagnosticada de modo ocasional em paciente assintomático, mais frequentemente o médico é procurado em um de dois cenários: processo infeccioso crônico, com drenagem de secreção intermitente por pequenos orifícios no sulco interglúteo; ou processo infeccioso agudo, o abscesso pilonidal sacrococcígeo (APS). Essa última apresentação, assunto deste capítulo, ocorre em 30 a 50% das vezes.[1,2] A correta abordagem do APS é de fundamental importância, pois pode ter influência na evolução do paciente no curto e longo prazos.

DIAGNÓSTICO

Identificar um abscesso é tarefa usual a muitos médicos, mas aqueles que ocorrem na região sacrococcígea podem ser mais profundos e causar dificuldade ao diagnóstico pela inspeção e palpação. Os sintomas referidos pelo paciente com APS incluem a presença de um abaulamento doloroso na região do sacro e/ou cóccix, de início súbito, algumas vezes com drenagem de secreção fétida em pequeno volume entre as nádegas. Ao exame físico, esse abaulamento é facilmente identificado, geralmente na parte mais cranial do sulco interglúteo, lateralmente à linha média. A presença de pequenos orifícios no sulco interglúteo, por vezes com pelos que se destacam facilmente ou com eliminação de secreção purulenta quando da compressão do abscesso, reforça a suspeita diagnóstica, mas é preciso lembrar que na fase aguda esse achado pode estar ausente. Quando o APS ocupa uma posição mais caudal (mais próxima ao ânus), é prudente palpar o espaço entre a zona de maior dor e o ânus, usando luva lubrificada, pois a presença de um cordão fibroso nesse local aponta para a possibilidade de um abscesso anal de origem criptoglandular.

TRATAMENTO

Ainda que o diagnóstico de APS remeta imediatamente à ideia de drenagem cirúrgica, existem alguns tópicos que merecem consideração:

Aproveitar o momento e fazer o tratamento definitivo da doença ou resolver apenas o abscesso?

Alguns autores criticam a conduta de drenagem simples argumentando que será necessária nova cirurgia para resolução definitiva do problema em um número significativo dos pacientes. Seus defensores propõem técnicas cirúrgicas de maior porte, em que é feita a abertura de todos os trajetos, com curetagem do leito do *sinus*[2] ou em que todo o abscesso é ressecado e a ferida primariamente fechada.[3] Essa vantagem teórica é contestada nos estudos de longo prazo, nos quais a realização da drenagem inicial mostrou redução nos índices de recidiva após a cirurgia definitiva em pacientes seguidos por períodos de até 25 anos.[4] A curetagem da cavidade do abscesso aumenta a chance de cicatrização completa e reduz o índice de recidiva após a drenagem, devendo ser feita sempre que possível.[5]

Conclusão: O melhor tratamento para o APS é a sua drenagem, se possível associada à retirada dos restos inflamatórios e corpos estranhos por curetagem (grau de recomendação C).

A localização da incisão é importante?

No tratamento da doença pilonidal crônica, é frequentemente mencionada a associação entre a retirada da cicatriz da linha média e o sucesso da cirurgia. Ainda que esse conceito não seja unanimidade na conduta diante do APS, as evidências mostram que, quando a incisão é feita paralelamente ao sulco interglúteo (Figura 5.1), a cicatrização ocorre em menor tempo e o manejo da ferida é simplificado. Em estudo retrospectivo de 96 pacientes comparando a evolução clínica

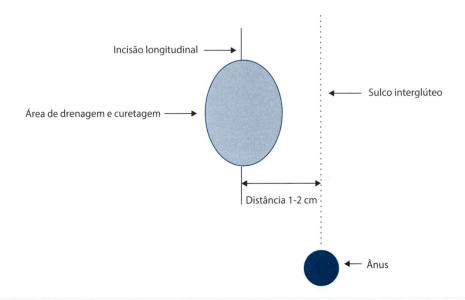

Figura 5.1 – Incisão e drenagem do abscesso pilonidal sacrococcígeo. A incisão paramediana é feita mesmo quando o abscesso é localizado na linha média.[6]

após drenagem com incisão na linha média *versus* incisão paramediana, a cicatrização ocorreu 3 semanas mais cedo nos pacientes do último grupo.[1,6]

Conclusão: A drenagem deve ser feita com incisão longitudinal 1 a 2 cm lateralmente à linha média (grau de recomendação C).

A antibioticoterapia melhora o resultado do tratamento?

Existem situações em que a antibioticoterapia é indicada, como na presença de infecção extensa associada à celulite periférica, quando existem sinais sistêmicos de infecção, nos estados de imunossupressão ou quando a resposta à drenagem não foi efetiva. Quando necessária, deve cobrir tanto os germes de pele quanto os anaeróbios.[1] Em APS não complicados, a utilidade de antibióticos em reduzir o tempo de cicatrização ou a recidiva resultou negativa.[7]

Conclusão: No APS não complicado, o uso de antibióticos é desnecessário (grau de recomendação B).

Técnica Anestésica

Quanto a esse tópico não existe consenso. Tanto a anestesia local quanto a anestesia geral podem ser empregadas com resultados semelhantes, dependendo da disponibilidade local e da experiência do cirurgião.

Cuidados pós-operatórios do APS consistem na realização de curativos diários (lavando a região e retirando as secreções e eventuais pelos que ali fiquem retidos) e a depilação periódica (a cada 7 a 10 dias) da pele periférica à ferida operatória. Embora um número significativo de pacientes acabe necessitando de uma nova cirurgia para resolução definitiva da doença pilonidal (especialmente aqueles que apresentam maior número de orifícios na linha média e maior número de trajetos subcutâneos), a estratégia de drenagem e curetagem da cavidade do APS na fase aguda tem alcançado níveis de cicatrização de até 76%.[5]

O fluxograma a seguir (Figura 5.2) apresenta de modo resumido o raciocínio clínico para guiar o tratamento de um paciente com APS.

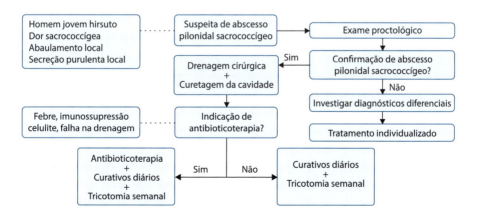

Figura 5.2 – Fluxograma de tratamento do abscesso pilonidal sacrococcígeo. (Fonte: José Vinicius Cruz e Vitor Binda.)

REFERÊNCIAS BIBLIOGRÁFICAS

1. Webb PM, Wysocki AP. Does pilonidal abscess heal quicker with off-midline incision and drainage? Tech Coloproctol 2011;15(2):179-83.

2. Kanat BH, Bozan MB, Yazar FM, et al. Comparison of early surgery (unroofing-curettage) and elective surgery (Karydakis flap technique) in pilonidal sinus abscess cases. Ulus Travma Acil Cerrahi Derg 2014;20(5):366-70.

3. Ciftci F, Abdurrahman I, Tosun M, Bas G. A new approach: oblique excision and primary closure in the management of acute pilonidal disease. Int J Clin Exp Med 2014;7(12):5706-10.

4. Doll D, Matevossian E, Hoenemann C, et al. Incision and drainage preceding definite surgery achieves lower 20-year long-term recurrence rate in 583 primary pilonidal sinus surgery patients. J Dtsch Dermatol Ges 2013;11(1):60-4.

5. Steele SR, Perry WB, Mills S, et al. Practice parameters for the management of pilonidal disease. Standards Practice Task Force of the American Society of Colon and Rectal Surgeons. Dis Colon Rectum 2013;56(9):1021-7.

6. Khanna A, Rombeau JL. Pilonidal disease. Clin Colon Rectal Surg 2011;24(1):46-53.

7. Singer AJ, Thode HC Jr. Systemic antibiotics after incision and drainage of simple abscesses: a meta-analysis. Emerg Med J 2013 May 18.

Sepse Perianal da Doença de Crohn

Capítulo 6

Cláudio Saddy Rodrigues Coy
Carlos Augusto Real Martinez

INTRODUÇÃO

O acometimento perineal na doença de Crohn (DC) pode ocorrer em até 38% dos portadores da doença, e estima-se que em até 40% pode preceder as manifestações intestinais. O manejo da doença de Crohn perianal é desafiador, com manifestações limitantes que determinam sensível comprometimento na qualidade de vida dos enfermos. Geralmente, a DC perineal está associada às formas mais graves da doença, com índices de recidiva elevados apesar do tratamento adequado, potencial risco de perda de função esfincteriana e maior necessidade de derivação intestinal. Cabe destacar que um número significativo de pacientes será submetido a vários procedimentos cirúrgicos, a despeito dos recentes avanços terapêuticos. Em 5% dos casos pode apresentar-se como manifestação exclusivamente perineal, e o médico assistente deve levar em consideração essa possibilidade em apresentações atípicas de fissuras ou fístulas perianais, pois a intervenção terapêutica adequada no início do quadro clínico poderá minimizar suas sequelas.

A DC, de modo geral, apresenta um comportamento imprevisível, em que casos aparentemente desfavoráveis têm ótima resposta terapêutica com remissão prolongada e vice-versa. Entretanto, na manifestação perianal, desde que identificada em sua apresentação inicial e com intervenções terapêuticas no momento oportuno, é possível conseguir, na maioria das vezes, melhor controle clínico. Este capítulo visa situar o leitor nas melhores práticas atualmente disponíveis para a DC perianal e assim a obtenção de evolução mais favorável com menor ocorrência de sequelas.

DIAGNÓSTICO

A DC perianal manifesta-se mais frequentemente como abscessos e fístulas perianais (50 a 87%), sendo que outros modos de apresentações são as úlceras, fissuras, estenose do canal anal e fístula retovaginal (Figuras 6.1, 6.2, 6.3 e 6.4).

A supuração perianal por DC pode ser indistinguível do abscesso criptogênico em sua manifestação inicial, com dor, febre e eliminação de secreção purulenta. Uma vez que o acometimento colorretal frequentemente se associa com as manifestações perianais, deve-se estar atento a apresentações clínicas como alteração do hábito intestinal,

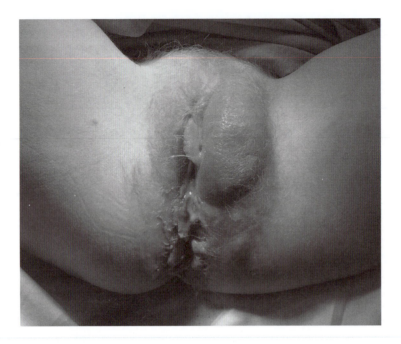

Figura 6.1 – Abscesso perianal. (Grupo de Coloproctologia - FCM - Unicamp.)

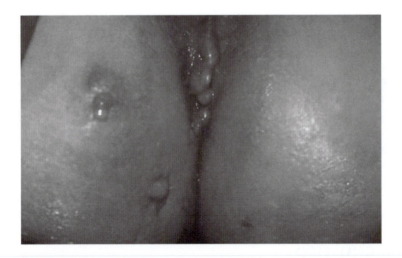

Figura 6.2 – Fístula perianal. (Grupo de Coloproctologia - FCM - Unicamp.)

tenesmo, diarreia com muco e sangue, além de sintomas e sinais decorrentes de manifestações extraintestinais, por exemplo, anemia, artralgia e emagrecimento.

A evolução desfavorável com aparecimento de outros abscessos e úlceras de difícil cicatrização sugere a presença de DC, assim como fissuras anais profundas em localizações atípicas (Figura 6.5). Os abscessos raramente associam-se com fístulas superficiais.[1] Estudo anterior avaliando 61 pacientes com DC perianal demonstrou que 73% dos abscessos estavam associados a

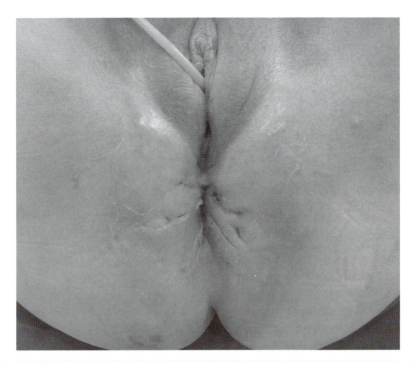

Figura 6.3 – Estenose de canal anal. (Grupo de Coloproctologia - FCM - Unicamp.)

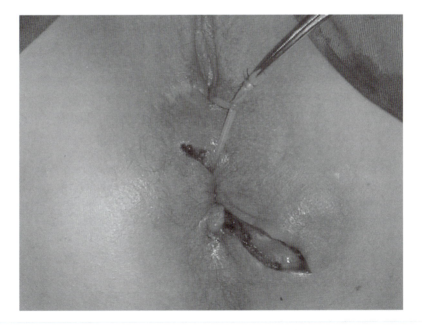

Figura 6.4 – Fístula perineal e retovaginal. (Grupo de Coloproctologia - FCM - Unicamp.)

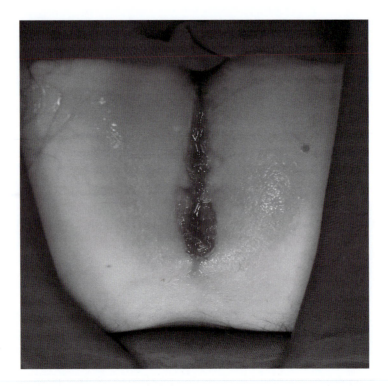

Figura 6.5 – Extensa fissura anal anterior profunda e orifício fistuloso posterolateral esquerdo em adolescente com doença de Crohn perineal grave. (Universidade São Francisco.)

fístulas isquiorretais e 50%, a trajetos transesfinctéricos. O emprego de índices de atividade possibilita avaliar o grau de comprometimento e a resposta terapêutica. O índice de atividade de DC perianal, apesar do emprego limitado na prática clínica, tem sido o mais utilizado pelos Centros especializados no tratamento de DC.[2]

Avaliação Complementar com Exames de Imagem e Exame sob Analgesia

Como o acometimento perianal da DC pode causar, em longo prazo, grande desconforto e graves consequências funcionais para o doente, o estabelecimento da terapêutica adequada deve ser acompanhado por investigação cuidadosa da região perianal sob analgesia e exames de imagem, representados principalmente pela ressonância nuclear magnética (RNM) (Figura 6.6) e pela ultrassonografia endoanal (Figura 6.7). Essa avaliação deve ser precoce e tem como principal objetivo a identificação de coleções localizadas na fossa supraesfincteriana, assim como a determinação dos trajetos fistulosos secundários. Torna-se importante, também, a identificação dos segmentos intestinais acometidos e do estado de atividade inflamatória, pois o monitoramento da resposta terapêutica luminal auxiliará na condução do acometimento perineal.

Estudos mostraram que a RNM apresenta acurácia de até 97% na identificação de trajetos fistulosos e modifica a conduta cirúrgica em até 40% dos casos (grau de recomendação B).[3]

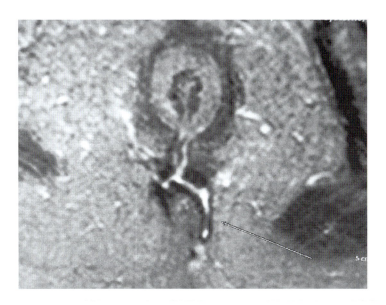

Figura 6.6 – Doença de Crohn perianal. Ressonância magnética. (Depto. de Radiologia - FCM - Unicamp.)

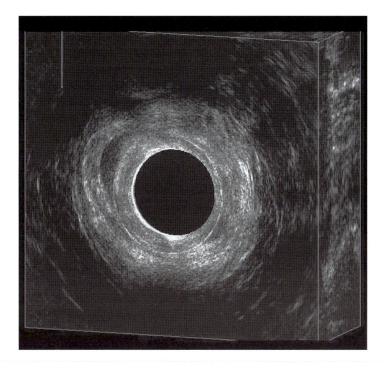

Figura 6.7 – Doença de Crohn - abscesso perineal, aspecto por ultrassonografia endoanal. (Grupo de Coloproctologia - FCM - Unicamp.)

Também pode ser empregada para a avaliação da resposta terapêutica, pois identifica atividade inflamatória em trajetos fistulosos.

O emprego de ultrassonografia endoanal (US) torna o exame acessível, uma vez que pode ser realizado pelo médico assistente. No Ambulatório de Doenças Inflamatórias Intestinais Prof. Dr. Ricardo Góes, do Gastrocentro Unicamp, ele está disponível e é utilizado pela equipe de Coloproctologistas. Emprega-se sonda (*probe*) endoluminal com frequência de 16 MHz e equipamento com reconstrução de imagens em 3D. Tem alta sensibilidade e especificidade e apresenta como limitações a presença de estenose e dor pela presença de abscessos superficiais. Schwartz et al. comparam EA, US e RNM e apresentam acurácia de 91%, 91% e 87%, respectivamente, e a combinação de dois métodos possibilitou resultados próximos a 100% (grau de recomendação B).[4]

Assim, o médico assistente deve identificar a condição local no períneo para obtenção dos melhores resultados terapêuticos, e para isso deve ser empregada associação de um método de imagem e exame sob analgesia, sendo que a preferência por US ou RNM dependerá da disponibilidade do serviço.

TRATAMENTO

Atualmente são utilizados na DC perianal antibióticos, imunossupressores tiopurínicos e terapia biológica; corticosteroides e salicilatos não têm função terapêutica e não devem ser empregados para as manifestações perianais.

O tratamento medicamentoso deve ser acompanhado pela exploração cirúrgica do períneo na maioria dos casos. A experiência com emprego da terapia biológica a partir da década de 1990 possibilitou constatar que essa modalidade terapêutica não reduziu o número de procedimentos operatórios na DC perianal. Atualmente pode-se considerar que a necessidade de realização de um procedimento cirúrgico não deve ser interpretada como uma falha terapêutica, mas como uma importante ferramenta adjuvante que possibilitará condições para a melhor atuação dos medicamentos, melhor controle local e menores índices de incontinência fecal e derivação intestinal.

Antibioticoterapia

Antibióticos são empregados com o intuito de diminuir a supuração e melhorar a condição inflamatória, mas apresentam uma ação limitada na cicatrização das lesões, e seu uso prolongado é acompanhado por intolerância e efeitos colaterais. Ciprofloxacino (1000 mg/dia) e metronidazol (750 a 1500 mg/dia) têm sido empregados mais frequentemente e com efeitos semelhantes. Antibióticos não devem ser empregados de modo isolado, e atuam melhor em associação com tiopurínicos ou terapia biológica. Estudo que avaliou a resposta clínica na semana 20 constatou que a associação de antibióticos com azatioprina foi superior ao emprego de antibioticoterapia exclusiva (48% *vs* 15%, $p = 0,03$) (grau de recomendação B).[5] De modo semelhante, a antibioticoterapia também apresenta ação sinérgica com anticorpo anti-TNF-alfa. Assim, justifica-se o emprego de antibióticos na DC perineal, por tempo limitado, em associação com imunossupressores tiopurínicos ou terapia biológica (grau de recomendação A).[6]

Imunossupressores Tiopurínicos

Azatioprina (2,0 a 2,5 mg/kg/dia) e 6-mercaptopurina (1,0 a 1,5 mg/kg/dia) são os imunossupressores tiopurínicos mais utilizados em nosso meio. Estudo prospectivo randomizado demonstrou índices de 31% de cicatrização completa em lesões perianais com 6-mercaptopurina (grau de recomendação A).[7] A experiência com tiopurínicos evidencia que são medicamentos bem tolerados e seguros, porém exigem monitoramento com relação a efeitos adversos e têm efeito terapêutico pleno entre 3 e 6 meses, o que pode ser longo demais nas manifestações mais sintomáticas e graves. Porém relatos esporádicos evidenciam, a longo prazo, resultados comparáveis à terapia biológica e constituem boa alternativa nos indivíduos impossibilitados de fazer uso de anticorpos anti-TNF-alfa por falha terapêutica.

Terapia Biológica

Dada a gravidade das manifestações perianais, o emprego da terapia biológica tem sido preconizado como primeira opção, pois apresenta rápida resposta clínica com alívio dos sintomas e pode alterar a evolução nas fases iniciais, desde que o diagnóstico seja precoce. Deve-se considerar também que os portadores de DC perianal apresentam frequentemente manifestações intestinais mais importantes e também bastante sintomáticas; assim, a otimização terapêutica deve ser priorizada.

Os resultados iniciais com terapia biológica evidenciaram nítida superioridade do infliximabe (5,0 mg/kg/8 semanas, manutenção) em relação ao placebo na indução da remissão clínica e cicatrização de fístulas perianais e posteriormente confirmada também com adalimumabe (40 mg/2 semanas, manutenção) e certolizumabe pegol (400 mg/4 semanas, manutenção).[7]

O estudo Accent II mostrou que após 54 semanas de uso de infliximabe houve cicatrização completa de fístulas perianais em 36% dos doentes e a resposta inicial para fístulas retovaginais foi de 64% (grau de recomendação A).[8] Resultados semelhantes foram obtidos com adalimumabe, com taxas de cicatrização de 39%. Entretanto, esse e outros estudos mostraram que após 1 ano ocorre perda de eficácia e os índices de reposta e cicatrização completa se reduzem a metade dos valores obtidos inicialmente. O Consenso Europeu de 2010 preconizou uma conduta mais conservadora com o emprego inicial da associação com antibióticos e imunossupressores tiopurínicos e terapia biológica empregada posteriormente na falha de resposta ou resposta parcial.[6] Consenso mais recente salienta a importância do emprego de terapia biológica como primeira opção, e que esta deva ser a terapêutica mestra, enquanto antibióticos e imunossupressores tiopurínicos são empregados como adjuvantes (grau de recomendação A).[9]

Tratamento Cirúrgico

O tratamento cirúrgico constitui-se em estratégia terapêutica importante na DC perianal, pois visa, além do conforto e melhora sintomática, evitar o comprometimento de estruturas envolvidas na continência fecal. O processo inflamatório causa fibrose com perda da elasticidade e deformidade do canal anal. A supuração crônica, além da destruição da musculatura esfincteriana, evolui com fístulas perianais ou, menos frequentemente, retovaginais. O advento da terapia biológica para o tratamento da DC perineal possibilitou um melhor controle local, mas, paradoxalmente, não diminuiu a necessidade de tratamento cirúrgico, principalmente nas formas penetrantes.

Exames de imagem como RNM evidenciaram que os anticorpos anti-TNF-alfa promovem uma cicatrização parcial dos trajetos fistulosos, com fechamento dos orifícios externos, o que favoreceria a formação de abscessos de repetição. Estudo populacional mostrou que, após o emprego de terapia biológica, a ocorrência de abscessos perianais aumenta cerca de três vezes.[10] Assim, a cirurgia teria como principal função na era da terapia biológica criar condições favoráveis para atuação mais eficaz dos medicamentos e melhorar as taxas de cicatrização.

Diversos autores evidenciaram que a intervenção cirúrgica em adjuvância ao tratamento biológico propicia os melhores resultados. No Brasil, estudo realizado em quatro centros especializados constatou que em dois terços dos casos dos doentes com fístulas perianais o tratamento conjunto possibilitou a remoção dos sedenhos após tempo médio de permanência de 7,3 meses (grau de recomendação B).[11] A colocação de sedenhos de drenagem tem-se mostrado a opção mais eficiente para se evitar a ocorrência de abscessos de repetição e possibilita que se oriente a drenagem das fístulas, minimizando assim os danos ao períneo e incontinência fecal (Figuras 6.8, 6.9, 6.10, 6.11 e 6.12). Porém, a recidiva após a remoção dos sedenhos é relatada em até 70%, e o tempo necessário para a permanência dos mesmos ainda não está bem determinado. Podem ser removidos à medida que o trajeto se torne superficial ou quando, após a infusão de anti-TNF-alfa, não mais se observe presença de secreção.

Uma vez que a DC apresenta altas taxas de recidiva com necessidade de vários procedimentos cirúrgicos no períneo, a fistulotomia deve ser evitada. Os portadores de DC apresentam várias condições que propiciam a ocorrência de incontinência fecal, como elevado número de evacuações diarreicas e um comprometimento funcional pelo processo inflamatório na musculatura esfincteriana.

Em casos graves com vários trajetos fistulosos, presença de úlceras e pouca resposta terapêutica, a derivação intestinal tem sido preconizada. Apesar de ser um procedimento de baixa aceitação e temido pelos pacientes, diminui o desconforto e tem o potencial de auxiliar na

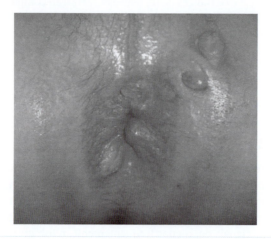

Figura 6.8 – Aspectos do exame sob analgesia com colocação de sedenho. (Grupo de Coloproctologia - FCM - Unicamp.)

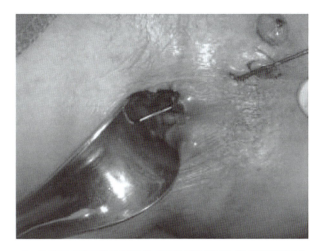

Figura 6.9 – Aspectos do exame sob analgesia com colocação de sedenho. (Grupo de Coloproctologia - FCM - Unicamp.)

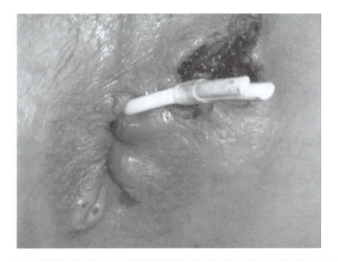

Figura 6.10 – Aspectos do exame sob analgesia com colocação de sedenho. (Grupo de Coloproctologia - FCM - Unicamp.)

cicatrização, pois diminuiria o estímulo antigênico causado pela manutenção do trânsito intestinal. Induz remissão completa ou parcial em 54,2% dos pacientes portadores de DC colorretal ou perianal, porém com taxas de recidiva em até 75% após o restabelecimento do trânsito intestinal, e em 10% dos casos não é possível o fechamento da derivação (grau de recomendação B).[12] Assim, pode-se evidenciar que, na maioria dos casos, a derivação intestinal não altera o curso natural da doença.

O fluxograma a seguir (Figura 6.13) apresenta de modo resumido o raciocínio clínico para guiar o atendimento de um paciente com sepse perianal por DC.

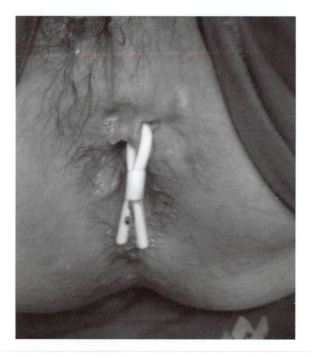

Figura 6.11 – Aspectos do exame sob analgesia com colocação de sedenho. (Grupo de Coloproctologia - FCM - Unicamp.)

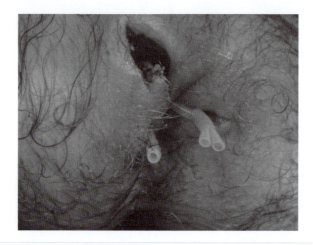

Figura 6.12 – Doença de Crohn - sedenho em períneo. (Grupo de Coloproctologia - FCM - Unicamp.)

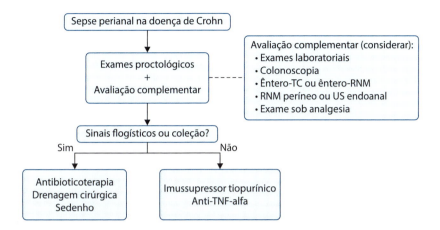

Figura 6.13 – Fluxograma de manejo de sepse perianal por DC. (Fonte: Cláudio Saddy Rodrigues Coy e Carlos Augusto Real Martinez.)

REFERÊNCIAS BIBLIOGRÁFICAS

1. Makowiec F, Jehle EC, Becker HD, Starlinger M. Perianal abscess in Crohn's disease. Dis Colon Rectum 1997;40:443-50.
2. Irvine EJ. Usual therapy improves perianal Crohn's disease as measured by a new disease activity index. McMaster IBD Study Group. J Clin Gastroenterol 1995;20:27-32.
3. Buchanan GN, Halligan S, Bartram CI, Williams AB, Tarroni D, Cohen CR. Clinical examination, endosonography, and MR imaging in preoperative assessment of fistula in ano: comparison with outcome-based reference standard. Radiology 2004; 233:674-81.
4. Schwartz DA, Wiersema MJ, Dudiak KM, et al. A comparison of endoscopic ultrasound, magnetic resonance imaging, and exam under anesthesia for evaluation of Crohn's perianal fistulas. Gastroenterology 2001;121:1064-72.
5. Dejaco C, Harrer M, Waldhoer T, Miehsler W, Vogelsang H, Reinisch W. Antibiotics and azathioprine for the treatment of perianal fistulas in Crohn's disease. Aliment Pharmacol Ther 2003;18:1113-20.
6. Van Assche G, Dignass A, Reinisch W, et al. The second European evidence-based Consensus on the diagnosis and management of Crohn's disease: Special situations. J Crohns Colitis 2010;4:63-101.
7. Present DH, Korelitz BI, Wisch N, Glass JL, Sachar DB, Pastermack BS. Treatment of Crohn's disease with 6-Mercaptopurine. A long-term randomized trial, double-blind study. N Eng J Med 1980;302: 981-7.
8. Colombel JF, Schwartz DA, Sandborn WJ, et al. Adalimumab for the treatment of fistulas in patients with Crohn's disease. Gut 2009;58:940-8.
9. Gecse KB, Bemelman W, Kamm MA, et al. A global consensus on the classification, diagnosis and multidisciplinary treatment of perianal fistulizing Crohn's disease. Gut 2014;63:1381-92.
10. Jones DW, Finlayson SR. Trends in surgery for Crohn's disease in the era of infliximab. Ann Surg 2010; 252:307-12.
11. Kotze PG, Albuquerque IC, Moreira AL, et al. Perianal complete remission after combined therapy with seton placement and anti-TNF therapy for Crohn's disease. Results of a Brazilian multicenter observational study. J Crohn's Colitis 2013, 7:Suppl 1:176.
12. Mennigen R, Heptner B, Senninger N, Rijcken E. Temporary fecal diversion in the management of colorectal and perianal Crohn's disease. Gastroenterol Res Pract 2015;2015:286315.

Gangrena de Fournier

Capítulo 7

José Alfredo dos Reis Neto
José Alfredo dos Reis Junior

INTRODUÇÃO

Gangrena de Fournier (GF)* é um modo raro, extremamente progressivo e fulminante de fasciite necrotizante do períneo que pode se estender à parede abdominal, entre os planos das fáscias. Em sua extensão perineal, atinge simultaneamente as regiões perianal e genital. Em seu modo clássico, estende-se a toda a parede abdominal, porém, também, pode estender-se pela região dorsal até a região das escápulas.[1-4] A GF é secundária à infecção polimicrobiana, cepas mistas anaeróbica e aeróbica, com ação sinergética. A ação de organismos polimicrobiológicos causa reações progressivas ativando proteínas e enzimas, levando à agregação plaquetária, coagulação intravascular e isquemia tecidual. Ocorre endoarterite obliterante com subsequente necrose subcutânea e proliferação bacteriana. Na maioria dos pacientes a causa da infecção é identificada, com predominância de origem anorretal, genitourinária e de lesões do subcutâneo. Entre as causas predisponentes estão a idade, diabetes e imunossupressão. É uma enfermidade rara, com incidência reportada de 1,6/100.000 no sexo masculino, ocorrendo maior incidência entre a quinta e sexta décadas (grau de recomendação B).[1,5] Mesmo nas séries mais recentes a mortalidade ainda é elevada, variando de 20 a 50%.[1-3,5,6]

DIAGNÓSTICO

Quanto mais precoce o diagnóstico melhor o prognóstico. Na fase inicial o diagnóstico pode ser difícil por não existirem manifestações cutâneas características. A dor de início súbito e caráter persistente é a manifestação clínica inicial, habitualmente acompanhada de sinais inflamatórios perineais como rubor e calor (tríade característica de infecção subcutânea: dor, rubor e calor). A crepitação subcutânea é um sinal clínico importante e deve ser investigada como rotina em todo quadro de infecção perineal, seja perianal, escrotal ou vulvar. Traduz a presença de conteúdo gasoso subcutâneo e caracteriza a presença de anaeróbios. O processo infeccioso inicial do tecido celular subcutâneo evolui para a pele com alterações de cor, do vermelho do

---

* Gangrena de Fournier, Doença de Fournier, Gangrena Escrotal, Síndrome de Fournier, Fasciite Necrotizante, Gangrena de Meleney.

eritema ao azulado da isquemia e ao negro da necrose e gangrena (Figura 7.1). Torpor, febre, taquicardia e hipotensão são sinais clássicos de infecção grave que podem estar presentes na GF.[4,5] Se não ocorrer o tratamento inicial agressivo e adequado da lesão causal o quadro evolui para a formação de lesões bolhosas e supuração espontânea e franca (Figura 7.2).[4,5] Nos pacientes do sexo masculino é frequente a necrose da bolsa escrotal e da pele do pênis. Esse quadro, após 2 a 3 dias, pode se estender à parede abdominal e à região dorsal. Nesses casos de extensão abdominal da gangrena, a eventual colostomia deve ser retardada (grau de recomendação B). O diabetes e a imunossupressão constituem fatores de risco importantes no desenvolvimento rápido da infecção.

O exame físico é primordial para o diagnóstico. A origem da infecção é perineal na maioria dos pacientes. Entretanto, pode ocorrer a infecção do períneo em decorrência de lesão do reto inferior, por trauma ou empalamento. O exame adequado do períneo compreende: inspeção perineal em busca de áreas de alteração da coloração (rubor, cianose ou necrose) e da integridade da pele (lacerações, hematomas, bolhas) e palpação perineal para pesquisa de crepitação do tecido celular subcutâneo e dor local. Os históricos de cirurgia prévia recente, quedas e evacuação sanguinolenta devem ser revisados com cuidado.

É importante uma avaliação laboratorial completa com o intuito de identificar possíveis fatores de risco preexistentes (hiperleucose, anemia, diabetes e imunossupressão).[1-4,6] Nesse sentido, faz-se necessária a coleta de hemograma completo, glicemia, ureia e creatina. Estudo radiológico ou tomografia computadorizada de abdome e pelve somente são importantes na determinação da existência de conteúdo gasoso no tecido subcutâneo, o que é também documentado com clareza por um bom exame físico. A ressonância nuclear magnética de pelve é importante para definir lesão do reto inferior de origem traumática por queda ou sodomia (grau de recomendação B).

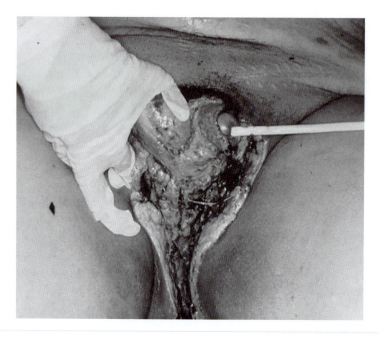

Figura 7.1 – Gangrena de Fournier. Paciente sexo masculino mostrando necrose perineal e de bolsa escrotal. Cirurgia 12 horas após internação. (Fonte: José Alfredo dos Reis Neto.)

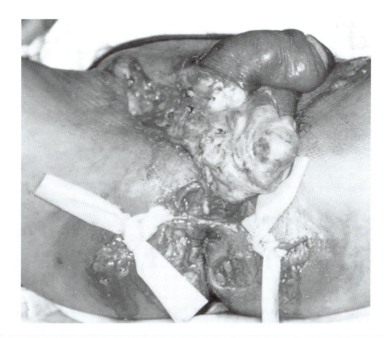

Figura 7.2 – Gangrena de Fournier. Paciente do sexo masculino mostrando supuração e permanência de zonas de necrose. (Fonte: José Alfredo dos Reis Neto.)

A avaliação seriada de parâmetros clínicos, sintomas e sinais (temperatura, frequência cardíaca e respiratória), em associação a dados laboratoriais (hematócrito, leucograma, natremia, potassemia, creatininemia, bicarbonato), serve como fator preditivo. O APACHE (*Acute Physiology and Chronic Health Evaluation*) é de uso frequente na avaliação do estado crítico do paciente.[1,3,5] O FGSI (*Fournier's Gangrene Severity Index*) é de grande utilidade e pode prever mortalidade e sobrevida com grande probabilidade de acerto. O escore de FSGI acima de 9 representa um fator de risco de mortalidade. A avaliação segundo a extensão do tecido necrosado (NSTI: *Necrotizing Soft Tissue Infection*) ou segundo o índice de tecido gangrenado (UFGSI: *Uludag Fournier's Gangrene Severity Index*) são métodos de avaliação que permitem estabelecer os fatores de risco associados com a mortalidade[3,4] (grau de recomendação B).

TRATAMENTO

O tratamento deve se basear em:
- Ressuscitação precoce e agressiva (grau de recomendação B);
- Internação em unidade de terapia intensiva (UTI) (grau de recomendação B);
- Realização de exame cultural da secreção com antibiograma (grau de recomendação B);
- Cobertura antibiótica de amplo espectro (grau de recomendação B);
- Conduta cirúrgica agressiva com retirada radical do tecido necrosado e de eventual corpo estranho (grau de recomendação B).

O diagnóstico precoce e a internação em UTI seguidos da instituição de tratamento agressivo são fundamentais no tratamento da GF. Estudos recentes têm demonstrado a presença de bactérias aeróbicas e anaeróbicas, com dominância de *Escherichia coli* (86,6%), *Klebsiella spp* (40,5%), *Streptococcus spp*, *Enterococcus spp* e *Staphylococcus spp*.[1-4,6] Em face disso, recomenda-se antibioticoterapia intravenosa com metronidazol e cefalosporina de terceira geração em combinação com cirurgia para eliminação dos tecidos necrosados e desvitalizados nas primeiras 12 horas da internação (grau de recomendação B). Com o resultado do exame cultural e respectivo antibiograma pode-se fazer necessária a modificação do esquema de antibióticos. A revisão seriada, a cada 12 horas, para lavagem da ferida operatória com 500 mL de soro fisiológico misturado a 50 mL de peróxido de hidrogênio (água oxigenada) e a realização de curativo convencional ajudam no tratamento da GF, especialmente no combate à infecção por bactérias anaeróbias. A oxigenoterapia hiperbárica pode ser utilizada a partir da primeira intervenção[2] (grau de recomendação C). A presença de tecido de granulação na ferida operatória indica limpeza adequada da mesma (Figuras 7.3, 7.4 e 7.5).

Pacientes com anemia (hemoglobina igual ou inferior a 9 g/dL) devem ser transfundidos. A colostomia, preferencialmente do tipo terminal no cólon sigmoide, deve ser indicada na presença de lesões do reto inferior ou quando da reconstrução cirúrgica do aparelho esfincteriano anal. Não deve ser realizada colostomia na vigência de infecção do tecido celular subcutâneo da parede abdominal sob o risco de piorar a contaminação no local (grau de recomendação C). Mesmo com todas essas medidas, acima citadas, a taxa de mortalidade da GF não tem variado, mantendo-se elevada, entre 20 e 50%.[1-4,6]

São considerados fatores desfavoráveis de prognóstico da GF os seguintes:[1-4,6]

- Idade avançada;
- Sexo feminino;

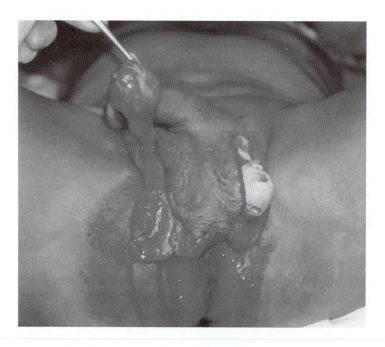

Figura 7.3 – Gangrena de Fournier. Mesmo paciente da Figura 7.1 mostrando tecido de granulação e testículos preservados cirurgia no sexto dia de internação. (Fonte: José Alfredo dos Reis Neto.)

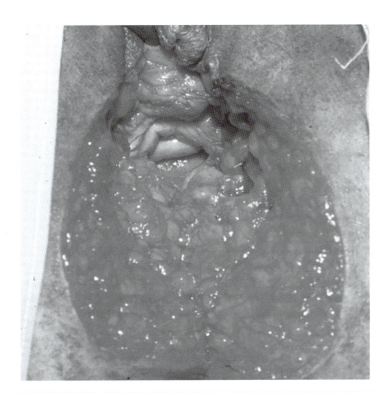

Figura 7.4 – Gangrena de Fournier. Paciente do sexo feminino. Fournier após plástica perineal. Fase de granulação. (Fonte: José Alfredo dos Reis Neto.)

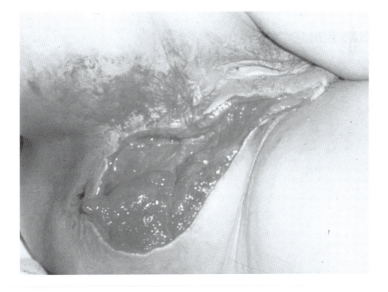

Figura 7.5 – Gangrena de Fournier. Paciente do sexo feminino. Fournier após hemorroidectomia. Fase de granulação. (Fonte: José Alfredo dos Reis Neto.)

- Diabetes melito;
- Insuficiência renal;
- Tempo prolongado decorrido entre o primeiro atendimento e a cirurgia;
- Choque séptico.

O fluxograma a seguir (Figura 7.6) apresenta de modo resumido o raciocínio clínico para guiar o atendimento de um paciente com GF.

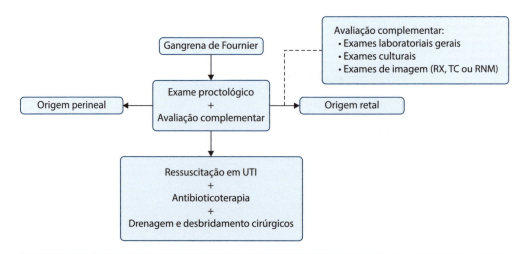

Figura 7.6 – Fluxograma de abordagem diagnóstica e tratamento da gangrena de Fournier. (Fonte: José Alfredo dos Reis Neto e José Alfredo dos Reis Júnior.)

RERERÊNCIAS BIBLIOGRÁFICAS

1. Benjelloun El B, Souiki T, Yakla N, Ousadden A, Mazaz Khalid, et al. Fournier's gangrene: our experience with 50 patients and analysis of factors affecting mortality. Journal of emergency Surgery 2013:8-13.
2. Eke N. Fournier's gangrene: a review of 1726 cases. Br J Surg 2000; 87:217-23.
3. Erol B, Tuncel A, Hanci V, Tokgoz H, et al. Fournier's gangrene: overview of prognostic factors and definition of new prognostic parameter. Urology 2010;75:1193-8.
4. Kim KM, Seong SH, Won DY, Ryu H, Kim IY. The prognostic factors and severity index in Fournier's gangrene. J Korean Soc Coloproctol 2010,26:29-33.
5. Pinto R L C, Cruz M G G, Faria J C Z, et al. Doença de Fournier. Coloproctologia. Propedêutica Nosológica. Rio de Janeiro: Revinter, 2000. Cap. 92 Vol. IIp. 1273-78.
6. Yilmazlar T, Isik Ö, Öztürk E, Özer A, Gülcú B & Ercan I. Fournier's gangrene: review of 120 patients and predictors of mortality. Ulus Travma Acil Cerrahi Derg Sept 2014; 20(5):333-7.

Lesão Esfincteriana Obstétrica

Capítulo 8

Sthela Maria Murad Regadas
Francisco Sérgio P. Regadas

INTRODUÇÃO

O trauma obstétrico é a principal causa de incontinência fecal,[1] associado ainda a prolapso de orgãos pélvicos e incontinência urinária,[2] embora outros fatores de riscos possam contribuir para subsequente distúrbio da continência, como a idade, índice de massa corpórea, diabetes, cirurgias proctológicas e/ou colorretais e dano neurológico.

As lesões esfincterianas obstétricas (LEO) são decorrentes do estiramento que pode ocorrer no estado passivo, ativo ou ambos da musculatura pélvica associado à lesão nervosa. No entanto, alguns fatores podem contribuir para a ocorrência dos danos neuromusculares, tais como a apresentação anormal, a episiotomia e o uso de fórceps.[1,3-5] A lesão do nervo pudendo é identificada em até 60% das pacientes com incontinência fecal no pós-parto,[6] embora o tempo de latência do nervo pudendo possa normalizar em até 2 meses.

Em estudos prévios, Murad-Regadas et al. avaliaram pacientes com incontinencia fecal submetidas a parto vaginal e identificaram lesão do esfíncter anal externo (EAE) e/ou esfíncter anal interno (EAI) em até 67% delas. Portanto, a lesão esfincteriana é o fator mais frequente que pode evoluir para incontinência fecal, mas não se constitui no único fator etiológico.[7] Outro estudo evidenciou ainda que nas pacientes sem lesão esfincteriana, mas submetidas a parto vaginal, o comprimento longitudinal do esfíncter anal externo é mais curto e o comprimento do *gap* mais longo quando comparadas com pacientes nulíparas.[8]

As alterações anatômicas e funcionais são caracterizadas principalmente pela desinserção do músculo pubovisceral (MPV) no local de inserção dessa musculatura nos ramos púbicos direito ou esquerdo ou bilateralmente, e que pode ser identificada entre 15 e 55% utilizando o ultrassom tridimensional (USG 3D) e/ou a ressonância nuclear magnética (RNM).[9,10] Portanto, torna-se necessário avaliar toda a musculatura esfincteriana e o MPV com o objetivo de diagnosticar todas as lesões existentes para que seja possível escolher a melhor opção terapêutica.[11]

DIAGNÓSTICO

A avaliação diagnóstica em casos de LEO compreende o exame físico, incluindo o proctológico (inspeção anal e toque retal), e a avaliação da região do corpo perineal, fúrcula vaginal e hiato urogenital. Durante a inspeção, é importante visualizar-se a extensão da lesão e do envolvimento das paredes da vagina e canal anal. Na parte dinâmica do exame, se faz necessário a avaliação da atividade muscular voluntária através do toque retal e posteriormente complementada com a eletromanometria.

Os exames complementares avaliarão a função e a morfologia do canal anal e do assoalho pélvico, utilizando principalmente a eletromanometria anorretal e o ultrassom anorretal e transvaginal.

Eletromanometria Anorretal

A eletromanometria anorretal é indicada quando persistem os sintomas da LEO, tendo sido ou não realizada a correção cirúrgica imediatamente após a lesão esfincteriana. O objetivo do exame é avaliar a função do canal anal e reto, que, associada aos achados clínicos, fornecerá dados que poderão orientar na escolha da melhor opção terapêutica.

Ultrassom Anorretal

O ultrassom é o exame de escolha para identificação de lesão muscular, apresentando elevada sensibilidade e especificidade para diagnosticar lesão esfincteriana. Possibilita localizar o(s) músculo(s) lesado(s), diferenciando as lesões parciais (menos de 50% da espessura muscular) das completas. Demonstra a relação da lesão com a circunferência anal, possibilitando a medida do ângulo da lesão. Na modalidade tridimensional, avalia-se o comprimento longitudinal do canal anal e da musculatura esfincteriana residual e o percentual de musculatura lesada. Além da avaliação da musculatura esfincteriana, Murad-Regadas et al. propõem a avaliação combinada do assoalho pélvico, pelo acesso transvaginal, visualizando-se o músculo pubovisceral para identificar eventuais lesões associadas dessa musculatura, uni ou bilateralmente, completa ou parcialmente, que podem ser produzidas pelo trauma durante os partos por via vaginal.[11]

TRATAMENTO

A principal opção terapêutica é a correção cirúrgica, embora a escolha do tratamento se correlacione com a gravidade dos sintomas, os quais são avaliados pelo escore de incontinência e pelos achados anatomofuncionais obtidos pelo ultrassom anorretal e pela eletromanometria.

Tratamento Cirúrgico

Está indicado nas lesões esfincterianas que envolvem grande extensão do EAE e EAI e tem como objetivo restaurar a anatomia, aproximando os cabos musculares, refazendo o corpo perineal e restaurando a função esfincteriana. A técnica cirúrgica de escolha é a esfincteroplastia com aposição ou sobreposição dos cotos musculares lesados (grau de recomendação A).

Técnica Cirúrgica Imediatamente Após a Lesão

Preferencialmente, a correção deve ser realizada após o trauma, pois o procedimento é tecnicamente mais fácil, já que os cabos musculares são facilmente identificados e tracionados. Se houver lesão associada do canal anal, inicia-se o procedimento realizando a sutura da parede anterior do canal anal até a margem anal, seguindo-se a reaproximação bilateral com aposição dos cabos musculares e sutura envolvendo simultaneamente ambos os músculos (EAE e EAI), com pontos em "U". Em seguida, o procedimento é concluído com a sutura da parede posterior da vagina e a reconstituição da fúrcula vaginal.

Técnica Cirúrgica em Fase Tardia da Lesão

Caso não ocorra reparo imediato adequado dos músculos e persistam os sintomas de incontinência fecal, a reconstituição esfincteriana deve ser realizada após um período médio de 6 meses. Antes do procedimento, a anatomia e função dos músculos devem ser devidamente avaliadas através do ultrassom e eletromanometria para que seja devidamente planejado o tratamento cirúrgico.

O procedimento deve ser realizado após um adequado preparo intestinal anterógrado. Os cabos do esfíncter anal são bilateralmente dissecados, de modo que possam ser aproximados sem tensão para uma sutura com sobreposição dos cabos musculares. A parede anterior do canal anal deve ser reconstituída, seguindo-se a sutura dos músculos, com pontos em "U" e reconstituição da fúrcula vaginal e sutura parcial ou completa da pele. Recomenda-se o uso de antibiótico durante 7 dias e mantendo o paciente com dieta líquida até o 4º dia pós-operatório para evitar contaminação da ferida operatória com eventual defecação. Os curativos devem ser realizados diariamente em caso de sutura completa da ferida ou mantendo-se asseio com soro fisiológico duas vezes ao dia se a ferida permanecer semiaberta.

Os resultados funcionais são satisfatórios em até 80% das pacientes[12] (grau de recomendação B), podendo, no entanto, apresentar redução em torno de 26 a 62% após 3 a 5 anos (grau de recomendação B). Essa redução na eficácia pode ser atribuída a fatores como degeneração tecidual decorrente da idade, estiramento da cicatriz, progressiva deterioração do nervo pudendo e a presença de doenças associadas.[13] A complicação cirúrgica mais frequente é a infecção, que pode alcançar índices de até 20 a 30%, resultando em deiscência da sutura dos cotos musculares e persistência do defeito esfincteriano e/ou da pele perianal. Uma outra complicação menos frequente é a fístula retovaginal, a qual é tratada cirurgicamente.[1,13]

Deve-se ressaltar que o tratamento da incontinência fecal deve ser individualizado e capaz de proporcionar a melhora na qualidade de vida, sendo que as diferentes modalidades de tratamento e o procedimento operatório devem ser escolhidos de acordo com a história clínica e apenas após uma precisa avaliação anatômica e funcional dos músculos esfincterianos anais.

O fluxograma a seguir (Figura 8.1) apresenta de modo resumido o raciocínio clínico para guiar o atendimento de uma mulher com LEO.

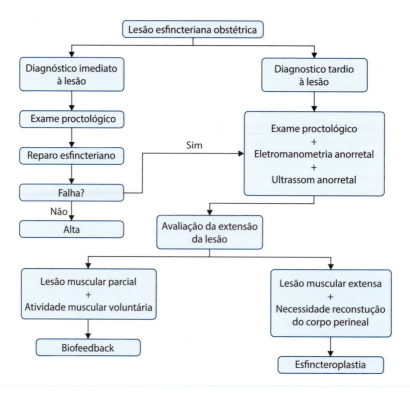

Figura 8.1 – Fluxograma de tratamento das lesões esfincterianas obstétricas. (Fonte: Sthela Maria Murad Regadas e Francisco Sérgio Pinheiro Regadas.)

REFERÊNCIAS BIBLIOGRÁFICAS

1. Sultan AH, Bartram CI, Hudson CN, Kamm MA, Thomas JM. Anal sphincter disruption during vaginal delivery. N Engl J Med 1993;329:1905-11.
2. Kearney R, Miller JM, Ashton-Miller JA, DeLancey JO. Obstetric factors associated with levator ani muscle injury after vaginal birth. Obstet Gynecol 2006;107:144–9.
3. Fitzpatrick M, Behan M. O'Connell PR, O'Herlihy C. Randomised clinical trial to assess anal sphincter function following forceps or vacuum assisted vaginal delivery. BJOG 2003;110(4):424-9.
4. Pinta TM, Kylänpää ML, Salmi TK, Teramo KA, Luukkonen PS. Primary sphincter repair: are the results of the operation good enough? Dis Colon Rectum 2004;47:18-23.
5. Donnelly V, Fynes M, Campbell D, Johnson H, O'Connell PR. Obstetric events leading to anal sphincter damage. Obstet Gynecol 1998;92(6):955-61.
6. Snooks SJ, Stechell M, Swash M, Henry MM. Injury if innervations of pelvic floor sphincter musculature in childbirth. Lancet 1984; 2:546-50.
7. Murad-Regadas SM, Dealcanfreitas ID, Regadas FS, Rodrigues LV, Fernandes GO, Pereira J DeJ. Do changes in anal sphincter anatomy correlate with anal function in women with a history of vaginal delivery? Arq Gastroenterol 2014;51(3):198-204.
8. Murad-Regadas SM, Regadas FS, Rodrigues LV, Kenmoti VT, Fernandes GO, Buchen G, et al. Effect of vaginal delivery and ageing on the anatomy of the female anal canal assessed by three-dimensional anorectal ultrasound. Colorectal Dis 2012;14(12):1521-7.
9. DeLancey JO, Kearney R, Chou Q, Speights S, Binno S. The appearance of levator ani muscle abnormalities in magnetic resonance images after vaginal delivery. Obstet Gynecol 2003;101:46–53.

10. Shek KL, Dietz HP. The effect of childbirth on hiatal dimensions. Obstet Gynecol 2009;113:1272–8.

11. Murad-Regadas SM, Fernandes GO, Regadas FS, Rodrigues LV, Pereira Jde J, Dealcanfreitas ID, et al. Assessment of puboviscoral muscle defects and levator hiatal dimensions in women with faecal incontinence after vaginal delivery: is there a correlation with severity of symptoms? Colorectal Dis 2014;16(12):1010-8.

12. Mevik K, Norderval S, Kileng H, Johansen M, Vonen B. Long-term results after anterior sphincteroplasty for anal incontinence. Scandinavian Journal of Surgery 2009;98:234-8.

13. Grey BR, Sheldon RR, Telford KJ, Kiff ES. Anterior anal sphincter repair can be of long term benefit: a 12-year case cohort from a single surgeon. BMC Surgery 2007;7:1.

Impactação Fecal Aguda

Capítulo **9**

Heloisa Guedes Müssnich
Marcela Krug Seabra

INTRODUÇÃO

A impactação fecal aguda (IFA), ou fecaloma, se define por retenção de fezes volumosas e, frequentemente – mas não necessariamente –, ressequidas, que o indivíduo não consegue expelir pelo mecanismo habitual da evacuação. É uma situação de extremo desconforto, que decorre de múltiplos fatores comumente causadores de constipação, mas que se apresentam, num dado momento, de modo abrupto.[1,2]

Estudos do Reino Unido e Austrália apontam para uma prevalência geral de IFA em torno de 6%, aumentando com a idade, chegando a mais de 40% em populações geriátricas.[3] A IFA é mais frequente em populações que apresentam fatores predisponentes, como pacientes em situação senil e acamados. No ambiente hospitalar, por exemplo, a supressão da urgência evacuatória, a falta de privacidade e a dificuldade de acesso aos banheiros são circunstâncias propícias ao desenvolvimento de IFA.[4] No idoso, a redução de mobilidade, o uso de medicamentos, a redução de ingesta hídrica e as alterações de dieta costumam culminar em quadros do gênero, caso não haja prevenção.[3] Em pacientes jovens, pode decorrer de períodos de convalescença por doença e cirurgias de grande porte (torácica, abdominal, ortopédica), ou mesmo de pequeno porte em que haja risco de esforço (oftalmológica, por exemplo).[1] Em crianças, a IFA pode decorrer de malformações (megacólon ou megarreto) congênitas ou adquiridas (pelo hábito de não atender o intestino), se apresentando, inclusive, como uma diarreia paradoxal, levando à incontinência fecal (encoprese).[1-3] Outra situação peculiar para a ocorrência desse tipo de problema é o pós-operatório de cirurgia proctológica orificial, quando o paciente tem medo de evacuar por dor e acaba retendo volume fecal, eliminando somente parte dele.[5] Os principais fatores de risco para IFA estão listados no Quadro 9.1.

DIAGNÓSTICO

A constipação pode ser o primeiro sinal, mas também podem ocorrer: cólicas e distensão abdominais, sensação constante de evacuação incompleta (tenesmo retal) chegando à dor anorretal e diarreia paradoxal por "transbordamento" da capacidade retal de armazenamento.[2] Supõe-se que a presença de grande volume fecal na ampola retal relaxe o esfíncter anal interno, dificultando a continência e permitindo a perda involuntária e constante de fezes.[4,6] Em alguns casos o quadro pode se apresentar através de sintomas urinários como polaciúria ou retenção urinária. Em situações mais críticas pode haver anorexia, náuseas, vômitos e piora de estado mental.[3,4]

Quando a impactação fecal é baixa, o diagnóstico é prontamente feito através do exame digital do reto, no qual se identifica volumosa massa fecal pétrea, por vezes circundada de matéria fecal fluida, resultante do transbordamento da mesma ao redor do obstáculo que a massa rígida produz. É importante enfatizar que a avaliação por exame de imagem não é necessária nos casos em que o diagnóstico é selado com toque retal.[2,4,7]

Quando o reto se encontra vazio ao exame digital, torna-se necessária uma avaliação mais elaborada, com exames de imagem (radiografia abdominal ou tomografia computadorizada do abdome) para identificar se há uma impactação fecal alta (no reto superior).[3,5,7]

Os estudos de imagem, ou avaliação endoscópica quando aplicável, também se tornam úteis no diagnóstico diferencial com outras condições (neoplasias, doença inflamatória intestinal etc.), bem como para afastar as complicações decorrentes do quadro, como perfuração ou sangramento.[2,3]

Quadro 1.1
Fatores de risco para impactação fecal aguda[3,5]
Estilo ou situação de vida
Ingesta inadequada de fibras e líquidos
Redução da mobilidade, acamados
Anatômicos ou mecânicos
Estenose retossigmoide ou anorretal (congênita ou adquirida)
Megarreto ou megacólon
Compressão extrínseca por massa ou tumor
Cirurgia anorretal prévia
Corpo estranho ou retenção de bário
Metabólicos
Hipotireoidismo, uremia, diabetes, hipercalcemia
Medicamentosos
Opiáceos, anticolinérgicos, antiparkinsonianos, antidepressivos, antipsicóticos, bloqueadores de canais de cálcio, suplementos com ferro
Neurológicos
Lesão medular, esclerose múltipla, doença de Parkinson, Alzheimer, demência, espinha bífida, doença de Chagas, paralisia cerebral, polineuropatia diabética e alterações psiquiátricas
Funcionais
Redução da sensibilidade retal e disfunções do assoalho pélvico
Inércia colônica, constipação crônica
Relacionados com a faixa etária
Crianças (Hirschsprung, ânus imperfurado operado, encoprese)
Idosos (demência senil, medicamentos, imobilidade)

Adaptado de Hussain ZH et al. e Obokhare I.

Capítulo 9 - Impactação Fecal Aguda

TRATAMENTO

O manejo da IFA consiste em três etapas principais: desimpactação, evacuação do conteúdo colônico e manutenção do hábito intestinal.[5] Quando a massa retida se encontra na ampola retal, procede-se inicialmente à extração manual, em seguida à realização de enemas para eliminação do resto do conteúdo, na mesma medida em que se administram por via oral laxativos osmóticos para esvaziar o tubo digestivo proximal[1,5,7] (grau de recomendação C). Embora esteja descrito que o manejo pode ser realizado com formadores de bolo fecal,[8] a terapia inicial de escolha consiste em utilizar agentes osmóticos e lubrificantes[3] (grau de recomendação C). Os formadores de bolo fecal entram na sequência do manejo para reeducação do hábito intestinal[5] sob pena de, se usados no manejo inicial, agravarem o quadro (grau de recomendação D).

Tratamento Medicamentoso

Os laxativos osmóticos são a droga de escolha para administração oral. A solução de polietilenoglicol (PEG) com ou sem eletrólitos (p. ex.: Muvinlax® e PEG3350, respectivamente) para eliminação do conteúdo fecal proximal apresenta boa tolerância e efetividade com baixo risco de complicações.[5,9]

Para adultos, a dose recomendada pode ser de 8 sachês de 14 g de PEG com eletrólitos (disponível Muvinlax®, no Brasil) diluídos em 1 a 2 L de água, administrando 1 copo da solução a cada 15 min até o paciente iniciar a evacuação, ou 17 g de PEG 3350 (equivalente a um sachê) diluídos em um copo de água administrados do mesmo modo (a cada 15 min até o paciente iniciar a evacuação). O uso de qualquer uma dessas formulações é contraindicado em caso de obstrução intestinal[5] (grau de recomendação C) e deve ser administrado com cautela em pacientes com distensão colônica importante (grau de recomendação D). Em casos de extração manual de fecaloma baixo, a dose de laxativo osmótico usada pode ser reduzida, adequando apenas à necessidade de restabelecimento da função intestinal (grau de recomendação D).

Em crianças, o PEG 3350 é recomendado na dose de 1 a 1,5 g/kg/dia, durante 3 dias, também podendo ser utilizados o óleo mineral[10] ou enemas[9] (grau de recomendação B). As formulações com lactulose também são úteis, porém menos efetivas, e geram maior desconforto abdominal pela formação de gases.[3,9]

O uso de enemas isoladamente ou como medida adjuvante à extração manual é extremamente útil para complementar o tratamento da IFA, reduzindo o manejo manual, que é mais desconfortável[5,7] (grau de recomendação D). Existem inúmeras formulações de enema, contendo agentes osmóticos, porém não existem evidências com relação à superioridade do uso de um sobre o outro[3] (grau de recomendação C). As fórmulas com soluções concentradas requerem cautela no caso de administrações sucessivas a fim de evitar lesões na mucosa retal (grau de recomendação D).

Tratamento Cirúrgico

Pode ser necessário esvaziamento retal sob anestesia, com ou sem uso de instrumental cirúrgico. Nessa situação, caso não tenha sido possível realizar antes, o cirurgião deve "fraturar" o conteúdo fecal pétreo, removendo-o através do ânus digitalmente ou com o auxílio de instrumentos (p. ex.: colher) para desobstruir o reto[1] (grau de recomendação C). A partir de então, segue o manejo de regularização do hábito intestinal, inicialmente fluidificando as fezes, até eliminar por completo o conteúdo armazenado– e às vezes também usando supositórios osmóticos via retal[3,5] (grau de recomendação C).

Manejo cirúrgico das complicações

Nos casos de perfuração, obstrução, sangramento ou isquemia de segmento colônico, a abordagem cirúrgica abdominal se impõe. Ressecção intestinal, derivação com ostomia ou drenagem peritoneal deverão ser realizadas de acordo com o quadro agudo presente, que não constituem o foco a ser abordado neste capítulo[3] (grau de recomendação C).

O fluxograma a seguir (Figura 9.1) apresenta de modo resumido o raciocínio clínico para guiar o atendimento de um paciente com IFA.

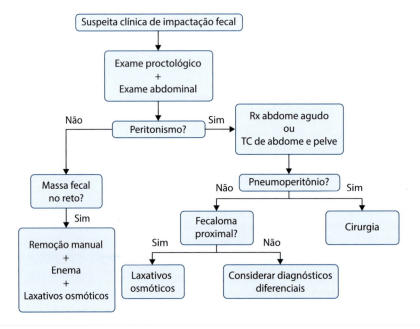

Figura 9.1 – Fluxograma de tratamento de impactação fecal aguda. (Fonte: Heloísa Guedes Müssnich e Marcela Krug Seabra.)

REFERÊNCIAS BIBLIOGRÁFICAS

1. Goligher JC. Anal incontinence. In: Surgery of the Anus, Rectum and Colon. 4th ed. London: Baillère Tindall, 1980.
2. Keighley MRB. Constipation. In: Keighley MRB, Williams NS. Surgery of the Anus, Rectum and Colon. 1st ed. London: WB Saunders, 1993.
3. Hussain ZH, Whitehead DA, Lacy BE. Fecal impaction. Curr Gastroenterol Rep 2014;16:404.
4. Keighley MRB. Faecal incontinence. In: Keighley MRB, Williams NS. Surgery of the Anus, Rectum and Colon. 1st ed. London: WB Saunders, 1993.
5. Obokhare I. Fecal impaction: a cause of concern? Clin Colon Rectal Surg 2012; 25: 53-58.

6. Fillmann HS, Fillmann LS. Incontinência fecal – aspectos clínicos e etiopatogenia. In: Campos FGCM, Regadas FSP, Pinho MSL, editores. Tratado de Coloproctologia. 1ª ed. São Paulo: Atheneu, 2012.

7. Williams NS. Large bowel obstruction. In: Keighley MRB, Williams NS. Surgery of the Anus, Rectum and Colon. 1st ed. London: WB Saunders, 1993.

8. Misici R. Constipação – tratamento clínico. In: Campos FGCM, Regadas FSP, Pinho MSL, editores. Tratado de Coloproctologia. 1ª ed. São Paulo: Atheneu, 2012.

9. Bekkali NLH, Van Der Berg MM, Dijkgraaf MGW, et al. Rectal fecal impaction. Treatment in childhood constipation: enema versus high doses oral PEG. Pediatrics 2009;124(6):1108-15.

10. Tolia V, Lin C-H, Sur YF. A prospective randomized study with mineral oil and oral lavage solution for treatment of faecal impaction in children. Aliment Pharmacol Ther 1993;7(5):523-9.

Corpo Estranho Retal

Capítulo 10

Marlise Mello Cerato Michaelsen
Ruy Takashi Koshimizu

INTRODUÇÃO

O atendimento de paciente com corpo estranho retal (CER) é uma situação de difícil condução. O reconhecimento e manejo requerem uma abordagem sistemática para evitar consequências mais importantes e irreversíveis.[1,2] Além da presença do corpo estranho, podemos ter um grau variado de trauma local. Cabe lembrar que, além da ingestão ou introdução por acidente, pode haver possíveis questões envolvendo violência, sexo ou ato ilícito em casos de CER.[3] Devemos considerar também o tipo de objeto, o modo e a composição, pois a sua mobilização pode agravar o trauma local. Além disso, a ingestão ou introdução de drogas ilícitas dentro de preservativos ou bolsas plásticas podem incorrer em impactação, obstrução intestinal ou overdose e até a morte, em caso de ruptura do invólucro.[4]

A maior parte dos casos de CER acontece com os homens, na faixa dos 30 a 40 anos de idade.[2,3] A modalidade mais comum ocorre quando objetos são introduzidos através do canal anal, voluntariamente, durante práticas sexuais. Desse modo, a maior parte dos pacientes procura auxílio médico após várias tentativas de extração do objeto em casa.[5] Os objetos podem ser de todos os tipos e tamanhos, sendo os itens mais comuns os que têm uma forma que mimetiza uma estrutura fálica. Podem ser balões, pontas de enemas, baterias, ossos, garrafas, lâmpadas, vidros de diversos tipos de produtos, cabos de vassoura, arame, mangueiras, copo de vidro e uma variedade de frutas e vegetais. Com essa grande variedade é imprescindível uma abordagem sistemática e que ofereça menos riscos e consequências para o paciente.[4,5]

A Sociedade Americana de Cirurgia do Trauma propôs uma escala de acordo com o grau de lesão retal:[4]

- Grau I: contusão ou hematoma sem desvascularização;
- Grau II: laceração menor ou igual a 50% da circunferência;
- Grau III: laceração maior que 50% da circunferência;
- Grau IV: laceração de toda a espessura da parede com extensão para o períneo;
- Grau V - segmento desvascularizado.

A maior parte das lesões causadas por CER é classificada em grau I.

DIAGNÓSTICO

A equipe deve manter o maior grau de profissionalismo. Os pacientes, em geral, estão muito constrangidos com a situação e relutam em divulgar a história completa e verdadeira. Devemos lembrar que o objeto pode ter sido introduzido sob coação ou como manifestação de doenças psiquiátricas. Normalmente os pacientes não relatam a presença do corpo estranho, admitindo somente se questionados diretamente.[1,2,6] Muitos procuram atendimento horas ou dias após a colocação do objeto, depois de várias tentativas de remoção, ou mesmo conseguindo fazer a retirada, com lesões secundárias de trauma local, chegando à emergência com cortes, lesões esfincterianas ou perfuração. Após o CER ter sido adequadamente manejado, se for necessário, o paciente deve ser encaminhado para avaliação e tratamento psiquiátrico. Os sintomas mais comuns de CER são dor anal ou abdominal, sangramento retal, descarga de sangue e/ou muco pelo ânus, incontinência e constipação. É importante oferecermos apoio emocional e termos o cuidado de não realizar o exame físico sozinhos, tendo a presença de uma enfermeira junto. Os achados do exame físico podem ser muito variáveis, dependendo do grau de trauma secundário ocasionado. Sinais de irritação peritoneal (Blumberg positivo, p. ex.) podem ser secundários a uma peritonite difusa. O toque retal é o exame que traz mais informações durante a avaliação inicial, permitindo a localização do objeto e a avaliação da condição do aparelho esfincteriano. Devemos investigar e registrar a condição de continência fecal tanto na história quanto no exame físico. Embora o objeto normalmente esteja no reto inferior ou médio, sua ausência no toque retal não exclui sua presença, pois pode estar no reto proximal ou cólon.[5] Se o objeto não for palpável, pode ser necessário retossigmoidoscopia rígida ou flexível. Exames laboratoriais não são rotineiramente necessários, a não ser quando exigidos na avaliação pré-operatória. Do mesmo modo, os exames de imagem não são necessários. Se no entanto houver alguma dúvida, radiografia (RX) simples de abdome pode auxiliar na identificação de pneumoperitônio ou na determinação da localização do objeto. Objetos localizados no cólon sigmoide têm chance 2,5 vezes maior de necessitar de uma cirurgia do que aqueles localizados no reto.[6]

TRATAMENTO

Inicialmente, os pacientes precisam ser avaliados para descartar uma perfuração, o que exige laparotomia urgente. Doentes instáveis, hipotensos, taquicárdicos, com febre, dor abdominal à descompressão, sangramento importante ou outros sinais de maior gravidade são particularmente preocupantes. Pacientes com sinais de peritonite ou instáveis devem ser ressuscitados com reposição de fluidos endovenosos e antibioticoterapia e encaminhados para cirurgia de urgência para tratamento.[4]

A maioria dos pacientes, no entanto, encontra-se estável e o CER pode ser removido por métodos pouco invasivos com abordagem transanal.[6] Não devem ser feitos enemas, pois podem causar uma lesão maior ou o seu deslocamento proximal (grau de recomendação C). Para remoção do CER o paciente deve ser colocado preferencialmente em posição de litotomia, pois poderemos necessitar do auxílio de um segundo profissional para fazer pressão abdominal e empurrar o objeto em direção ao reto. Iniciamos o procedimento de retirada com um toque retal para confirmar a presença, o tamanho e a localização do objeto. Se o objeto não

Capítulo 10 - Corpo Estranho Retal

for prontamente retirado, anestesia pode ser realizada com bloqueio dos nervos pudendo e interesfincteriano. Podemos utilizar várias válvulas e pinças para apreensão, controle e retirada do CER por via anal. Os objetos arredondados ou sem pontas podem ser difíceis de retirar por via anal. Algumas vezes é necessária uma abordagem criativa. Existem técnicas que podem auxiliar nesses casos, como a injeção de ar através de uma sonda de Foley com a extremidade do balonete posicionada acima do CER - para desfazer o vácuo – e a utilização de extratores a vácuo (grau de recomendação C).

Os corpos estranhos perfurocortantes são mais perigosos e devem ser removidos sob visão direta, devido ao alto risco de traumatismo local e/ou perfuração (grau de recomendação C). Os pacientes que estão com saco plástico ou preservativo portando drogas ilícitas, como cocaína, requerem uma atenção ainda maior, pois temos que evitar a ruptura dos mesmos, o que poderia ocasionar uma intoxicação sistêmica grave e até morte. Se a extração manual não é possível sob visão, esses pacientes devem ser internados, e, se não houver sinal de obstrução ou toxicidade sistêmica, devem ser observados com controle rigoroso de sinais vitais, na expectativa de que o pacote desça até o reto distal para poder ser então retirado (grau de recomendação C). Se esses pacientes apresentarem sinal de obstrução, toxicidade sistêmica ou perfuração, devem ser levados a cirurgia de urgência para retirada e tratamento de overdose.[1-6] Se o CER se encontra no reto proximal ou cólon sigmoide distal, podemos tentar a retirada com uma retossigmoidoscopia flexível, utilizando alças de polipectomia ou em forma de bolsa para apreender o objeto e removê-lo via anal sob visão direta (grau de recomendação C). Quando temos uma perfuração intestinal livre ou do reto intraperitoneal, está indicada a laparotomia com remoção do CER. A decisão entre reparo primário ou colostomia vai depender das condições do paciente, do grau de lesão e da extensão da contaminação fecal na cavidade peritoneal.[4-6] No reto extraperitoneal, quando temos uma perfuração pequena em pacientes hemodinamicamente estáveis, podemos tratar conservadoramente com internação hospitalar, repouso intestinal e antibiótico endovenoso. Contudo, esses pacientes devem ser acompanhados de perto e a qualquer evidência de progressão do quadro devem ser reavaliados e operados de urgência.[4,6]

Cuidados após Remoção

Após a retirada do CER, a preocupação é com a possibilidade de perfuração intestinal. O manejo e o período de observação do paciente após a remoção do objeto são variáveis, dependem do estado clínico do mesmo, do tamanho do objeto removido, do traumatismo secundário, do estado da parede retal (grau de isquemia ou lesão) e do método utilizado para extração (espontâneo, transanal ou abdominal).[4-6] Se houver dúvida, podemos considerar a realização de uma retossigmoidoscopia, rígida ou flexível, ou realizar RX simples de abdome (grau de recomendação C). Lesão traumática do complexo esfincteriano é rara, mas pode levar a vários graus de incontinência, especialmente no caso de dano repetitivo.[1,2] O suporte psicológico desses pacientes é imprescindível para evitar reincidências e tratar causas emocionais que levem a esse quadro.

O fluxograma a seguir (Figura 10.1) apresenta de modo resumido o raciocínio clínico para guiar o atendimento de um paciente com CER.

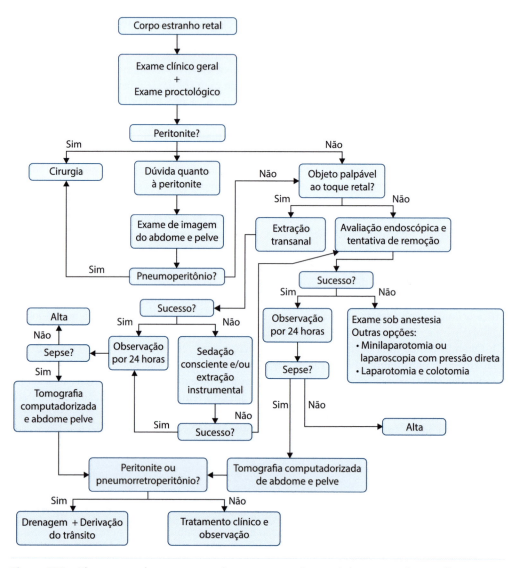

Figura 10.1 – Fluxograma de tratamento do corpo estranho retal. (Fonte: Marlise Mello Cerato e Ruy Takashi Koshimizu.)

REFERÊNCIAS BIBLIOGRÁFICAS

1. Rodriguez-Hermosa JI, Codina-Cazador A, Ruiz B, et al. Management of foreign bodies in the rectum. Colorectal Dis 2007;9(6):543-8.
2. Clarke DL, Buccimazza I, Anderson FA, et al. Colorectal foreign bodies. Colorectal Dis 2005; 7(1): 98-103.
3. Pinto A, Miele V, Pinto F, et al. Rectal foreign bodies: imaging assessment and medicolegal aspects. Semin Ultrasound CT MR. 2015; 36(1):88-93.
4. Cologne KG, Ault GT. Rectal foreign bodies: Whats is the current standard? Clin Colon Rectal Surg 2012;25(4) 214-8.

5. Koornstra JJ, Weersma RK. Management of rectal foreign bodies: description of a new technique and clinical practice guidelines. World J Gastroenterology 2008;14(27):4403-6.

6. Lake JP, Essani R, Petrone P, et al. Management of retained colorectal foreign bodies: predictors of operative intervention. Dis Colon Rectum 2004;47(10):1694-8.

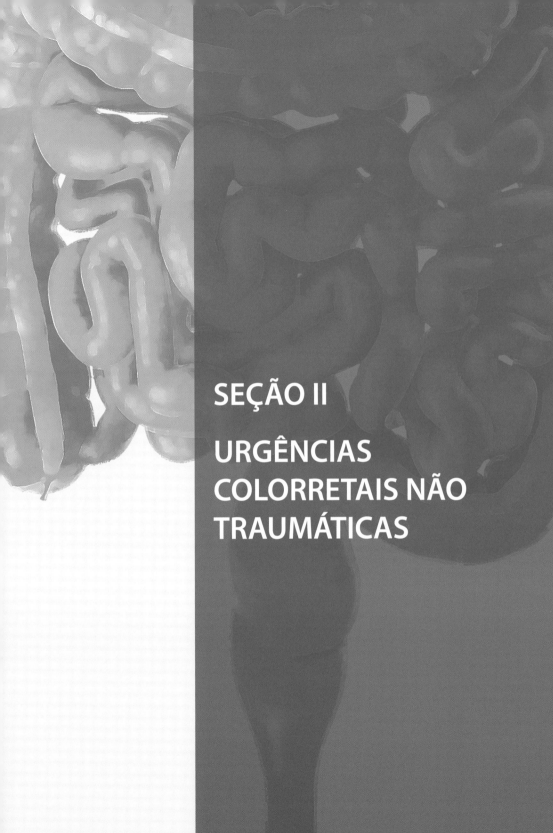

SEÇÃO II

URGÊNCIAS COLORRETAIS NÃO TRAUMÁTICAS

Procidência Encarcerada de Reto

Capítulo 11

Doryane Maria dos Reis Lima
Univaldo Etsuo Sagae

INTRODUÇÃO

A procidência retal (PR) se caracteriza pelo prolapso de todas as camadas do reto através do ânus. Pode ser confundida com hemorroidas, e é importante notar que a PR envolve saliência concêntrica, ao passo que o prolapso hemorroidário é um abaulamento radial das veias na região anal. Sua prevalência estimada é de 1% em adultos acima de 65 anos, no entanto, pode afetar crianças e adultos, com predominância pelo sexo feminino (acima de 80 a 90% dos casos).[1]

Três entidades clínicas diferentes podem ser citadas: prolapso da mucosa, prolapso interno (parcial ou pseudoprolapso ou intussuscepção retal) e a procidência da espessura total (completa ou verdadeira).[2] Seu curso é geralmente progressivo; inicialmente é redutível espontaneamente, depois só manualmente e, finalmente, irredutível.

Muitos são os fatores que contribuem para o desenvolvimento da PR: constipação, gravidez, diástase dos músculos elevadores, cólon sigmoide redundante, ângulo anorretal anormal e falta de retroperitonealização do reto,[2] idade avançada, doença psiquiátrica crônica e doença genética (síndrome de Ehlers-Danlos tipo IV).[1]

Procidência retal encarcerada (PRE) é uma condição incomum e grave, observada principalmente em pacientes idosas.[3] A PRE crônica é uma complicação rara, mas ainda mais raro é o estrangulamento retal. O estrangulamento da PR é uma causa rara de obstrução intestinal.[2]

DIAGNÓSTICO

O diagnóstico de PRE é eminentemente clínico. Os pacientes se apresentam com desconforto abdominal, evacuação intestinal incompleta, incontinência e massa saliente através do ânus irredutível. Os pacientes referem sangramento retal associado. Ao exame físico, o paciente pode se apresentar hemodinamicamente estável ou instável, a depender do tamanho e do tempo da procidência e dos antecedentes do paciente. O exame físico também permite a identificação de sinais de isquemia do reto procidente no caso de procidência estrangulada.

Seção II - Urgências Colorretais Não Traumáticas

A colonoscopia só está recomendada de modo eletivo para descartar outras patologias da mucosa, como neoplasia, e não há necessidade de vigilância por não estar relacionada a doença pré-maligna e não há indicação no quadro de urgências (grau de recomendação B).[4]

TRATAMENTO

PR irredutível é rara. Consequentemente, os cirurgiões têm pouca experiência, o manejo é controverso e a literatura é escassa. Se a cirurgia for inevitável, o procedimento deve ser seguro e eficaz. Infelizmente, nenhum tratamento cumpre todos os critérios.

O tratamento da PRE é a redução do prolapso. Pode-se tentar a redução manual por uma leve pressão ou sob sedação leve ou anestesia geral. Quando não pode ser reduzida manualmente, algumas técnicas podem ajudar o retorno do intestino para a sua posição anatômica, tais como a sedação, a posição de Trendelenburg e a aplicação tópica de sal e sacarose, que pode diminuir o edema do intestino e permitir a redução (grau de recomendação C).[5] O tratamento definitivo do prolapso é, então, realizado mais tarde.

Demirel et al. relataram que 20 gramas de açúcar aplicados sobre a procidência rapidamente dissolvidos levaram a uma redução de edema e redução espontânea (grau de recomendação C).[6] A literatura porém se mostra bastante controversa, e não há ensaios clínicos a esse respeito.[7-10] Voulimeneas et al.[5] usaram manitol, mas sem sucesso, e tiveram de recorrer à cirurgia.

Em casos em que a tentativa falha na redução ou em caso de necrose, o único tratamento é uma cirurgia de emergência. As opções cirúrgicas são muito limitadas nesses pacientes. De acordo com Goligher,[11] irredutibilidade com gangrena continua a ser uma das poucas indicações de retossigmoidectomia perineal. A intervenção de escolha é o procedimento de Altemeier com ou sem colostomia (grau de recomendação C).[2,5] A técnica de Delorme é difícil por causa da presença de edema e é contraindicada em casos de necrose.

A operação de Altemeier apresenta taxa de morbidade pós-operatória imediata baixa, com um risco de deiscência da anastomose praticamente nulo (grau de recomendação B).[12] A longo prazo, a taxa de recorrência é aceitável (14 a 16%), independentemente do comprimento da ressecção e da necessidade de plastia dos elevadores, embora seja ainda mais elevada do que as abordagens abdominais. Melhoria da continência é conseguida em 62 a 85% (grau de recomendação B).[13-12] A adição de plastia dos elevadores proporcionaria melhores resultados. Ramanujam et al.[14] descreveram oito casos de procidência encarcerada no período de 9 anos, que foram submetidos a retossigmoidectomia perineal. Todas as pacientes eram mulheres com idade superior a 75 anos, e duas (25%) apresentaram deiscência da anastomose com complicação com peritonite pélvica que requereu colostomia (grau de recomendação C).[14]

Alguns autores propõem que a cirurgia de Thiersch seja indicada em pacientes de alto risco, com hemodinâmica instável e com o tratamento temporário até que o paciente apresente condições para tratamento definitivo.[15]

Na situação de isquemia e perfuração, o paciente deve ser submetido a laparotomia de emergência e redução do prolapso. A abordagem abdominal com ressecção do segmento encarcerado exige uma colostomia de proteção. Yuzbasioglu et al.[1] relataram uma paciente com diversas comorbidades que foi tratada com retossigmoidectomia perineal em dois tempos, com boa evolução.

O fluxograma a seguir (Figura 11.1) apresenta de modo resumido o raciocínio clínico para guiar o atendimento de um paciente com PRE.

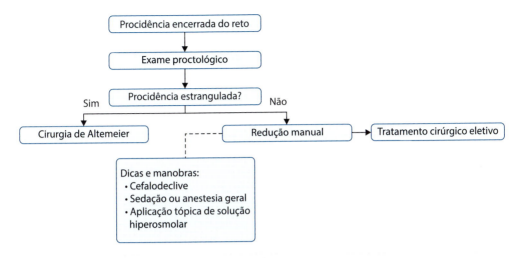

Figura 11.1 – Fluxograma de manejo da procidência de reto encarcerada. (Fonte: Doryane dos Reis Lima e Univaldo Etsuo Sagae.)

REFERÊNCIAS BIBLIOGRÁFICAS

1. Yuzbasioglu MF, Bulbuloglu E, Ozkaya M, Oksuz H. A different approach to incarcerated and complicated rectal prolapse. Med Sci Monit 2008; 14(7): 60-3.
2. Gordon PH, Nivatvongs S. Principles and Practice of Surgery for the Colon, Rectum and Anus. 3rd ed. New York: Informa Healthcare, USA, 2007, p.415–43.
3. Berney, CR. Complicated incarcerated rectal prolapse: A surgical challenge in an elderly patient on antiplatelet agents. AMJ 2010;3(10): 69.3.
4. Varma M, Rafferty J, Buie W.D. Practice parameters for the management of rectal prolapse. Dis Colon Rectum 2011;54:(11) 1339–46.
5. Voulimeneas I, Antonopoulos C, Alifierakis E, Ioannides P. Perineal rectosigmoidectomy for gangrenous rectal prolapse. World J Gastroenterol 2010;16(21):2689–91.
6. Demirel AH, Ungoren AU, Kapan M, Karaoglu N. Sugar application in reduction of incarcerated prolapsed rectum. Indian J Gastroenterol 2007;26:196-7.
7. Myers JO, Rothenberger DA. Sugar in the reduction of incarcerated prolapsed bowel. Report of two cases. Dis Colon Rectum 1991;34:416-8.
8. Coburn WM, Russell MA, Hofstetter WL. Sucrose as an aid to manual reduction of incarcerated rectal prolapse. Dis Colon Rectum 1993;36: 207.
9. Shapiro R, Chin EH, Steinhagen RM. Reduction of an incarcerated, prolapse ileostomy with the assistance of sugar as a dessicant. Tech Coloproctol 2010;14: 269-71.
10. Hovey MA, Metcalf AM. Incarcerated rectal prolapse--rupture and ileal evisceration after failed reduction: report of a case. Dis Colon Rectum 1997;40: 1254-7.
11. Goligher JC: Surgery of the Anus, Rectum and Colon. 5th ed. London: Bailliere Tindall, 1984. p. 302.
12. Ballesta Ferrer C, Ris F, Colin JF, Jamart J, Detry R, Kartheuser A. Résultats à long terme de la cure de prolapsus rectal total parvoie périnéale selon la technique' Altemeier. J Chir 2010;147(4S1):18.
13. Cirocco WC. The Altemeier procedure for rectal prolapse: an operation for all ages. Dis Colon Rectum 2010;53(12):1618–23.
14. Ramanujam PS, Venkatesh KS. Fietz MJ. Perineal excision of rectal procidentia in elderly high risk patients. A ten year experience. Dis Colon Rectum 1994;37: 1027 30.
15. Naalla R, Prabhu R, Shenoy R, Hendriks IGJ.. Thiersch wiring as a temporary procedure in a haemodynamically unstable patient with an incarcerated rectal procidentia. BMJ Case Reports 2014.

Urgências Anorretais na Gestação e no Puerpério

Capítulo 12

Sinara Mônica de Oliveira Leite
Geraldo Magela da Cruz

INTRODUÇÃO

Pacientes obstétricas são especiais em vários aspectos. Durante a gestação muitas são as alterações que predispõem ao desenvolvimento de sintomas e doenças proctológicos. A ocorrência de constipação intestinal é comum nessa fase, decorrente de inúmeros fatores, a saber: redução da atividade física, alterações hormonais (níveis aumentados de progesterona e reduzidos de motilina durante a gestação contribuem para o aumento do tempo de trânsito colônico), redução no volume da dieta (devido a sintomas dispépticos, principalmente) e uso de medicamentos como ferro e cálcio. À medida que a gestação progride, há aumento da pressão abdominal e pélvica, com compressão do reto e necessidade de maior esforço evacuatório.[1] Essas alterações contribuem para o desenvolvimento de sintomas hemorroidários e de fissura anal, tão comuns durante a gestação e o puerpério.

O objetivo maior durante esse período é evitar tais problemas, mantendo o intestino funcionando bem e as fezes macias. Uma dieta adequada em fibras, com aporte hídrico suficiente para hidratar as fezes, normalmente resolve o problema. Porém, apesar da implementação dessas medidas, estima-se que 11 a 38% das mulheres grávidas apresentam constipação intestinal – descrita como movimentos intestinais infrequentes ou dificuldade no ato evacuatório.[2] A prescrição de probióticos, que alteram a flora colônica, pode melhorar a função intestinal.[1] Eventualmente, porém, pode ser necessária a prescrição de laxantes suaves. Os dados sobre o uso de laxantes na gestação são insuficientes. Existem alguns estudos realizados para laxantes específicos, e a segurança de outros pode ser inferida pela informação sobre sua absorção sistêmica (Quadro 12.1). Como a maioria dos laxantes não é absorvida sistemicamente, o uso em curto prazo não tem sido associado (e não se espera que seja) a um aumento de risco de más-formações. Laxantes osmóticos e estimulantes não devem ser usados por longos períodos em mulheres grávidas, como na população geral, pelo risco de alterações eletrolíticas e desidratação.[3] Porém, apesar desses cuidados, as pacientes grávidas podem apresentar sintomas anais durante e logo após o parto, o que será abordado neste capítulo.

DOENÇA HEMORROIDÁRIA

Diagnóstico

Sintomas hemorroidários surgem ou se intensificam durante a gravidez e com o parto. Num estudo prospectivo de Abramowitz et al.,[4] que incluiu 165 mulheres grávidas no terceiro trimestre de gestação até 2 meses pós-parto, foi demonstrado que pacientes constipadas desenvolveram sintomas hemorroidários com mais frequência do que as não constipadas ($p = 0,023$). Trinta e três pacientes desenvolveram hemorroidas externas trombosadas após o parto, 30 delas (91%) no primeiro dia pós-parto. A constipação intestinal e o trabalho de parto tardio foram fatores de risco independentes. O fator de risco mais importante foi a constipação intestinal, com um risco relativo de 5,7 (95% CI, 2,7-12). O parto tardio apresentou risco relativo de 1,4 (95% CI, 1,05-1,9). Mulheres cujo parto ocorreu após 39,7 semanas de gestação apresentaram maior incidência de trombose hemorroidária externa do que aquelas que tiveram o parto antes desse período. Partos traumáticos, com lacerações perineais e bebês maiores também se associaram com a ocorrência de hemorroidas externas trombosadas.

Em uma coorte prospectiva publicada em 2014, Poskus et al.[5] acompanharam 280 grávidas durante a gestação até 1 mês pós-parto. As pacientes foram examinadas quatro vezes nesse período, e os dois grupos foram comparados: o grupo que desenvolveu sintomas e doença perianal com aquele sem sintomas e/ou doenças anais. Eles encontraram 123 (43,9%) pacientes com doenças anais: 1,6% no primeiro trimestre; 61% no terceiro trimestre; 34,1% logo após o parto e 3,3% 1 mês após o parto. Cento e catorze (40,7%) foram diagnosticadas com doença hemorroidária, sete (2,5%) com doença hemorroidária em associação à fissura anal e duas (0,71%) apenas com fissura anal. Noventa e nove (80,5%) tiveram parto normal, e 24 (19,5%), cesarianas. Foram encontrados como preditores de doença hemorroidária e fissura anal: história pregressa de doença perianal (OR 11,93; 95%CI 2,18-65,30), constipação (OR 18,98; 95% CI 7,13-50,54), esforço durante o parto por mais de 20 minutos. (OR 29,75; 95%CI 4,00-221,23) e peso do recém-nascido acima de 3,800 kg (OR 17,99; 95%CI 3,29-98,49). Conclui-se que, com frequência, pacientes grávidas necessitam de tratamento para esses problemas (grau de recomendação B). O diagnóstico é facilmente realizado a partir da história clínica e do exame proctológico – muitas vezes só com a inspeção anal.

Tratamento

Durante a gestação o maior objetivo é reduzir os sintomas da paciente com o menor risco. A utilização de analgésicos/anti-inflamatórios deve ser discutida com o obstetra. A prescrição de medicação tópica é preferível, por apresentar menos riscos. Vários são os preparados disponíveis, como supositórios ou pomadas. Quase todos apresentam, na formulação, um anestésico, um emoliente fecal e, por vezes, um anti-inflamatório esteroide. Se possível, podem ser indicados banhos de assento em água aquecida, em torno de 40 °C, com o objetivo de redução da pressão esfincteriana (melhora do espasmo que vem associado à dor e agrava esse sintoma) (grau de recomendação C).[6] Porém, em alguns casos, os sintomas são mais graves e não cedem com o tratamento sintomático, necessitando de intervenção cirúrgica. Em casos de trombose em um ou dois mamilos individualizados, pode ser realizada a hemorroidectomia parcial, apenas dos mamilos trombosados - não devemos incisar e remover apenas os coágulos,

Quadro 12.1		
Tipos de laxantes		
Ação do medicamento	Mecanismo de ação	Exemplos
Formadores de bolo fecal	Absorvem água e aumentam o volume das fezes, melhorando sua qualidade e o ato evacuatório	*Plantago ovata, psyllium,* fibras
Amaciantes fecais	Estimulam a secreção de água, sódio, cloreto e potássio e inibem a absorção de glicose e bicarbonato no jejuno	Docusato de sódio ou cálcio (não há no Brasil)
Laxantes lubrificantes	Reduzem a tensão na superfície do conteúdo líquido intestinal levando a sua permanência nas fezes, facilitando a evacuação e reduzindo o esforço	Óleo mineral
Laxantes osmóticos	Aumentam a tensão osmolar, o que resulta na secreção de água, aumento da distensão, peristalse e evacuação	Sais, como cloreto de sódio ou potássio, sulfato ou citrato de magnésio, lactulose, sorbitol, PEG
Laxantes estimulantes	Agem localmente para estimular a motilidade colônica e reduzir a absorção de água pelo cólon	Bisacodil e sene

Modificada de Trottier, Erebara e Bozzo.[3]

pois pode haver ressangramento. O ideal nesses casos é realizar a excisão dos mamilos complicados. É uma intervenção simples, com a paciente em decúbito lateral esquerdo, nádegas afastadas com esparadrapos, sob anestesia local. A hemorroidectomia clássica durante a gestação pode ser realizada normalmente. O problema é o tratamento da dor pós-operatória, pelos riscos inerentes aos anti-inflamatórios. Assim, reservamos a hemorroidectomia para os casos graves, em que há pseudoestrangulamento – trombose com sofrimento tecidual ou quando a dor é tão intensa que o pós-operatório passa a ser melhor opção. Prolapso e trombose hemorroidária ocorrendo durante o parto são indicação para hemorroidectomia no pós-parto imediato. Essas pacientes habitualmente já apresentam sintomas antes da gestação, que se agravam durante a gravidez, e desenvolvem trombose hemorroidária no pós-parto. O alívio com a cirurgia é rápido, com melhor recuperação, facilitando o puerpério e a amamentação (grau de recomendação B).[7]

FISSURA ANAL

Diagnóstico

A fissura anal pode ocorrer durante a gestação, como consequência de esforços evacuatórios e fezes ressecadas. No pós-parto, somam-se um hábito intestinal ruim, agravado pela amamentação - em que o líquido ingerido pela paciente é principalmente eliminado via lactação; uma desorganização dietética, ocasionada pela sobrecarga de afazeres com o bebê; e a alteração da musculatura do assoalho pélvico, com hipotonia e necessidade de esforços para evacuar. O puerpério é um momento delicado para a mulher. Há muitos receios, entre eles o de poder evacuar, poder fazer força normalmente, sem risco de os pontos perineais romperem; e muitas não encontram tempo para evacuar com calma, tumultuadas pela realidade trazida pelo bebê. Estima-se que 10 a 15% das mulheres apresentam fissuras anais durante a gestação ou no pós-parto.

Com maior frequência as fissuras são agudas – úlceras lineares dolorosas, que ocorrem na anoderme, na linha média posterior ou anterior. Ao contrário da hipertonia percebida com

Seção II - Urgências Colorretais Não Traumáticas

frequência nas fissuras inespecíficas, no pós-parto o esfíncter é com frequência hipotônico. O diagnóstico é facilmente realizado através da história clínica e da inspeção anal. O exame procto-lógico completo não deve ser feito nesse momento devido a dor anal importante.

Tratamento

A correção dos hábitos dietéticos e evacuatórios é o pilar do tratamento – válido para todas as doenças anais. Como a fissura anal é uma condição muito dolorosa, que agrava a consti-pação devido à dor e ao adiamento da evacuação, o uso de anti-inflamatórios/analgésicos é quase obrigatório. Anti-inflamatórios não esteroides (AINEs) e aspirina são medicamentos populares utilizados por mulheres para o tratamento da dor pós-parto e pós-cesárea. Ambos podem afetar a fertilidade e aumentam o risco de parto prematuro. No segundo trimestre de gestação seu uso é considerado relativamente seguro, mas tem sido associado criptorquia. No terceiro trimestre são habitualmente evitados devido aos riscos significativos para o feto, tais como lesão renal, oli-goidrâmnio, estenose do duto arterial (com potencial para hipertensão pulmonar persistente no recém-nascido), enterocolite necrotizante e hemorragia intracraniana. Os inibidores de COX-1 e COX-2 são considerados seguros e preferíveis à aspirina durante a lactação.[8] Assim, a utilização de medicamentos tópicos é a preferência durante a gravidez. Supositórios e pomadas – com cor-ticosteroides em baixa dose, anestésicos ou óxido de zinco - devem ser prescritos, assim como os banhos de assento mornos para aliviar a dor. Como a condição é quase sempre aguda, a resposta ao tratamento clínico é efetiva. Cremes à base de dinitrato de isossorbida ou bloqueadores de canal de cálcio (como o diltiazem) podem ser utilizados, mas com cuidado nessas pacientes. São medicamentos com potencial para causar hipotensão arterial, e não há estudos comprovando segurança durante a gestação e a lactação (grau de recomendação C). Nos raros casos em que a fissura cronifica – bordas fibrosadas, esfíncter interno visível no fundo, sem resposta ao trata-mento clínico -, o tratamento cirúrgico deve ser indicado. Deve-se esperar o puerpério terminar para melhor avaliação da função esfincteriana e definição da cirurgia. Essas pacientes apresentam hipotonia anal com frequência, e, nesses casos, a esfincterotomia não deve ser realizada.

Concluindo, pode-se resumir o tratamento das queixas anais durante a gestação em seis etapas:[9]

1. Fazer banhos de assento em água quente (40 °C) três a cinco vezes ao dia;

2. Acrescentar alimentos com fibras (verduras, legumes e frutas) e aumentar a ingestão hídrica para melhorar a qualidade da evacuação;

3. Não usar papel higiênico. Sempre higienizar com lenços umedecidos ou lavar com água, sem sabonetes;

4. Se a dieta não resolve a constipação, usar suplemento de fibras ou laxantes suaves para ajudar;

5. Para aliviar a dor, usar pomadas/cremes com anestésicos, corticosteroides em baixa dose ou óxido de zinco via anal;

6. Não adiar a evacuação – sempre aproveitar o reflexo evacuatório para evitar esforços e resse-camento fecal.

Se o sangramento persiste ou outros sintomas se associam, deve-se avaliar a necessidade de propedêutica complementar adequada para fazer diagnóstico diferencial.

O fluxograma a seguir (Figura 12.1) apresenta de modo resumido o raciocínio clínico para guiar o atendimento de uma gestante ou puérpera com dor anal aguda.

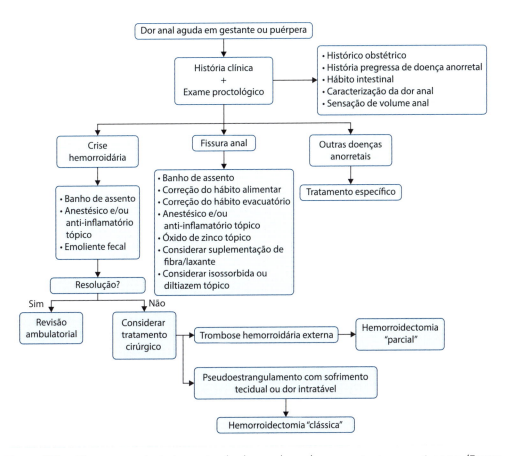

Figura 12.1 – Fluxograma de tratamento da dor anal aguda em gestantes e puérperas. (Fonte: Sinara Mônica de Oliveira Leite e Geraldo Magela da Cruz.)

REFERÊNCIAS BIBLIOGRÁFICAS

1. Longo SA, Moore RC, Canzoneri BJ, Robichaux A. Gastrointestinal conditions during pregnancy. Clin Colon Rectal Surg 2010;23(2):80-9.
2. West L, Warren J, Cutts T. Diagnosis and management of irritable bowel syndrome, constipation, and diarrhea in pregnancy. Gastroenterol Clin North Am 1992;21(4);793-802.
3. Trottier M, Erebara A, Bozzo P. Treating constipation during pregnancy. Canadian Family Physician 2012;58(8):836-8.
4. Abramowitz L, Sobhan I, Benifle JL, et al. Anal fissure and thrombosed external hemorrhoids before and after delivery. Dis Colon Rectum 2002;45:650-5.
5. Poskus T, Buzinskiene D, Drasutiene G, Samalavicius NE, Barkus A, et al. Haemorrhoids and anal fissures during pregnancy and after childbirth: a prospective cohort study. BJOG 2014;121:1666–72.
6. Dodi G, Bogoni F, Infantino A, Pianon P, Mortellaro LM, et al. Hot or cold in anal pain? A study of the changes in internal anal sphincter pressure profiles. Dis Colon Rectum 1986;29:248-51.
7. Salleby RG Jr, Rosen L, Stasik JJ, Riether RD, Sheets J, et al. Hemorrhoidectomy during pregnancy: risk or relief? Dis Colon Rectum 1991;34:260-1.
8. Bloor M, Paech M. Nonsteroidal anti-inflammatory drugs during pregnancy and the initiation of lactation. Anesth Analg 2013;116:1063–75.
9. http://www.wikihow.com/Care-for-Anal-Fissures-Postpartum (acesso em 01/03/2015).

Sangramento de Varizes Retais

Capítulo 13

João Gomes Netinho

INTRODUÇÃO

Varizes retais (VR) são infrequentes, mas podem ser causa de sangramento retal grave, podendo inclusive levar à morte. As VR são dilatações colaterais dos vasos da submucosa devido ao refluxo nas veias do reto. Geralmente ocorrem por causa de hipertensão portal, que desvia o sangue venoso do sistema porta através da anastomose portocava para o sistema venoso sistêmico. Isso também pode ocorrer em outros locais, por exemplo, no esôfago, causando as varizes esofágicas, e na região umbilical, causando a cabeça de medusa (*caput medusae*).

Segundo dados da literatura, 43 a 78% dos pacientes com hipertensão portal desenvolvem VR. No entanto, mais pacientes com hipertensão portal não cirrótica têm essas varizes que pacientes com cirrose (89 *vs.* 56%, $p < 0,01$).[1] Entretanto, o sangramento de VR é raro, e a incidência varia de 1 a 8%.[2] Já o sangramento maciço ocorre raramente, e vários artigos relatam uma frequência que varia de 0,5 a 3,6%.[3]

Os termos VR e hemorroidas são muitas vezes usados como sinônimos, mas evidentemente de maneira incorreta. A doença hemorroidária não é mais comum em pacientes com hipertensão portal do que naqueles sem essa condição. No entanto, as VR só são vistas em pacientes que apresentam hipertensão portal e são mais comuns em doenças como a cirrose hepática.

DIAGNÓSTICO

Um paciente com VR, ao apresentar ruptura nos vasos da submucosa, irá apresentar sangramento retal com intensidade variável. A intensidade do sangramento retal pode variar de leve até muito volumoso, de tal modo que em alguns pacientes a hemorragia pode ser fatal.

É evidente que o exame proctológico completo deve ser realizado inicialmente e pode ser de valia para a detecção de sangramento originário do reto inferior e canal anal.

A endoscopia, quer seja a retossigmoidoscopia ou a colonoscopia (Figuras 13.1 e 13.2), é o principal método para diagnóstico de VR. É um método útil para diagnosticar

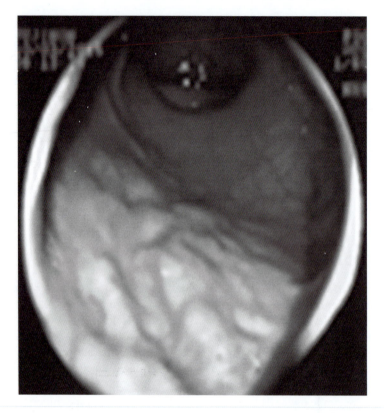

Figura 13.1 – Varizes retais (imagem gentilmente cedida pelo Dr. Vagner Colaiacovo).

e avaliar VR - tamanho e forma -, além de ter valor preditivo muito sensível para a hemorragia varicosa. Outros exames de imagem também têm contribuído para detalhar mais o diagnóstico e vêm sendo muito utilizados. Entre eles, a ultrassonografia endoscópica pode detectar a presença e o número de VR melhor que a endoscopia. Recentemente, a ultrassonografia com doppler (USD) colorido tem contribuído para detectar mais detalhadamente o fluxo sanguíneo fino (Figura 13.3). Sato et al. relataram a utilidade do USD colorido para a avaliação hemodinâmica de VR (grau de recomendação C).[44] A arteriografia mesentérica inferior com especial atenção à fase venosa é um exame muito sensível e para muitos é considerado o teste diagnóstico de escolha para VR.

O diagnóstico diferencial de sangramento retal inclui as várias causas de sangramento desse segmento do intestino. Dentre elas destacamos o sangramento com origem em doença hemorroidária interna, retocolite ulcerativa inespecífica, pólipos e câncer colorretal, úlceras retais e retite actínica. Hemangioma cavernoso de reto, comprometendo todo o segmento retal, também é uma causa de sangramento retal crônico, mas é rara.

TRATAMENTO

Há várias modalidades descritas de tratamento do sangramento com origem em VR, porém não há consenso de qual seja a melhor maneira de manejar esses pacientes. O tratamento

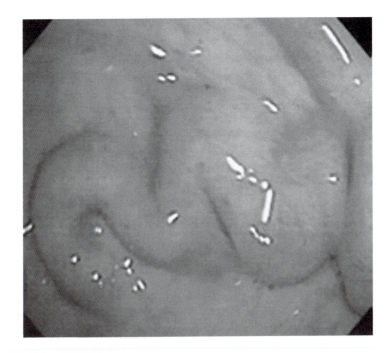

Figura 13.2 – Varizes retais tortuosas.

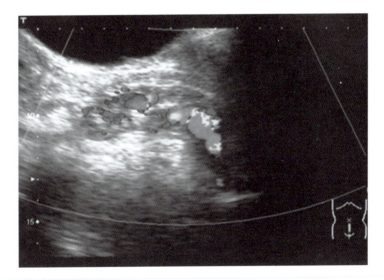

Figura 13.3 – Imagem de fluxo em cores de varizes retais com ultrassonografia com doppler colorido.

conservador com reposição de fluidos, transfusão sanguínea e correção da coagulopatia pode ser suficiente em casos leves. A administração de octreotida tem sido descrita para o controle do sangramento varicoso mais grave.

As abordagens menos invasivas incluem ligadura, cauterização e escleroterapia das VR. As opções cirúrgicas incluem excisão retal, descolamento mucocutâneo, *shunt* portossistêmico e transplante hepático. Embora a escleroterapia endoscópica e a ligadura elástica endoscópica para varizes esofágicas sejam tratamentos bem estabelecidos, não se pode afirmar que esses procedimentos sejam padronizados e sempre adequados para o tratamento de VR.[44] O *shunt* cirúrgico pode frequentemente promover o controle definitivo de sangramento varicoso, embora essa modalidade seja limitada por sua morbidade e mortalidade relativamente altas. Recentemente, o uso de *shunt* portossistêmico transjugular intra-hepático (TIPS) tem sido aceito como opção terapêutica segura e efetiva em pacientes com cirrose e sangramento de varizes gastroesofagianas (grau de recomendação B).[5] Há vários relatos recentes que sugerem a eficácia de TIPS para tratamento de sangramento de estomas e VR (grau de recomendação C).[6] Em alguns casos a protectomia é a única opção, embora isso por si só possa ser um procedimento de risco em pacientes com cirrose hepática avançada.

O fluxograma a seguir (Figura 13.4) apresenta de modo resumido o raciocínio clínico para guiar o tratamento de um paciente com sangramento de VR.

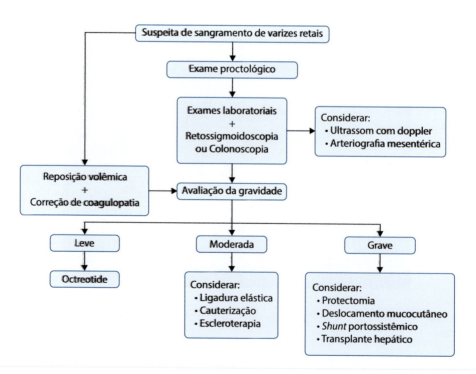

Figura 13.4 – Fluxograma de tratamento do sangramento de varizes retais. (Fonte: João Gomes Netinho.)

REFERÊNCIAS BIBLIOGRÁFICAS

1. Chawla Y, Dilawari JB. Anorectal varices - their frequency in cirrhotic and non-cirrhotic portal hypertension. Gut 1991;32,309-11.

2. Ganguly S, Sarin SK, Bhatia V, et al. The prevalence and spectrum of colonic lesions in patients with cirrhosis and non-cirrhotic portal hypertension. Hepatology 1995;21:1226–31.

3. Sato, J. Treatments for rectal varices with portal hypertension. Gastroint Dig Syst 2013.

4. Sato T, Yamazaki K, Toyota J, Karino Y, Ohmura T, et al. Diagnosis of rectal varices via color Doppler ultrasonography. Am J Gastroenterol 2007;102:2253-8.

5. Funes FR, Silva RCMA, Arroyo Jr PC, Duca WJ, Silva AAM, et al. Mortality and complications in patients with portal hypertension who underwent transjugular intrahepatic portosystemic shunt (TIPS) – 12 years experience. Arq Gastroenterol 2012;49(2),143-9.

6. Shibata D, et al. Transjugular intrahepatic portosystemic shunt for treatment of bleeding ectopic varices with portal hypertension. Dis Colon Rectum 1999;42(12),1581-5.

Sangramento no Pós-operatório de Cirurgia Anorretal

Capítulo 14

Ronaldo Coelho Salles
André da Luz Moreira

INTRODUÇÃO

Embora sempre citada como uma das mais frequentes complicações pós-operatórias da cirurgia anorretal, a hemorragia não é relatada com muita frequência na literatura médica. A incidência, segundo vários trabalhos, varia de 0,5 a 9%.[1-4] É bem mais rara em cirurgias para fístula ou fissura anal ou ainda outras intervenções ditas orificiais. De modo geral, classifica-se como precoce a hemorragia que ocorre nos 3 a 4 primeiros dias do pós-operatório e como tardia as demais, sendo que 95% dos sangramentos ocorrem até o 15º dia de pós-operatório.[1] O sangramento perioperatório intenso na cirurgia orificial é raro e geralmente controlado com facilidade. É um pouco mais frequente na anopexia grampeada que na hemorroidectomia convencional.

Hemorroidectomia, uso de anticoagulantes ou antiagregantes plaquetários, experiência do cirurgião, paciente do sexo masculino e o esforço evacuatório são descritos como os fatores mais relacionados ao sangramento pós-operatório na cirurgia anorretal.

Chen et al. revisaram 4.880 pacientes submetidos à hemorroidectomia eletiva pela técnica fechada realizadas por nove cirurgiões em um único centro. Nesse estudo, o sangramento ocorreu em 45 casos, com uma média de 8,8 dias de pós-operatório. O gênero masculino e o cirurgião foram fatores independentes relacionados ao sangramento; já o tipo de sutura utilizada não apresentou diferença estatística.[3]

Yano et al. analisaram 1.294 hemorroidectomias apresentando sangramento pós-operatório em 23 pacientes. O sangramento tardio foi o tipo mais comum ($p < 0,01$) e associado ao maior número de mamilos ressecados durante a cirurgia ($p < 0,03$).[4] Já um estudo francês, incluindo 1.269 cirurgias orificiais, apresentou uma taxa de sangramento de 6%, e o principal fator de risco independente para sangramento pós-operatório foi o uso de anticoagulantes. Nesse grupo de pacientes, a taxa de sangramento foi de 33%. Segundo esse estudo, o tipo de cirurgia também pareceu estar associado ao risco de sangramento. A hemorroidectomia grampeada apresentou mais eventos hemorrágicos do que a fissurectomia e a fistulectomia ($p < 0,01$).[1]

Burch et al. publicaram uma revisão sistemática comparando a hemorroidopexia grampeada e a hemorroidectomia convencional. O sangramento pós-operatório durante os primeiros 4 dias foi maior na hemorroidopexia (9,8% vs. 6,4%), porém sem diferença estatística. Já os eventos hemorrágicos que necessitaram de intervenção cirúrgica foram semelhantes nos dois grupos (2,4% *vs.* 2,1%, $p > 0,05$).[5]

DIAGNÓSTICO

Na maior parte dos casos o sangramento aparece quando o paciente já retornou para sua residência, usualmente em torno do sétimo dia do pós-operatório. Tipicamente, o paciente se apresenta no setor de emergência relatando história de evacuação de sangue vivo com coágulos. A perda sanguínea geralmente é estimada em cerca de 250 a 500 mL, classificada como moderada a severa. Em raros casos com perda sanguínea muito intensa o paciente pode se apresentar com choque hipovolêmico, necessitando de hemotransfusão urgente.

TRATAMENTO

Cerca de 75% dos pacientes com hemorragia pós-operatória se recuperam com medidas conservadoras como reidratação, uso de analgésicos, tamponamento da ferida e repouso no leito (grau de recomendação D). Se a hemorragia cessa com essas medidas iniciais, dificilmente haverá necessidade de intervenções complementares. Pigot et al. publicaram uma taxa de hospitalização de 78% para a hemorragia pós-operatória, porém a minoria (27%) dos pacientes necessitou de operação e/ou transfusão sanguínea.[1] No entanto, um grupo de pacientes em que o sangramento obviamente se mantém após o primeiro dia do atendimento devem ser levados ao centro cirúrgico para revisão das feridas. Pode ser encontrado ou não um local de sangramento. A decisão de realizar novas ligaduras ou apenas limpar as feridas está relacionada ao que se encontra nesta ocasião. A retossigmoidoscopia é sempre recomendada, no peroperatório ou no exato momento da admissão do paciente. Se há suspeita de sangramento colônico, não relacionado, portanto, com a cirurgia realizada, o paciente deve logo que possível ser preparado para colonoscopia (grau de recomendação D).

Uso de Antiagregantes Plaquetários

Um número cada vez maior de pacientes é usuário crônico de clopidogrel ou AAS. O risco elevado de fenômenos tromboembólicos muitas vezes dificulta a interrupção dessas mediações. Essa suspensão é sempre uma decisão controversa, e deve ser levado em conta se o risco de hemorragia supera o risco de tromboembolismo para cada paciente em particular. Alto risco seria considerado para aqueles submetidos à colocação de *stent* de coronária há menos de um ano ou com algum evento coronariano recente. Alguns estudos indicam que o uso de antiagregantes plaquetários não aumenta o risco de hemorragia e por isso deve ser mantido. Isso parece ser mais aceito para o AAS do que para o clopidogrel.[1] Algumas sociedades médicas recomendam não suspender o uso de AAS seja qual for a intervenção proposta. Quando a melhor decisão for interromper o uso desses medicamentos, isso deve ser feito pelo menos 5 dias antes da cirurgia, com o retorno no 10º dia do pós-operatório. Curiosamente, a suspensão do uso com alguma frequência se torna permanente em muitos pacientes usuários crônicos de longos anos que nunca foram considerados para interromper o uso dessas drogas. Parece que essa decisão induzida pela necessidade de uma cirurgia funciona como um aval para a parada definitiva das drogas.

Uso de Anticoagulantes

O uso de anticoagulantes orais deve ser interrompido pelo menos 5 dias antes da cirurgia e substituído por heparina de baixo peso molecular, de efeito mais previsível e com prazo de ação mais curto. Doze horas antes da cirurgia a heparina também é suspensa. O problema é o momento da reintrodução da heparina ou do anticoagulante. Nesses pacientes a incidência de hemorragia é elevada e sempre coincide com a reintrodução da medicação, seja a heparina ou o anticoagulante oral.[6] Até um terço dos pacientes em uso de heparina e/ou anticoagulantes orais vai apresentar sangramento no pós-operatório, contrastando com apenas 7% dos usuários de antiagregantes plaquetários e 6% dos que nada usam.[1] Então, novamente, a decisão de interromper a medicação e, principalmente, de quando reintroduzi-la está fortemente ligada ao risco de cada paciente em particular e deve ser analisada comparando criteriosamente o risco cardiovascular com o benefício da prevenção de uma possível hemorragia.

O fluxograma a seguir (Figura 14.1) apresenta de modo resumido o raciocínio clínico para guiar o tratamento de um paciente com sangramento no pós-operatório de cirurgia anorretal.

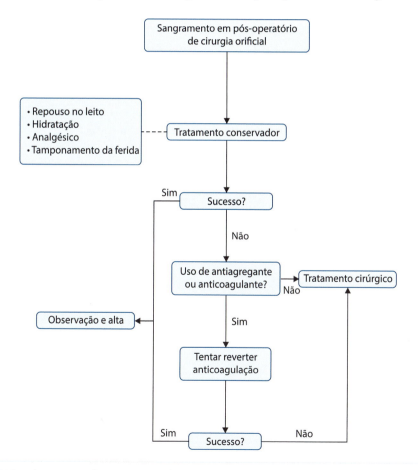

Figura 14.1 – Fluxograma de tratamento do sangramento no pós-operatório de cirurgia anorretal. (Fonte: André da Luz Moreira e Ronaldo Coelho Salles.)

REFERÊNCIAS BIBLIOGRÁFICAS

1. Pigot F, Juguet F, Bouchard D, Castinel A, Vove JP. Prospective survey of secondary bleeding following anorectal surgery in a consecutive series of 1,269 patients. Clin Res Hepatol Gastroenterol 2011;35(1):41-7.

2. Rosen L, Sipe P, Stasik JJ, Riether RD, Trimpi HD. Outcome of delayed hemorrhage following surgical hemorrhoidectomy. Dis Colon Rectum 1993;36(8):743-6.

3. Chen HH, Wang JY, Changchien CR, Chen JS, Hsu KC, Chiang JM, et al. Risk factors associated with posthemorrhoidectomy secondary hemorrhage: a single-institution prospective study of 4,880 consecutive closed hemorrhoidectomies. Dis Colon Rectum 2002;45(8):1096-9.

4. Yano T, Matsuda Y, Asano M, Kawakami K, Nakai K, Nonaka M, et al. The outcome of postoperative hemorrhaging following a hemorrhoidectomy. Surg Today 2009;39(10):866-9.

5. Burch J, Epstein D, Baba-Akbari A, Weatherly H, Fox D, Golder S, et al. Stapled haemorrhoidectomy (haemorrhoidopexy) for the treatment of haemorrhoids: a systematic review and economic evaluation. Health Technol Assess 2008;12(8):iii-iv, ix-x, 1-193.

6. Pigot F, Juguet F, Bouchard D, Castinel A. Do we have to stop anticoagulant and platelet-inhibitor treatments during proctological surgery? Colorectal Dis 2012;14(12):1516-20.

Abordagem Diagnóstica na Obstrução Intestinal

Capítulo **15**

Gustavo Becker Pereira
Rodrigo Becker Pereira

INTRODUÇÃO

A obstrução intestinal (OI) ocorre quando o trânsito normal do conteúdo gastrointestinal é interrompido. Esse bloqueio pode ocorrer no trato digestivo alto (acima do ângulo de Treitz) ou baixo quando distal a este. É uma das causas mais comuns de emergências cirúrgicas, representando 15% dos atendimentos por dor abdominal e 12 a 16% das internações.

A obstrução mecânica do trato gastrointestinal é causada por processos intrínsecos ou extrínsecos que podem ser de etiologia benigna ou maligna. Abaixo do ângulo de Treitz temos como as causas mais comuns aderências, tumores e hérnias (Quadro 15.1).[2] O acometimento do delgado corresponde a 70 a 80% dos casos de OI,[4] sendo as aderências, resultantes de uma cirurgia abdominal prévia, a causa em 60% das vezes.[2] Cerca de 20% das OI se devem a acometimento colorretal,[4] sendo as neoplasias a principal etiologia, com uma prevalência de 40 a 90% dos acometimentos desse segmento intestinal e o sigmoide o local com maior incidência. Causas menos comuns de OI incluem estenoses inflamatórias, intussuscepção, volvo, diverticulite, abscessos intra-abdominais, cálculos biliares e corpos estranhos.[2]

O quadro de OI é uma condição grave, com elevada taxa de morbidade, podendo cursar com desidratação, alterações hidroeletrolíticas, alcalose metabólica, hipovolemia, má perfusão tecidual, translocação bacteriana e perfuração intestinal.[1,2] Portanto,

Quadro 15.1 Causas de obstrução intestinal.
Aderências (60%)
Neoplasia (20%)
Hérnia (10%)
Doença inflamatória intestinal (15%)
Intussuscepção (< 5%)
Volvo (< 5%)
Outras causas (< 5%)

Fonte: Jackson e Raiji.[2]

Seção II - Urgências Colorretais Não Traumáticas

requer um diagnóstico rápido, correto, seguido de tratamento imediato e eficaz. A morbidade e mortalidade associadas à OI têm diminuído com o uso de métodos de diagnóstico por imagem. A despeito disso, a OI ainda permanece um desafio cirúrgico. O diagnóstico e o tratamento são baseados na combinação de anamnese, exame físico, exames laboratoriais e de imagem.[2]

DIAGNÓSTICO

Avaliação Clínica

Uma avaliação clínica ampla, através de anamnese e exame físico minuciosos, possibilita um adequado direcionamento da avaliação e conduta do paciente. Na história clínica os sintomas variam com base no nível de obstrução do trato digestivo. As queixas mais comuns são dor abdominal em cólica, náusea, vômito, distensão abdominal e diminuição/parada das eliminações intestinais.[2] História de cirurgias prévias, neoplasia abdominal, hérnia, doença inflamatória intestinal e outras condições que aumentam o risco de OI devem ser investigadas. Obstruções distais costumam cursar com dor e distensão abdominal mais acentuada do que vômitos, enquanto os pacientes com obstruções proximais podem apresentar muitos vômitos e distensão mínima. Vômitos fecaloides normalmente remetem a obstruções colorretais. A presença de hipotensão e taquicardia pode representar quadro de desidratação severa, síndrome da resposta inflamatória sistêmica (SIRS) ou sepse grave.

Um exame físico detalhado é necessário. Inspeção geral pode revelar sinais de síndrome consumptiva sugerindo causa maligna. Sinais sistêmicos como febre, taquicardia, hipotensão, mucosas desidratadas são sugestivos de uma apresentação grave, podendo representar estrangulamento, isquemia, necrose ou perfuração. Inspeção do abdome pode revelar a presença de cicatrizes de operações anteriores, hérnias, distensão e movimentos intestinais de luta em paciente emagrecidos. A ausculta em um momento inicial revela ruídos adventícios aumentados e metálicos, que com o passar do tempo podem diminuir ou ficar ausentes. A percussão é normalmente timpânica e dolorosa. Na palpação, o achado mais comum é dor abdominal difusa. A presença de massa palpável pode indicar tumor ou abscesso.

É importante diferenciar a obstrução mecânica de outras causas que podem apresentar quadro clínico semelhante, tais como: íleo pós-operatório, hipocalemia, sepse abdominal, medicamentosa, ascite, comprometimento vascular, pancreatite aguda e pseudo-obstrução colônica aguda.[3]

O exame clínico, muitas vezes não consegue definir dados importantes da oclusão intestinal, pelas seguintes razões: a intensidade da dor abdominal é variável em oclusão mecânica; pode haver eliminações intestinais em obstruções altas; o vômito não é específico, sendo encontrado em outras causas de abdome agudo; e sinais inflamatórios sistêmicos podem estar ausentes mesmo em casos de isquemia intestinal. Devido às insuficiências do exame clínico, os métodos de imagem têm sido amplamente utilizados para o diagnóstico e avaliação da OI.[6]

Avaliação Complementar

Laboratorial

A avaliação laboratorial de pacientes com OI depende da gravidade do quadro e normalmente inclui hemograma completo, eletrólitos, função renal, exames pré-operatórios e gasometria arterial em pacientes graves. Podemos observar hipocalemia e alcalose metabólica hipoclorêmica em paciente com muitos vômitos. Níveis elevados de creatinina, ureia e hemoglobina/hematócrito são condizentes com desidratação. A contagem de leucócitos pode estar elevada devido a translocação bacteriana, SIRS ou sepse. O aparecimento de formas jovens no leucograma (desvio à esquerda), acidose metabólica e aumento do lactato sugerem isquemia intestinal.

Radiografia

A radiografia de abdome agudo (RAA) inclui as incidências posteroanterior de tórax, abdome em decúbito dorsal e ortostático. Faz parte da avaliação inicial de pacientes com sinais e sintomas de OI. É possível determinar se houve perfuração, verificando pneumoperitônio em incidências verticais ou em decúbito lateral. A RAA pode diagnosticar OI em aproximadamente 60% dos casos. Quando a avaliação é feita em pacientes com obstrução completa do lúmen intestinal, o seu valor preditivo positivo se aproxima de 80%. Em casos de obstruções em duodeno e jejuno proximal ou em períodos precoces do quadro, pode apresentar resultado inespecífico, sendo nesses casos preconizada a realização de tomografia computadorizada de abdome e pelve (TCAP).[5] Algumas autoridades de países desenvolvidos, como o Colégio Americano de Radiologia e a Autoridade Francesa para Saúde, sugerem iniciar a investigação diretamente pela TCAP.

Em pacientes com obstrução do intestino delgado podemos observar nas incidências de RAA: distensão de alças, nível hidroaéreo, escassez de ar no segmento colorretal e o sinal de

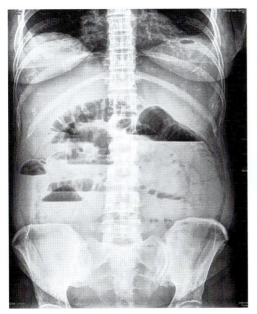
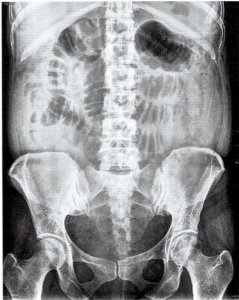

Figura 15.1 – RX de abdome agudo com os achados típicos de obstrução de intestino delgado. (Fonte própria, local: Hospital e Maternidade Marieta Konder Bornhausen.)

empilhamento de moedas (Figura 15.1). Naqueles com obstrução do intestino grosso observamos dilatação do cólon, com o intestino delgado podendo estar normal na presença de uma válvula ileocecal competente. Esses resultados, em conjunto com a falta de ar e fezes no cólon distal e reto, são altamente sugestivos de OI mecânica.

Fluoroscopia

Esse exame contrastado pode ser útil em paciente estáveis com suboclusão intestinal, auxiliando no estudo da anatomia da estenose. Fornece informações sobre comprimento, localização e etiologia da OI.[2] Além disso, em alguns pacientes, o uso de contraste solúvel em água pode ser terapêutico. Um ensaio clínico randomizado de 124 pacientes mostrou uma redução de 74% da necessidade de intervenção cirúrgica em pacientes submetidos à fluoroscopia no prazo de 24 horas após a apresentação inicial. No entanto, esse exame caiu em desuso com o advento dos estudos entéricos através de tomografia computadorizada e ressonância nuclear magnética (RNM).

Tomografia Computadorizada

A TCAP é um método disponível na maioria dos serviços de emergência e apropriado para pacientes com estabilidade hemodinâmica, sem indicação de cirurgia imediata e nos quais os métodos iniciais de avaliação (exame clínico, laboratorial e RAA) não definiram o diagnóstico. A TCAP tem sensibilidade de aproximadamente 90% para avaliação de pacientes com OI, sendo considerada o exame padrão-ouro.[5] Fornece informações sobre a obstrução, como sua localização, gravidade e causa. A imagem da TCAP pode sugerir complicações como isquemia, necrose e perfuração.[2] Achados tomográficos em pacientes com OI incluem alças intestinais proximais distendidas e o segmento distal normal ou colabado (Figuras 15.2 e 15.3). Dilatação cecal com diâmetro entre 9 a 12 cm remete a quadro grave com risco iminente de perfuração. Ausência de contraste no reto também é um importante sinal de OI. O segmento intestinal

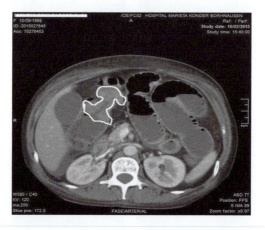

Figura 15.2 – Tomografia computadorizada demonstrando obstrução colônica por neoplasia (espessamento parietal assimétrico e circunferencial do cólon ascendente, com impregnação do contraste endovenoso, determinando distensão gasosa das alças intestinais a montante.)

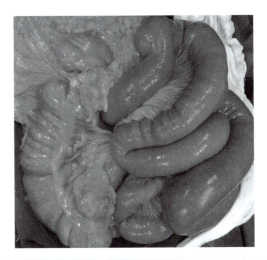

Figura 15.3 – Imagem do transoperatório (lesão neoplásica obstrutiva de cólon ascendente). (Fonte própria, local: Hospital e Maternidade Marieta Konder Bornhausen.)

distendido com vasos mesentéricos radiais com conversão medial ("sinal do redemoinho") é um achado sugestivo de volvo colônico. Quando o volvo ocorre no cólon sigmoide, podemos observar também a presença do sinal do "grão de café", "U invertido" ou "ferradura". Paredes intestinais espessadas com baixo fluxo de contraste sugerem isquemia, pneumatose indica necrose tecidual, enquanto pneumoperitônio e ingurgitamento da gordura mesentérica são sinais de perfuração. Fecalização do intestino delgado pode ser identificada em obstruções ileais distais ou colônicas. Embora TCAP seja altamente sensível e específica para OI completa, seu valor diminui nos casos de OI parcial.[2]

Tendo em vista que a maioria dos quadros de obstrução do intestino delgado necessita de intervenção cirúrgica e que a exposição à radiação da TCAP é significativa, esse exame deve ser solicitado quando há dúvida diagnóstica, não há histórico cirúrgico ou hérnias para explicar a etiologia ou quando há um alto índice de suspeita de obstrução completa. Na obstrução colônica a TCAP tem sensibilidade de 96% e especificidade de 93%, localizando as lesões obstrutivas em 96% dos casos. O uso de contraste triplo (endovenosa, oral e retal) permite uma determinação ainda mais precisa do grau de obstrução. Também pode distinguir entre uma causa de obstrução intraluminal e uma compressão extraluminal. Além disso, fornece o estadiamento pré-operatório nos casos de câncer.[7]

A TCAP deve ser considerada em todos os pacientes com OI, pois, além de fornecer mais informações que as radiografias, altera a conduta terapêutica em alguns pacientes (grau de recomendação A).[8] Se estiver disponível, tomografia com multidetectores e reconstrução multiplanar deve ser empregada porque facilita o diagnóstico e a localização das obstruções (grau de recomendação B).[8]

Ultrassonografia

A ultrassonografia (US) abdominal pode ser utilizada para o diagnóstico da OI, sendo em alguns casos mais sensível e específica que a radiografia simples, ajudando a diferenciar causas mecânicas e funcionais.[9] No entanto, devido à grande disponibilidade da TCAP, tem ficado em segundo plano. A US permanece como principal método em situações em que a TCAP não é apropriada, como em pacientes instáveis ou quando se deve evitar a exposição a radiação, como no caso de gestantes.

Ressonância Nuclear Magnética

A enterorressonância nuclear magnética pode determinar de modo mais confiável o local e a causa da obstrução.[10] No entanto, por causa da maior disponibilidade e melhor custo-efetividade da TCAP, a RNM continua a ser uma modalidade de investigação secundária na OI (grau de recomendação B).[8]

Endoscopia

Em casos seletos os métodos endoscópicos podem ser úteis, estabelecendo o diagnóstico e proporcionando um meio terapêutico. As causas benignas de obstrução do intestino grosso geralmente são tratadas com dilatação ou colocação de prótese endoluminal (*stent*), enquanto as neoplasias malignas são tratadas com a colocação de prótese endoluminal metálica autoexpansível. Na pseudo-obstrução colônica aguda pode-se realizar descompressão por meio da colonoscopia.[11] Deve-se ter cuidado com o modo de preparo intestinal, sendo muitas vezes utilizada a via retrógrada para evitar complicações em um paciente obstruído. Já nos casos de suboclusão com boa resposta ao tratamento clínico, pode ser utilizado o preparo anterógrado sob supervisão. Em alguns casos de tumor colorretal estenosante pode-se indicar a colocação de prótese endoluminal a fim de descomprimir o intestino, retirar o paciente do quadro crítico e possibilitar um suporte clínico adequado antes da cirurgia, em alguns casos evitando inclusive o estoma.[7,12]

Enema de Contraste Hidrossolúvel

Pode ser utilizado na suspeita clínica de obstrução colônica quando houver ausência de irritação peritoneal. Auxilia no diagnóstico e ajuda a definir a localização da obstrução.[2,3] Em casos de neoplasia colorretal estenosante podemos observar o sinal da "maçã mordida". Esse exame caiu em desuso com a disponibilidade de TCAP na maioria dos serviços de emergência, sendo utilizado quando esse método não está disponível.[7]

O fluxograma a seguir (Figura 15.4) apresenta de modo resumido o raciocínio clínico para guiar a investigação de um paciente com OI.

Capítulo 15 - Abordagem Diagnóstica na Obstrução Intestinal

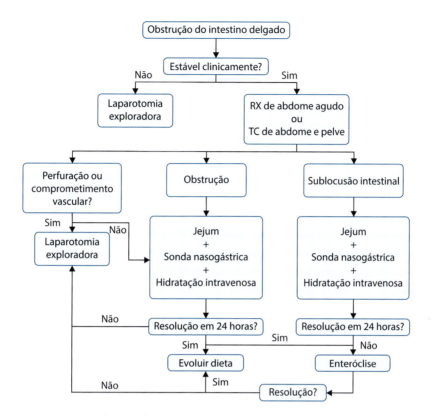

Figura 15.4 – Fluxograma de abordagem diagnóstica de obstrução intestinal. Adaptado de Jackson e Raiji.[2]

REFERÊNCIAS BIBLIOGRÁFICAS

1. Wangensteen OH. Understanding the bowel obstruction problem. Am J Surg 1978;135(2):131-49.
2. Jackson PG, Raiji MT. Evaluation and management of intestinal obstruction. Am Fam Physician 2011;83:159–65.
3. Williams SB, Greenspon J, Young HA, et al. Small bowel obstruction: conservative versus surgical management. Dis Colon Rectum 2005;48:1140–6.
4. Taourel P, Hoa D, Bruel JM. CT of the acute abdomen. In: Taourel P, editor. Bowel Obstruction. Springer Berlim Verlag, 2011. p. 273-309.
5. Stoker J, Van Randen A, Laméris W, et al. Imaging patients with acute abdominal pain. Radiology 2009;253(1):31-46.
6. Taourel P, Alili C, Pages E, et al. Mechanical occlusions: diagnostic traps and key points of the report. Diagn Interv Imaging 2013;94:805-18.
7. Gainant A. Emergency management of acute colonic cancer obstruction. J Visc Surg 2012;149:3-10.
8. Maung AA, Johnson DC, Piper GL, et al. Evaluation and management of small bowel obstruction: an eastern association for the surgery of trauma practice management guideline. J Trauma Acute Care Surg 2012;73:362-8.
9. Hefny AF, Corr P, Abu-Zidan FM. The role of ultrasound in the management of intestinal obstruction. Journal of Emergencies, Trauma, and Shock 2012;5(1):84-6.
10. Wiarda BM, Horsthuis K, Dobben AC, et al. Magnetic resonance imaging of the small bowel with the true FISP sequence: intra and interobserver agreement of enteroclysis and imaging without contrast material. Clin Imaging 2009;33(4):267-73.

11. Jain A, Vargas HD. Advances and challenges in the management of acute colonic pseudo-obstruction (Ogilvie Syndrome). Clin Colon Rectal Surg 2012;25:37-45.

12. Van Hooft JE, Van Halsema EE, Vanbiervliet G, et al. Self-expandable metal stents for obstructing colonic and extracolonic cancer: European Society of Gastrointestinal Endoscopy (ESGE) Clinical Guideline. Endoscopy 2014;46:990-1002.

Tratamento da Obstrução por Câncer Colorretal

Capítulo **16**

Luis Claudio Pandini

INTRODUÇÃO

A obstrução intestinal por câncer colorretal (CCR) pode ocorrer em cerca de 15% dos pacientes, apesar do uso rotineiro da colonoscopia e dos programas de prevenção de CCR. Emergências cirúrgicas colorretais estão associadas a taxas de morbidade e mortalidade elevadas e menor taxa de curabilidade.[1] A cirurgia em pacientes obstruídos é tecnicamente mais difícil. Vários fatores podem comprometer a qualidade oncológica da ressecção, como a condição clínica do paciente, a distensão e o edema das alças intestinais, a ressecabilidade do tumor e a habilidade do cirurgião para realizar uma ressecção curativa. Por conta disso, o tratamento da obstrução por CCR é desafiador, uma vez que o conceito de que a técnica de ressecção radical tem impacto no prognóstico a longo prazo tem sido confirmado na literatura.[1] A preocupação com a segurança do paciente levou muitos cirurgiões a optarem durante anos por procedimentos conservadores, os quais consistiam em colostomia, seguida de ressecção e depois fechamento da colostomia.[2] Esta tradicional operação em três estágios foi pouco a pouco modificada para operação em dois estágios (operação de Hartmann) e, posteriormente, para operação em estágio único. O tratamento cirúrgico em pacientes com CCR obstrutivo pode, portanto, ser realizado por procedimentos em estágio único, em dois ou em três estágios. A escolha do tipo de procedimento, se por estágio ou único, deve basear-se no estado clínico do paciente, na localização do tumor, no estágio da doença, na estrutura hospitalar e, principalmente, na experiência, na especialização e no bom senso do cirurgião.

Procedimento em Estágio Único

Neste procedimento são realizadas ressecção intestinal e anastomose primária. Os pacientes que apresentam tumores do cólon direito e dois terços proximais do cólon transverso devem ser tratados por colectomia direita ou colectomia direita ampliada com anastomose do íleo com o cólon transverso. Pacientes com tumor obstruído do cólon esquerdo podem ser tratados por colectomia segmentar com anastomose primária e por colectomia subtotal/total (grau de recomendação A).[3] O preparo de cólon

Seção II - Urgências Colorretais Não Traumáticas

intraoperatório (PCI) promove limpeza adequada do cólon proximal, permitindo a realização de uma anastomose primária segura, sendo este recurso utilizado na ressecção segmentar e na anastomose primária em pacientes com obstrução por câncer do cólon esquerdo[4] (grau de recomendação A).[3]

Procedimento em Dois Estágios

Nos procedimentos em dois estágios existem as seguintes alternativas relacionadas:

- Ressecção colônica e colostomia terminal com reconstrução posterior do trânsito intestinal (operação de Hartmann) (grau de recomendação B).[3]

- Colostomia em alça com posterior ressecção intestinal, anastomose e fechamento da colostomia no mesmo ato operatório (grau de recomendação B).[3]

- Ressecção intestinal e anastomose primária com colostomia ou ileostomia e posterior fechamento da estomia (grau de recomendação B).[3]

Procedimento em Três Estágios

A colostomia em alça no cólon transverso é realizada como primeiro procedimento. No segundo procedimento são feitas ressecção intestinal e anastomose, mantendo a colostomia transversa. No terceiro procedimento é efetuado o fechamento da colostomia em alça (grau de recomendação B).[3] Exceto para situações muito particulares, o procedimento em três estágios tem sido abandonado em favor das operações em dois estágios ou estágio único.

PROCEDIMENTOS CIRÚRGICOS

Colostomia

Este é um procedimento simples de realizar, não exigindo a experiência de um coloproctologista. É efetivo para tratar o objetivo principal, que é a obstrução intestinal, e não a doença de base. A colostomia deve ser confeccionada em alça e preferencialmente no cólon transverso (grau de recomendação B).[3]

Operação de Hartmann

Nesta técnica, efetua-se a ressecção do segmento obstruído com fechamento do coto distal e confecção de colostomia terminal. A reconstrução intestinal com anastomose é realizada no segundo tempo (grau de recomendação B).[3] Apesar de preferido por muitos cirurgiões, esse procedimento deve ser realizado respeitando-se os princípios oncológicos, tornando a cirurgia mais complexa e exigindo um cirurgião especializado.

Ressecção e Anastomose Primária

Abordagens mais agressivas vieram de encontro aos resultados muitas vezes desfavoráveis aos pacientes com as cirurgias em estágios. As vantagens com estágio único são: diminuir etapas cirúrgicas; realizar o tratamento completo efetivo; diminuir complicações cumulativas das várias etapas; oferecer maior conforto, qualidade de vida e economia para o paciente, instituições e sociedade. A literatura relata taxa de 12 a 54% de pacientes que não completam o tratamento em estágios, e muitos acabam falecendo com a colostomia.[4] Para tumores obstruídos do cólon direito a ressecção e anastomose primária íleo-transversa sem preparo é aceita e recomendada por vários autores.[1] Nos tumores obstruídos do cólon esquerdo, a ressecção e a anastomose primária não têm a mesma aceitação da colectomia direita, pela preocupação de as anastomoses cóloncolônicas serem menos seguras devido aos fatores deletérios do conteúdo fecal sólido. Embora vários estudos e meta-análises demonstrem que fezes sólidas no interior do cólon com trânsito intestinal normal não interferem na cicatrização e na taxa de deiscência da anastomose,[5-6] este fato deve ser considerado à parte, uma vez que na vigência de quadro obstrutivo ocorrem alterações da perfusão sanguínea com hipoxemia tecidual, crescimento bacteriano acentuado, edema e aumento do calibre do cólon proximal. Estes fatores podem influenciar negativamente na cicatrização da anastomose. O estudo SCOTIA[7] foi o primeiro ensaio clínico randomizado que comparou a colectomia subtotal com a ressecção segmentar e anastomose primária com PCI para o tratamento da obstrução por câncer do cólon esquerdo. A taxa de morbidade pós-operatória foi mais alta no grupo da colectomia subtotal, porém não estatisticamente significativa. A taxa de mortalidade foi semelhante nos dois grupos. Distúrbios intestinais tardios, frequência de evacuações e taxa de estomia mais alta foram estatisticamente maiores com a colectomia subtotal. A conclusão do estudo SCOTIA foi que a ressecção segmentar e a anastomose primária com PCI são a opção cirúrgica preferida, exceto nos casos de perfuração cecal, em que a colectomia subtotal é a técnica mais apropriada (grau de recomendação A). Há discussão na literatura a respeito da importância do PCI para a realização de colectomia primária e anastomose imediata no tratamento do câncer obstrutivo do cólon esquerdo. Embora o preparo deste não ofereça obstáculo para a colectomia eletiva, a realização da anastomose com o cólon repleto de fezes causa enorme preocupação em muitos cirurgiões nos pacientes obstruídos. A principal vantagem do PCI é oferecer um cólon preparado para a confecção de uma anastomose primária e, consequentemente, com menos etapas cirúrgicas, menor permanência hospitalar e melhor qualidade de vida.[4,7-10] As desvantagens dos PCI são o tempo operatório maior e o risco de contaminação da cavidade. Trabalhos na literatura não têm demonstrado complicações com a técnica de PCI.[9,10] A taxa de mortalidade pode variar de 3 a 10%, e a taxa de deiscência, de 0 a 14%.[4,10]

TÉCNICA OPERATÓRIA

Colectomia Direita

O paciente é posicionado na mesa operatória em decúbito dorsal sob anestesia geral. Uma incisão mediana supra e infraumbilical é realizada. Após inventário da cavidade e identificação do local da obstrução, o cólon direito (ceco, cólon ascendente e flexura hepática) é mobilizado, assim como a parte proximal do cólon transverso. O ureter direito e o duodeno são identificados e afastados do campo operatório. Os vasos ileocólicos, cólica direita e cólica média são ligados na sua origem para uma adequada ressecção oncológica dos pedículos linfovasculares e do mesocólon. Quando a lesão está localizada no ceco e no cólon ascendente a ligadura do ramo direito da cólica media é suficiente para proporcionar adequada ressecção oncológica. A porção terminal do íleo, cólon direito e parte do transverso, é ressecada, e efetua-se uma anastomose primária do íleo com o cólon transverso por sutura manual (um ou dois planos) ou mecânica laterolateral isoperistáltica ou anisoperistáltica. A drenagem da cavidade é opcional (Figura 16.1).

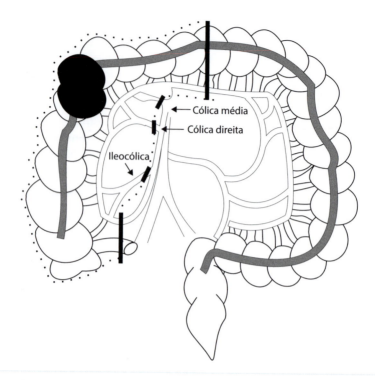

Figura 16.1 – Colectomia direita alargada. (Fonte: Luis Cláudio Pandini e João Victor Pandini.)

Colectomia Esquerda

O paciente é posicionado na mesa operatória em decúbito dorsal e na posição de litotomia modificada, sob anestesia geral. Inicia-se a operação por uma incisão mediana supra e infraumbilical com identificação do sítio da obstrução. Após a aspiração do conteúdo gasoso do cólon com agulha de grosso calibre adaptada ao tubo do aspirador, os cólons sigmoide e descendente, a flexura esplênica e parte do cólon transverso distal são mobilizados. O ureter esquerdo e os vasos gonadais esquerdos são identificados e afastados do campo operatório. As ligaduras dos vasos mesentéricos inferiores, cólica esquerda e ramos esquerdo da cólica média são realizadas para ressecção oncológica adequada. Após a retirada do espécime, uma anastomose colocolônica ou colorretal é realizada por sutura manual (um ou dois planos) ou mecânica conforme disponibilidade de material ou preferência do cirurgião (Figura 16.2).

Preparo Intraoperatório de Cólon

Este procedimento é utilizado para pacientes com câncer obstrutivo do cólon esquerdo.[4,8,10]

Tendo-se decidido pela realização do PCI, a colectomia esquerda é praticada como primeiro passo. A flexura esplênica deve ser mobilizada, pois facilita o manuseio das fezes dentro do cólon durante a lavagem intraoperatória e o abaixamento do cólon para uma anastomose sem tensão. O cólon é seccionado abaixo do tumor com margem de segurança, e o coto distal é fechado com grampeador ou sutura manual. Com o cólon mobilizado da cavidade abdominal,

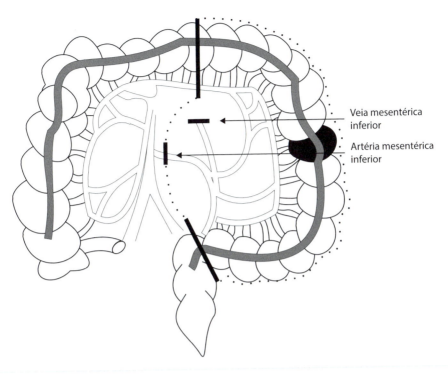

Figura 16.2 – Colectomia esquerda. (Fonte: Luis Cláudio Pandini e João Victor Pandini.)

inicia-se a técnica do PCI com a realização sequencial de apendicectomia, introdução pelo coto apendicular de uma sonda Foley 22 F e enchimento do balão e fixação cuidadosa da sonda à parede do ceco para evitar extravasamento de líquido fecal. Uma pinça atraumática é colocada no íleo terminal e proximal ao tumor. Uma colotomia de 2,5 a 3 cm é realizada próximo do tumor. Através da abertura da parede anterior do cólon proximal é introduzido um tubo anestésico transparente, o qual é fixado duas vezes com fio não absorvível. A porção terminal deste tubo é colocada e amarrada dentro de saco plástico resistente para coleta do líquido efluente. Através da sonda Foley o cólon é irrigado com 7 a 10 litros de solução salina 0,9% preferencialmente aquecida. Durante a irrigação o cirurgião ou o assistente massageiam o cólon no intuito de dissolver as fezes e facilitar a lavagem anterógrada. Com a visualização do efluente claro e sem fezes pelo tubo plástico, uma pinça atraumática é colocada acima da colotomia, o tubo é retirado e uma colorrafia é efetuada no orifício de introdução do tubo. Retira-se a sonda Foley e faz-se a sutura do coto apendicular. O espécime é ressecado com margem proximal de segurança, e a anastomose cólon-colônica ou colorretal é executada através de sutura manual ou mecânica (grau de recomendação A).[3] A cavidade abdominal é drenada (Figura 16.3).

COLECTOMIA SUBTOTAL OU TOTAL

Este procedimento promove de modo definitivo o tratamento do câncer obstrutivo do cólon esquerdo, com as vantagens de poder ressecar possíveis lesões sincrônicas, diminuir a chance de lesão metacrônica, reduzir a contaminação da cavidade, eliminar o preparo de cólon

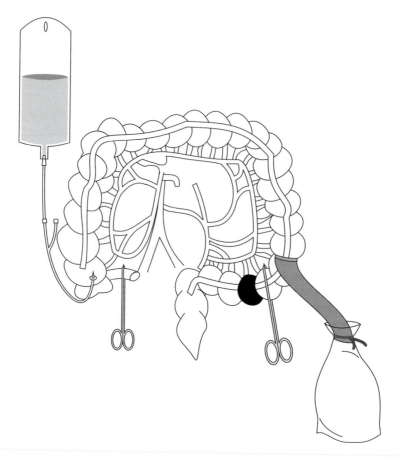

Figura 16.3 – Preparo colônico intraoperatório. (Fonte: Luis Cláudio Pandini e João Victor Pandini.)

intraoperatório e promover uma anastomose primária entre o íleo terminal e o cólon sigmoide distal ou o reto superior (grau de recomendação A).[3] Este método é tecnicamente mais difícil, complexo, sacrifica grande segmento do cólon proximal normal e pode acarretar distúrbios funcionais importantes, como diarreia e incontinência fecal, devendo ser indicado com critério em pacientes idosos. A taxa de morbidade varia de 4 a 20%, e a taxa de mortalidade, de 3 a 15%.[9]

PAPEL DA VIDEOLAPAROSCOPIA E DA PRÓTESE ENDOLUMINAL

O emprego da cirurgia por videolaparoscopia no tratamento curativo do CCR eletivo com resultados oncológicos semelhantes à cirurgia aberta levou cirurgiões experientes a utilizarem esta técnica com segurança e resultados aceitáveis no tratamento do CCR obstrutivo.[11] Nos tumores obstrutivos de reto e cólon sigmoide a utilização de prótese endoluminal permite a descompressão do cólon, e é uma ponte para a ressecção eletiva com anastomose primária, diminuindo a taxa de confecção de estomia. Um ensaio clínico randomizado comparou a prótese endoluminal seguida de ressecção laparoscópica com ressecção cirúrgica aberta em tumores obstrutivos do cólon esquerdo.[12] Os autores demonstraram que mais pacientes no grupo prótese endoluminal seguida de ressecção laparoscópica foram operados em estágio único, e que nenhum dos pacientes deste grupo necessitou de colostomia, em comparação com 25% dos pacientes que receberam colostomia no grupo de cirurgia aberta, sendo a ressecção laparoscópica a opção preferencial quando tecnicamente possível (grau de recomendação A).[3]

O fluxograma a seguir (Figura 16.4) apresenta de modo resumido o raciocínio clínico para guiar o tratamento de um paciente com obstrução por CCR.

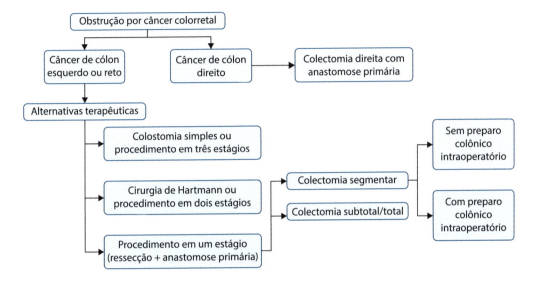

Figura 16.4 – Fluxograma de tratamento da obstrução por câncer colorretal. (Fonte: Luis Cláudio Pandini.)

REFERÊNCIAS BIBLIOGRÁFICAS

1. Santos Júnior JCM. Tratamento cirúrgico do câncer obstrutivo do intestino grosso. Rev Bras Coloproct. 2002;22(1)43-54.
2. Monteiro MS, Barone B, Matos D. Resultados imediatos da operação em três tempos em doentes com neoplasia obstrutiva de cólon esquerdo. Rev Bras Coloproctol. 1990;10:9-12.
3. Ansaloni L, Andersson RE, Bazzoli F, et al. Guidelines in the management of obstructing cancer of the left colon: consensus conference of the world society of emergency surgery (WSES) and peritoneum and surgery (PnS) society. World Journal of Emergency Surgery. 2010;5:29.
4. Koruth NM, Krukowski ZH, Youngson GG, et al. Intraoperative colonic irrigation in the management of left-sided large bowel emergencies. Br J Surg. 1985;72:708-11.
5. Santos Jr JCM, Batista J, Sirimarco MT, et al. Prospective randomized trial of mechanical bowel preparation in patients undergoing elective colorectal surgery. Br J Surg. 1994;81:1673-6.
6. Fillmann EEP, Fillmann HS, Fillmann LS. Cirurgia colorretal eletiva sem preparo. Rev Bras Coloproct. 1995;15:70-1.
7. The SCOTIA Study Group. Single-stage treatment for malignant left sided colonic obstruction: a prospective randomized clinical trial comparing subtotal colectomy with segmental resection following intraoperative irrigation. Br J Surg. 1995;82:1622-7.

8. Silva JH, Kerzner A, Formiga GLS, et al. Lavagem intestinal anterógrada transoperatória na obstrução neoplásica do cólon esquerdo. Rev Bras Coloproctol. 1993;13:42-5.

9. Torralba JA, Robles R, Parrilla P, Lujan JA, et al. Subtotal colectomy vs.intraoperative colonic irrigation in the management of obstructed left cólon carcinoma. Dis Colon Rectum 1998;41:18-22.

10. Aguilar-Nascimento JE, Caporossi C, Marra JG, et al. Ressecção e anastomose primária na obstrução neoplásica do cólon esquerdo com auxilio do preparo intestinal peroperatório. Rev Bras Coloproctol. 1992;12:17-20.

11. Ng SS, et al. Emergency laparoscopic-assisted versus open right hemicolectomy for obstructing right-sided colonic carcinoma: a comparative study of short-term clinical outcomes. World J Surg. 2008;32(3):454-8.

12. Cheung HY., et al. Endolaparoscopic approach vs conventional open surgery in the treatment of obstructing left-sided colon cancer: a randomized controlled trial. Arch Surg. 2009;144(12):1127-32.

Tratamento da Obstrução Intestinal por Volvo do Cólon Sigmoide

Capítulo **17**

Hélio Moreira Júnior
José Paulo Teixeira Moreira

INTRODUÇÃO

A ocorrência do volvo ou vólvulo do cólon sigmoide (VCS) é relativamente frequente em áreas endêmicas de doença de Chagas. O cólon sigmoide é o segmento no qual mais comumente se observa essa torção devido a suas características anatômicas próprias (o megacólon livre e o formato "em delta" entre a víscera e a sua base de implantação conferem grande mobilidade à alça) e a anormalidades decorrentes da colopatia chagásica (dolicomegacólon, acentuando o citado formato "em delta" e aumento do peso do cólon sigmoide e mesenterite reacional, favorecendo a torção parcial ou total desse segmento).

Mais raramente o VCS pode ocorrer em pacientes não chagásicos. Habitualmente, nessas situações se tratam de pacientes de faixa etária mais elevada, com histórico de constipação intestinal crônica e que podem apresentar megacólon idiopático.

DIAGNÓSTICO

Um percentual expressivo (até 30%) dos pacientes com VCS é portador de megacólon chagásico (MCC) (grau de recomendação C),[1] por isso a coleta de dados epidemiológicos, principalmente de pacientes oriundos de áreas endêmicas, é de fundamental importância. Caso o diagnóstico sorológico não tenha sido realizado anteriormente ao quadro agudo atual, a presença de sintomas relacionados a possível cardiopatia ou megaesôfago chagásico pode corroborar para o diagnóstico.

O quadro clínico do VCS é o de abdome agudo obstrutivo. Há queixa, por parte do paciente, de dor abdominal aguda, acentuada, do tipo cólica, cuja intensidade alterna-se com períodos de grande desconforto e outros breves de alívio momentâneo. Por tratar-se de obstrução intestinal baixa, não é comum a ocorrência de vômitos. Sinais de toxemia, como febre, taquicardia e palidez cutânea, assim como a evacuação de secreção de odor fétido e coloração vinhosa, estão presentes em situações clínicas mais graves, nas quais se deve considerar a possibilidade de evolução para necrose e/ou perfuração da alça. O exame físico desses pacientes, por dizer respeito na sua maioria absoluta de pessoas mais emagrecidas, é bastante sugestivo para o diagnóstico de VCS. É comum observar o relevo da alça dilatada na parede abdominal, que se encontra bastante distendida, evidenciando seu peristaltismo de luta. O toque retal não deverá evidenciar nenhuma anormalidade, visto que o VCS ocorre quando este segmento está vazio. Entretanto, história pregressa de fecaloma ou impactação fecal é comumente relatada pelos pacientes.

Os exames para a avaliação complementar são simples e de baixo custo, incluindo radiografias (RX) de tórax e de abdome, além de exames laboratoriais, como hemograma completo, provas de função renal e eletrólitos. O RX de tórax poderá demonstrar aumento da área cardíaca, achado sugestivo de miocardiopatia dilatada chagásica e pneumoperitônio, no caso de VCS complicado com perfuração intestinal. O RX simples do abdome habitualmente revela grande distensão do cólon sigmoide/descendente, com espessamento da sua parede (Figura 17.1). Nos pacientes com válvula ileocecal incompetente, a distensão pode se prolongar para o intestino delgado; nesses casos, o paciente pode apresentar vômitos fecaloides. Exames laboratoriais podem auxiliar na avaliação da gravidade do quadro clínico. Leucocitose importante com desvio de maturação à esquerda sugere sofrimento de alça. Aumento de escórias nitrogenadas e de creatinina sugere desidratação com insuficiência pré-renal.

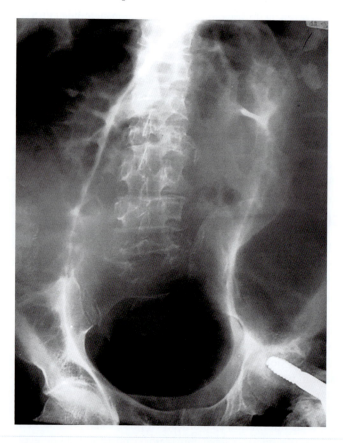

Figura 17.1 – Radiografia de abdome, em ortostatismo, evidenciando grande distensão colônica, sugestiva de obstrução por volvo do cólon sigmoide. (Fonte: Arquivo pessoal.)

Uma vez havendo a suspeita de VCS, e afastada a hipótese de perfuração da alça, o diagnóstico é ratificado por meio de retossigmoidoscopia rígida. Não é necessário nenhum tipo de preparo para tal exame, pois o comum é encontrar o reto limpo ou com pouco resíduo fecal. A torção, que pode variar de 180º a 360º, habitualmente ocorre na junção retossigmoideana, aproximadamente 15 a 20 cm da margem anal. Quanto maior a torção, maior o risco de isquemia da alça. Ao mesmo tempo, quanto mais prolongado for o quadro, maior será a distensão do cólon a montante e a torção. Diante dessa perspectiva, o diagnóstico precoce minimiza a morbidade do tratamento.

TRATAMENTO

Descompressão Endoscópica

Sempre que possível o tratamento não cirúrgico deve ser o de preferência, em virtude de as taxas de morbimortalidade serem mais baixas quando comparadas com a de pacientes submetidos ao tratamento cirúrgico (grau de recomendação B).[2] A descompressão endoscópica do VCS é uma opção bastante atraente, pois, em mãos experientes, está associada a índices de morbimortalidade muito baixos, sendo possível tirar o paciente dessa situação aguda na grande maioria dos casos (grau de recomendação D). Com o paciente na posição genupeitoral, faz-se a introdução do retossigmoidoscópio, de preferência o rígido, com lubrificação adequada. Ao identificar o ponto da torção, e certificar a viabilidade da alça, é feita a introdução cautelosa de uma sonda nasogástrica número 18 através da área da torção, até que se alcance a área dilatada do cólon a montante. A passagem bem-sucedida é vista pela eliminação de grande quantidade de ar pela sonda, diminuindo a pressão sob a área de torção até que ela se desfaça completamente. A distorção com aparelho flexível envolve risco maior de perfuração, por a torção poder ser desfeita pelo próprio aparelho, e apresenta maior dificuldade para posicionamento da sonda, a qual deveria ser mantida com o objetivo de reduzir o risco de recidiva da torção. Até um terço dos casos irá recidivar, a maioria nas primeiras 48 horas (grau de recomendação C).[3] A sonda no interior do cólon deve ser mantida por um período mínimo de 24 horas, ou até que o paciente volte a se alimentar e o cólon volte a estar repleto de conteúdo fecal.

Uma limitação à distorção endoscópica é a viabilidade da alça. Sinais de necrose ou mesmo isquemia importante do sigmoide, como a coloração escurecida da mucosa na área da torção, com presença de edema, ulceração e secreção vinhosa deste segmento, contraindicam o procedimento.

Tratamento Cirúrgico

O tratamento cirúrgico é imperativo em casos de isquemia e perfuração do cólon sigmoide. Entretanto, nas situações de recidiva precoce da torção após a descompressão endoscópica, a cirurgia, pela alta taxa de resolutividade, poderá ser indicada. A cirurgia a ser realizada, em se tratando de paciente com megacólon chagásico, objetiva tratar o quadro da obstrução intestinal sem a preocupação de oferecer o tratamento definitivo da colopatia chagásica. Deve-se, todavia, adotar uma estratégia que facilite a realização do tratamento cirúrgico definitivo no futuro (grau de recomendação D).

Com Necrose ou Perfuração

A presença de necrose ou perfuração da alça intestinal indica a necessidade de ressecção do segmento acometido. Haverá, contudo, situações em que o cirurgião tem dúvida quanto à viabilidade da alça. Diante de casos como esse, após a distorção da alça e aspiração do ar contido na sua luz, deve-se envolver a alça com compressas mornas e aguardar em torno de 15 a 20 minutos para que se possa ter uma avaliação adequada de sua viabilidade (grau de recomendação D). Algumas vezes se pode utilizar do artifício de instilar 1 ml de solução de prostigmina 0,5 mg/ml sobre a superfície suspeita do cólon; o efeito colinérgico de contração da musculatura lisa intestinal e o aumento do peristaltismo local sugere ausência de necrose ou isquemia importante. A anastomose primária deve ser, *a priori*, evitada por causa do risco maior de deiscência anastomótica; quando efetuada, recomenda-se a realização de ileostomia protetora. Em pacientes portadores de megacólon chagásico, a tática cirúrgica deverá levar em consideração o fato de que o paciente deverá ser submetido, posteriormente, ao tratamento definitivo da doença primária. Por isso, a cirurgia de Hartmann torna-se uma boa opção por ser um procedimento que não implicará, no futuro, em óbice à realização do tratamento cirúrgico definitivo (grau de recomendação D). Eventualmente, em situações em que a indicação da cirurgia foi muito protelada, e nas quais a válvula ileocecal é competente, podemos encontrar grande distensão colônica, quando o ceco se torna bastante vulnerável à isquemia e à perfuração. A realização de colectomia total com ileostomia deve ser considerada nessas situações, mesmo que não exista ainda perfuração do ceco, pois áreas isquêmicas podem evoluir para a perfuração tardia (grau de recomendação D).

Sem Necrose

O tratamento cirúrgico do VCS sem necrose está indicado nos casos em que há recidiva precoce após a distorção endoscópica ou quando essa opção não é possível (grau de recomendação C). A maior vantagem dessa abordagem está na baixa taxa de recidiva do quadro obstrutivo. No entanto, as taxas de morbimortalidade colocam essa opção como situação de exceção.

Após a laparotomia efetua-se a distorção do cólon sigmoide (Figura 17.2A e 17.2B), a punção deste na tênia anterior, com agulha grossa para aspiração do gás, e uma sutura invaginante nesse ponto (Figura 17.2C e 17.2D). A conduta a ser adotada após essas manobras iniciais dependerá da preferência do cirurgião:

Sigmoidectomia com Anastomose Primária

A maioria dos estudos da literatura que descrevem a ressecção do cólon sigmoide com anastomose primária colorretal são análises retrospectivas, nas quais as comparações feitas com outras modalidades de tratamento não consideram os possíveis vieses que poderiam existir na escolha do tratamento proposto para cada paciente. Pela ausência de conclusões definitivas sobre essa técnica, alguns aspectos importantes a serem levados em consideração são:

- Experiência do cirurgião: talvez seja o fator mais decisivo para a indicação desse procedimento. É importante salientar que, na maioria das vezes, essa é uma opção de exceção;
- Gravidade do quadro clínico: em pacientes com comorbidades significativas, idosos ou operados em situação clínica desfavorável, deve-se evitar cirurgias de grande porte, especialmente aquelas com anastomoses;

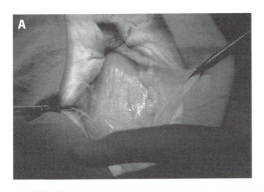 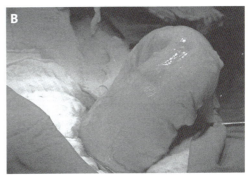

Figura 17.2A e 2B – Laparotomia exploradora de abdome agudo obstrutivo na qual identifica-se um volvo de cólon sigmoide. Após a exteriorização desse segmento intestinal é feita a identificação e a correção da torção de 360°. (Fonte: Arquivo pessoal.)

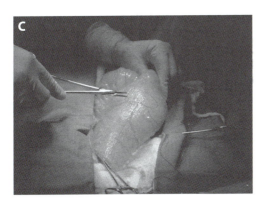 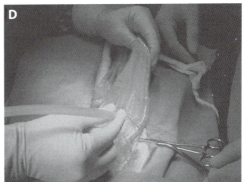

Figura 17.2C e 2D – Após a distorção do volvo, faz-se uma sutura em bolsa na tênia anterior do cólon sigmoide, o mais próximo possível da junção retossigmoideana, seguida de punção e aspiração do ar. (Fonte: Arquivo pessoal.)

- Gravidade da obstrução: grandes distensões trazem repercussões na perfusão sanguínea do cólon, o que pode resultar no aumento da taxa de complicações anastomóticas. Deve-se ainda considerar o represamento de grande quantidade de fezes proximalmente à torção. Apesar de estudos demonstrarem que a omissão do preparo mecânico pré-operatório para a realização de anastomoses colorretais em cirurgias eletivas é segura, tais conclusões não se estendem para situações de obstrução intestinal;
- Doença primária: o diagnóstico de megacólon chagásico não impede a anastomose primária, mas dificulta a sua execução. Esses pacientes habitualmente têm importante edema da parede intestinal, obrigando a realização de grandes ressecções intestinais. Mas o mais importante para quem indica a cirurgia de Duhamel para tratamento definitivo do megacólon chagásico, a anastomose colorretal terminoterminal é contraindicada (grau de recomendação D).

Colopexia

Consiste em distorção associada à pexia do cólon sigmoide à goteira parietocólica esquerda. Apesar de ser um procedimento relativamente simples e isento de complicações maiores, as taxas de recidiva do VCS são elevadas, e por isso é pouco realizado (grau de recomendação C).[4] Em pacientes de alto risco cirúrgico há a possibilidade de se realizar a colopexia endoscópica percutânea. Por ser menos invasivo e apresentar complicações de menor gravidade, constitui-se de uma opção terapêutica (grau de recomendação C).[3]

Transversostomia

A distorção manual do VCS e a confecção de uma transversostomia têm como princípio a exclusão do trânsito intestinal desse segmento redundante do cólon. A taxa de morbidade cirúrgica é baixa e a recidiva do VCS é inexistente com essa técnica. Entretanto, seu emprego tem limitações, principalmente se considerarmos que a maioria dos pacientes acometidos de VCS são portadores de megacólon chgásico e, consequentemente, necessitarão de futuras intervenções cirúrgicas para tratá-la de modo definitivo. Outro aspecto negativo relacionado às transversostomias são os elevados índices de prolapso da colostomia e de hérnias paraestomais. Estudos randomizados comparando os índices de complicações pós-operatórias do fechamento de transversostomias e ileostomias em alça mostraram complicações pós-operatória maiores no grupo de pacientes portadores de transversostomia (grau de recomendação A).[5]

Sigmoidostomia Anterior

A confecção de uma sigmoidostomia em alça após a distorção do VCS seria ideal se não fosse a grande dilatação desse segmento intestinal. O cólon sigmoide exteriorizado impediria, de modo definitivo, a recidiva do VCS. Além disso, outras vantagens incluem a rápida e fácil execução, o baixo índice de complicações e, principalmente, a possibilidade de reversão no mesmo tempo em que o paciente for submetido ao tratamento cirúrgico definitivo, seja a cirurgia de Duhamel e suas modificações, seja a retossigmoidectomia. Foi considerando tais vantagens que Moreira H. propôs uma nova técnica cirúrgica para o tratamento do VCS.

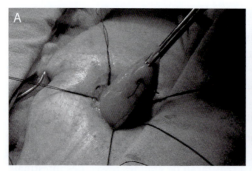 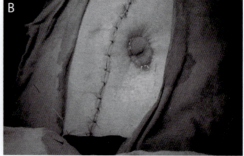

Figura 17.3A e 3B – Exteriorização da parede anterior do sigmoide na fossa ilíaca esquerda e fixação na parede abdominal em três planos de sutura. A maturação da colostomia é feita, normalmente, 24 horas após a cirurgia. (Fonte: Arquivo pessoal.)

Segundo esse autor, deve ser feita, após a distorção do VCS, uma punção com agulha calibrosa na parede anterior do cólon sigmoide distal para aspiração do ar contido no interior da alça. Na sequência, uma sigmoidostomia, localizada o mais próximo possível da junção retossigmoide, com exteriorização somente da parede anterior da alça, incluindo a área de punção, deve ser realizada no quadrante inferior esquerdo do abdome (Figuras 17.3A e 17.3B). Essa localização distal do estoma facilita a realização futura da cirurgia de Duhamel. Moreira H. observou que o abaixamento do segmento de todo o cólon sigmoide dilatado, sem nenhuma ressecção, resulta na redução paulatina de seu calibre, até voltar ao seu diâmetro normal, e na regularizaçâo do hábito intestinal. Concluiu, então, que ressecar ou não grandes extensões de cólon não influencia no sucesso da cirurgia (grau de recomendação C).[6] Portanto, para pacientes portadores de megacólon chagásico, que irão se submeter à cirurgia de Duhamel e que sejam portadores de uma sigmoidostomia anterior, é possível restringir o procedimento a ressecções intestinais menores, sem a necessidade de liberação do ângulo esplênico na maioria absoluta dos casos, diminuindo os riscos cirúrgicos (grau de recomendação C).[6] Em virtude do peso maior desse segmento dilatado, a fixação deve ser feita em três planos (peritônio, aponeurose e pele), todos envolvendo o plano seromuscular da alça exteriorizada. Esse detalhe é importante para evitar o afundamento do estoma. A maturação pode ser realizada 24 horas após a cirurgia, com bisturi elétrico, sem necessidade de nova anestesia, diminuindo o risco de infecção da ferida operatória (grau de recomendação C).[1]

Para pacientes com estado geral muito comprometido, a confecção da sigmoidostomia poderia ser realizada sem laparotomia. Após a distorção endoscópica do VCS, define-se o local da confecção do estoma por transiluminação. Faz-se anestesia local da parede abdominal e procede-se a abertura do orifício por onde se exteriorizará o sigmoide, minimizando o trauma cirúrgico (grau de recomendação C).[7] Ao exteriorizar o cólon, e antes de sua fixação na parede abdominal, introduz-se novamente o tubo endoscópico por via retal, para certificar-se de que a alça não esteja novamente torcida; entretanto, essa técnica oferece algumas limitações. A principal é a dificuldade de se fixar a alça nos três planos propostos por Moreira H., o que poderia aumentar o risco de afundamento do estoma. E mesmo que esse afundamento seja parcial, ou o paciente permaneça um tempo maior com a sigmoidostomia anterior (normalmente por questões sociais ou relacionadas a outras comorbidades, como cardiopatia ou megaesôfago chagásico), há um risco maior de evoluir para estenose da colostomia. Todavia, tal ocorrência tem pouco impacto no risco de recidiva do VCS, pois mesmo sendo pouco funcionante, sua fixação à parede abdominal impede uma nova torção da alça. Há situações nas quais o paciente poderá até mesmo apresentar trânsito intestinal pelo reto. Deve-se, portanto, programar a cirurgia definitiva o mais breve possível, para evitar outras complicações observadas tardias, como a formação distal de fecaloma.

O fluxograma a seguir (Figura 17.4) apresenta de modo resumido o raciocínio clínico para guiar o tratamento de um paciente com megacólon chagásico e VCS.

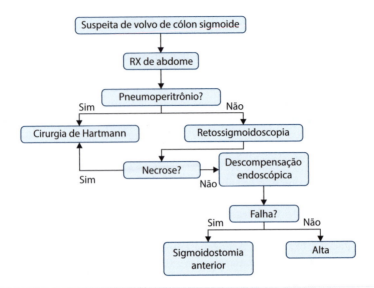

Figura 17.4 – Fluxograma de tratamento de volvo do cólon sigmoide no megacólon chagásico. (Fonte: Hélio Moreira Júnior e José Paulo Teixeira Moreira.)

REFERÊNCIAS BIBLIOGRÁFICAS

1. Moreira H. Tratamento cirúrgico do vólvulo de sigmoide no megacolo chagásico. Rev Goiana Med. 1979;78:73-6.
2. Oren D, Atamanalp SS, Aydinli B, Yildirgan MI, Başoğlu M, et al. An algorithm for the management of sigmoid colon volvulus and the safety of primary resection: experience with 827 cases. Dis Colon Rectum. 2007;50(4):489-97.
3. Bruzzi M, Lefèvre JH, Desaint B, Nion-Larmurier I, Bennis M, et al. Management of acute sigmoid volvulus: short- and long-term results. Colorectal Dis. 2015. DOI: 10.1111/codi.12959
4. Remes-Troche JM, Pérez-Martínez C, Rembis V, Arch FJ, Ayala GM, et al. Surgical treatment of colonic volvulus. 10-year experience at the Instituto Nacional de la Nutrición Salvador Zubirán. Rev Gastroenterol Mex. 1997;62(4):276-80.
5. Edwards DP, Leppington-Clarke A, Sexton R, Heald RJ, Moran BJ. Stoma-related complications are more frequent after transverse colostomy than loop ileostomy: a prospective randomized clinical trial. Br J Surg. 2001;88(3):360-3.
6. Moreira, H. Contribuição ao estudo da fisiopatologia no tratamento cirúrgico do megacolo chagásico. In: Patologia colo-retal. São Paulo: Ed. Angelino Manzione, 1974.
7. Mattingly M, Wasvary H, Sacksner J, Deshmukh G, Kadro O. Minimally invasive, endoscopically assisted colostomy can be performed without general anesthesia or laparotomy. Dis Colon Rectum. 2003;46(2):271-3.

Tratamento da Obstrução por Volvo de Ceco

Capítulo 18

José Eduardo de Aguilar-Nascimento
Paulo Luiz Batista Nogueira

INTRODUÇÃO

Em terminologia médica o termo *volvo* aparece como sinônimo de *vólvulo*, ambos os termos originários da mesma palavra latina designada para descrever uma afecção em que há uma torção de víscera oca em torno de seu ponto de fixação na cavidade abdominal. O volvo do ceco (VC) é uma condição clínica incomum,[1] segundo vários relatos de casos na literatura,[1,2] variando entre 1 e 2% das causas de obstrução intestinal aguda e em torno de 25 a 40% dos casos de vólvulo do cólon.[1-3] É o segundo tipo mais comum de volvo do cólon e geralmente está associado a mal rotação intestinal (ceco móvel) ou pós-operatório de cirurgias abdominais[4] (Figura 18.1).[5] São classificados quanto ao tipo de torção do ceco em três formas de posições:

- Torção axial (tipo I);
- Em forma de laço (tipo II);
- Em forma de báscula (tipo III).

Todas elas estão relacionadas à falta de fixação peritoneal do ceco, permitindo que ele se torne móvel.[7] Uma condição descrita como estágio anterior à evolução para VC é a apresentação do ceco em forma de báscula, a torção do tipo III.[5] (Figura 18.2)

Ao contrário do volvo do cólon sigmoide, que normalmente ocorre em pessoas idosas com dificuldade de locomoção, o VC não é incomum em jovens, e é mais frequentemente visto em mulheres. A idade média varia de 53 a 63 anos.[3,5] Como se trata de uma condição clínica pouco comum, o tratamento do VC deriva em grande parte da experiência limitada de profissionais, descrita na literatura por meio de relatos e séries de casos.

DIAGNÓSTICO

A apresentação clínica é muito variável, como uma leve dor abdominal intermitente a sintomas obstrutivos graves.[4] Os sintomas iniciais do VC são inespecíficos e similares a uma obstrução intestinal de outros segmentos de alça. O quadro clínico mais frequentemente observado é composto por dor abdominal, distensão e constipação,

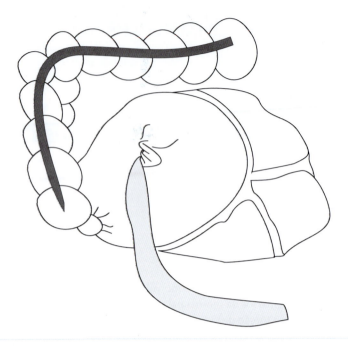

Figura 18.1 – Ponto de torção do ceco e distensão gasosa resultante da obstrução.[5]

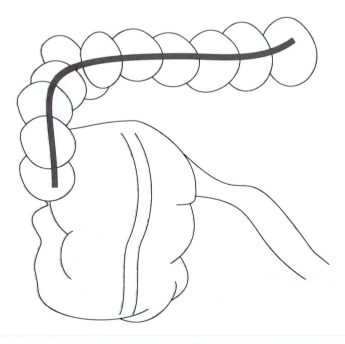

Figura 18.2 – Ceco voltado na direção do cólon ascedente em forma de uma báscula.[5]

seguidos de náuseas e vômitos. Com a evolução há hipertimpanismo e uma apresentação clássica de abdome agudo obstrutivo. O aparecimento de febre com irritação peritoneal e hipotensão geralmente pressupõe necrose ou perfuração de alça.[4-6]

As anormalidades dos achados clínicos, laboratoriais e de imagem estão na dependência do tempo de evolução dos sintomas, da severidade e da presença de necrose do ceco.[5] Os sinais mais constantes que podem indicar uma torção do ceco são:

- Localização da dor à direita do abdome, principalmente na fossa ilíaca direita (FID);
- Distensão abdominal assimétrica (em degrau) associada a uma massa palpável na FID.[3-6]

Relatos de casos na literatura indicam que o VC geralmente ocorre durante a evolução de uma condição aguda, como:

- Pós-operatório de abdominoplastia;
- Puerpério imediato;
- Apendicectomia laparoscópica;
- Doenças cardiovasculares, artrites, insuficiências renal e hepática.[1-6]

A realização de exames laboratoriais é de pouco auxílio para o diagnóstico e geralmente são inespecíficos. Nos casos em que há uma sintomatologia relevante para VC, os achados dos exames de imagem ajudam a estabelecer o diagnóstico. Em até 50% dos casos com uma radiografia (RX) simples de abdome é possível finalizar o diagnóstico, embora com acurácia inferior a 20%.[7] O achado mais frequente ao RX é uma alça muito distendida, com haustrações e único nível hidroaéreo, localizada no epigástrio e hipocôndrio esquerdo (ceco ectópico).[7] Quando esses sinais não estão evidentes, o emprego de contraste (enema baritado) é um recurso auxiliar, podendo ser indicado quando não há sinais de irritação peritoneal, com acurácia em torno de 88%.[8] O enema baritado (EB) é descrito também como potencialmente terapêutico, uma vez que pode ocorrer redução espontânea do volvo durante a aplicação do contraste. Os principais achados no EB são a parada da progressão do contraste e o estreitamento cônico da coluna de bário do cólon ascendente (sinal do bico de pássaro).[8] No entanto, a tomografia computadorizada é o exame mais específico e considerado o melhor para o diagnóstico do VC.[8]

A colonoscopia pode ser diagnóstica, demonstrando o ponto exato de torção, e também terapêutica. Todavia, apresenta baixo índice de sucesso (cerca de 30%) e tem limitações devido ao preparo do cólon e risco de perfuração.[9] Não raro, o diagnóstico é feito apenas em cirurgia.

TRATAMENTO

O tratamento do VC deve ser individualizado conforme a gravidade de apresentação clínica no momento do diagnóstico, levando em consideração o tempo de evolução dos sintomas, a severidade do quadro e a presença de necrose do ceco.[8] Casos não complicados muitas vezes são tratados durante a realização de procedimentos diagnósticos, tais como a redução por enema baritado ou através de uma colonoscopia (grau de recomendação C). Graças ao baixo índice de sucesso na devolvulação, a colonoscopia descompressiva não vem sendo recomendada, pois, além de retardar o tratamento definitivo, existe uma grande possibilidade de a alça já encontrar-se necrosada, sob risco de perfuração e piora do prognóstico (grau de recomendação C).[8-9]

Nos pacientes em que se observa distensão gasosa difusa do ceco recomenda-se o tratamento cirúrgico, pois há gangrena estabelecida em cerca de 50% dos casos (23 a 100%) no momento do diagnóstico.[5-8] Nessa situação a ressecção cirúrgica é mandatória, com remoção do segmento ileocólico doente, com ou sem anastomose primária (grau de recomendação C).[1,5,8,9]

Nos casos em que não se observa necrose de alça, o procedimento de simples distorção do VC está associado com taxas superiores a 75% de recorrência do volvo.[5,8,9] Além disso, a distorção do volvo pode promover o influxo de uma grande quantidade de mediadores inflamatórios na circulação sistêmica, predispondo a choque séptico irreversível.[8] A associação da técnica de fixação do ceco (cecopexia) ou a realização de uma cecostomia tem sido sugerida para reduzir os índices de recidiva (grau de recomendação C). Apesar de ser um procedimento rápido e seguro, a possibilidade de sucesso é bem inferior à ressecção cirúrgica, com recorrência de 40% e mortalidade de 18%.[5] A distorção com cecopexia por acesso videolaparoscópico também é uma modalidade descrita, mantendo, contudo, taxas de recorrência semelhantes à técnica convencional (grau de recomendação D).[9] Do mesmo modo, os trabalhos mais recentes têm desestimulado a prática de cecostomia em virtude da alta taxa de morbimortalidade pós-operatória quando comparada à cecopexia.[8] Apesar de a cecostomia promover a descompressão intestinal e reduzir a taxa de recidiva, o elevado índice de complicações pós-operatórias, com até 40% de mortalidade, tem desestimulado essa técnica.[5,6,8]

Em pacientes debilitados com idade avançada, presença de doenças crônico-degenerativas, desnutridos ou com risco cirúrgico elevado, a opção de hemicolectomia direita com ileostomia, com ou sem fístula mucosa, tem sido recomendada somente nos casos de isquemia do ceco (grau de recomendação D).[8] Uma das principais vantagens da hemicolectomia direita, a qual pode ser feita por acesso videolaparoscópico ou laparotômico, é o tratamento definitivo da recorrência do volvo. Apesar das melhorias na assistência ao doente cirúrgico e da consequente redução da taxa de morbidade pós-operatória, a mortalidade nessa condição ainda permanece em torno de 39% (grau de recomendação C).[6,8,9] Quando a condição clínica do paciente e dos segmentos intestinais remanescentes é favorável, a opção de ressecção ileocólica, sem distorção do volvo, seguida da anastomose primária é a melhor opção de tratamento cirúrgico do VC (grau de recomendação C).[1-3,5,6,8,9]

O fluxograma a seguir (Figura 18.3) apresenta resumidamente o raciocínio clínico para guiar o atendimento de um paciente com VC.

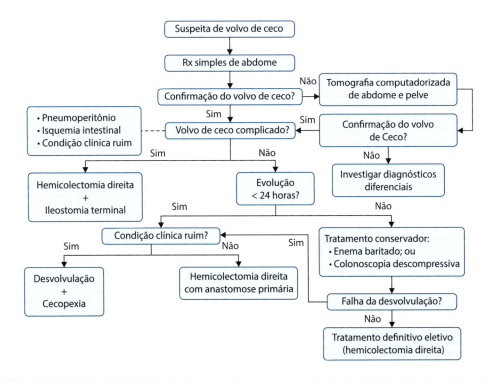

Figura 18.3 – Fluxograma de diagnóstico e tratamento do volvo de ceco. (Fonte: José Eduardo de Aguilar Siqueira do Nascimento e Paulo Luiz Batista Nogueira.)

REFERÊNCIAS BIBLIOGRÁFICAS

1. Moura EB. Má rotação intestinal. In: Pereira RM, Simões e Silva AC, Martins PF. Cirurgia pediátrica: condutas clínicas e cirúrgicas. Rio de Janeiro: Guanabara Koogan; 2005. p. 253-6.
2. Ruiz-Tovar J, García PC, Castiñeiras VM, et al. Vólvulo de ciego: presentación de 18 casos y revisión de la literatura. Cir Esp. 2009;85(2):110-13.
3. Costa V, Muro JP. Low-grade appendiceal neoplasm presenting as a volvulus of the cecum. Gastroenterology Report. 2013;1(10):207-10.
4. Katoh T, Shigemori T, Fukaya R, et al. Cecal volvulus: Report of a case and review of Japanese literature. World J Gastroenterol. 2009;15(20):2547-9. Available from: http://www.wjgnet.com/10079327/15/2547.asp
5. Consorti ET, Liu TH. Diagnosis and treatment of caecal volvulus. Postgrad Med J. 2005;81:772-6.
6. Hasbahceci M, Basak F, Alimoglu O. Cecal volvulus. Indian J Surg. 2012;74(6):476-9.
7. Pérez EL, Pérez MJM, González TR, et al. Vólvulo cecal: características en imagen. Radiología. 2010;52(4):333-41.
8. Gingold D, Murrell Z. Management of colonic volvulus. Clin Colon Rectal Surg. 2012;25(4):236-44.
9. Ortega PM, Rotellar F, Arredondo J. Minimal invasive management of acute cecal volvulus: Colonoscopy followed by laparoscopic cecopexy. Rev Esp Enferm Dig (Madrid). 2014;106(7):497-9.

Tratamento da Obstrução Intestinal na Doença de Crohn

Capítulo 19

Paulo Gustavo Kotze
Rogério Saad-Hossne

INTRODUÇÃO

A obstrução intestinal (OI) representa uma complicação grave e uma emergência potencial na doença inflamatória do intestino. Em particular, a fibrostenose intestinal na doença de Crohn (DC) é uma complicação frequente e debilitante, não só resultando em obstrução do intestino delgado como eventualmente, em repetidas ressecções intestinais, que podem gerar a síndrome do intestino curto.[1]

De acordo com a sua história natural, aproximadamente 75% dos pacientes com DC necessitarão de intervenção cirúrgica. Em metade desses casos a indicação cirúrgica ocorre por OI ou estenose intestinal. Pelo menos um terço dos pacientes com DC durante o curso da doença apresentam essa complicação. Em mais de 45% destes a obstrução pode ser recorrente (suboclusões intestinais de repetição).[2]

Na DC a prevalência de estenoses tem sido relatada no intestino delgado em 20 a 40% dos casos, e no cólon em 7 a 15% dos pacientes.[1,2] Podem ocorrer em segmentos não operados previamente ou em anastomoses intestinais prévias. Podem, ainda, de acordo com seu número e comprimento, ser classificadas em únicas ou múltiplas; curtas ou longas. Geralmente determinam dilatação intestinal a montante, aspecto facilmente identificável nos exames contrastados de trânsito intestinal, enterotomografia ou enterorressonância do abdome. Em geral, no início são assintomáticas, e à medida que o componente estenosante aumenta (estádios mais avançados), as estenoses podem ocasionar cólicas abdominais recorrentes e intensas, associadas a distensão abdominal, e em alguns casos pode ocorrer fistulização secundária para outros órgãos ou pele. A manifestação aguda das estenoses no campo da urgência no manejo da DC é clinicamente caracterizada como abdome agudo obstrutivo.

DIAGNÓSTICO

Nos pacientes conhecidamente portadores de DC, onde os locais de inflamação prévia são já conhecidos, a OI é mais facilmente diagnosticada, sendo uma complicação da doença. Nesses casos, a estenose decorre da atividade crônica da doença e é de etiologia fibrótica tipo cicatricial. Quadros de OI causados por atividade inflamatória exacerbada, nas crises de agudização da doença, podem igualmente ocorrer, sendo secundários a estenoses do tipo inflamatória.

Nos casos em que os pacientes não tenham o diagnóstico prévio de DC, o quadro obstrutivo terá características sindrômicas de abdome agudo inflamatório, e, portanto, tais pacientes procuram os serviços de emergência com manifestações típicas de OI, dificultando o diagnóstico final, que muitas vezes será feito somente mediante exames específicos (enterotomografias e enterorressonâncias magnéticas), ou mesmo após a laparotomia, com o exame anatomopatológico da peça cirúrgica.[3] Outras causas mais raras de OI na DC são descritas na literatura (Quadro 19.1).

Quadro Clínico

O quadro clínico é típico de OI. Nas obstruções mais altas de delgado, vômitos recorrentes de aspecto claro e bilioso associados a cólicas abdominais constituem-se em uma das principais queixas. Ao exame fisco não se observa, em geral, grande distensão abdominal, e os ruídos hidroaéreos estão aumentados em intensidade e frequência (metálicos). Já nos quadros de obstrução baixa, a distensão abdominal é mais evidente, os vômitos são mais tardios, de aspecto fecaloide, com intensificação da intensidade e frequência dos ruídos, associado à parada na eliminação de gases e fezes. Como a ocorrência da DC é mais frequente na transição ileocecal, a apresentação clínica nesta topografia é comumente de OI baixa. Secundariamente podem estar presentes distúrbios hidroeletrolíticos, como hipocalemia, e acidose metabólica em casos mais avançados. Quadros sépticos podem ser observados nos casos mais avançados já complicados com perfurações secundárias.

Exames Laboratoriais

Embora inespecíficos, os exames laboratoriais podem contribuir em conjunto com os exames clinico e radiológicos para o diagnostico. A análise da série branca pode revelar leucocitose, enquanto a série vermelha pode evidenciar anemia, que, em especial na DC, pode decorrer fundamentalmente de perdas crônicas pelo trato gastrointestinal. Os exames para a análise da atividade inflamatória, como a proteína C reativa (PCR) e a velocidade de hemossedimentação

Quadro 19.1
Etiologia das obstruções intestinais na doença de Crohn
Causas de obstrução intestinal na doença de Crohn
Estenoses
Íleo biliar
Neoplasias (adenocarcinoma, linfoma, tumor carcinoide (GIST)
Retenção de cápsula endoscópica
Enterolitos
Bezoares
Uso excessivo de loperamida
Retirada de corticoides (após cirurgia)
Estenoses após ressecções
Aderências pós-operatórias
Obstruções relacionadas a ileostomias

(VHS), podem estar aumentados, entretanto, apresentam baixa especificidade para o diagnóstico da DC na vigência de OI.[3]

Exames Radiológicos

Inicialmente o exame de imagem solicitado nos casos de suspeita de OI é a rotina radiológica básica de abdome agudo, composta por radiografia (RX) simples do abdome em ortostatismo e decúbito dorsal, RX de tórax em AP com cúpulas diafragmáticas e perfil do reto. O exame do tórax é importante para se verificar a presença de perfuração secundária do intestino, onde o pneumoperitônio pode ser mais facilmente identificado. O perfil do reto serve para identificar a presença de ar no reto, dado importante na diferenciação da OI completa dos casos de suboclusão.[3]

As incidências do RX simples do abdome em geral evidenciam dilatação hidroaérea do intestino proximalmente ao local de obstrução.[4] O intestino delgado não apresenta haustrações, e os níveis líquidos com sinal sugestivo de "empilhamento de moedas" corroboram a suspeita diagnóstica. Distensões do cólon podem ser identificadas nos casos de obstrução secundária à DC do cólon. A Figura 19.1 demonstra um quadro típico de OI do íleo terminal em paciente portador de DC.

Atualmente, o exame que melhor define o quadro de OI em detalhes é a tomografia computadorizada de abdome e pelve (TCAP).[5] Como a DC é transmural, essa modalidade de exame radiológico permite uma avaliação completa da parede intestinal no local de oclusão, bem como a presença ou não de atividade inflamatória no local da estenose, pela administração de contraste intravenoso. A estenose com atividade inflamatória apresenta-se com densidade mais clara no exame tomográfico, demonstrando nítida dilatação a montante do local causador do quadro obstrutivo.

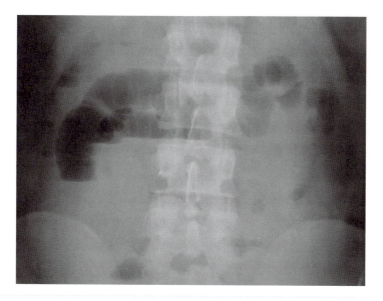

Figura 19.1 – Oclusão intestinal do íleo terminal em portador de DC. Observa-se dilatação de delgado a montante do nível da oclusão, bem como níveis líquidos nas alças e ar acumulado nos segmentos dilatados. (Acervo pessoal: Dr. Paulo Gustavo Kotze.)

Inúmeros trabalhos salientam a importância da ressonância nuclear magnética (RNM) nas avaliações diagnósticas e de seguimento na DC.[5] A RNM tem importância fundamental na prevenção da irradiação excessiva de pacientes jovens, que repetidamente, ao longo da vida, necessitarão de exames de imagem. Entretanto, nas admissões de emergência, há praticamente um consenso da superioridade da TCAP, pela sua agilidade, rapidez e facilidade de realização. Além disso, pode-se facilmente identificar fístulas e abscessos abdominais associados a quadros oclusivos. Schreyer et al. estudaram retrospectivamente 53 portadores de DC submetidos aos dois exames de imagem e concluíram não haver necessidade de RNM na avaliação do abdome agudo como complicação da doença.[5] Kerner et al. descreveram que houve aumento das solicitações de TCAP em portadores de abdome agudo secundário à DC nos últimos anos, com altos níveis de detecção do diagnóstico de obstrução, entre outras complicações. No entanto, esse aumento do número de TCAP não resultou em menores taxas de admissão de pacientes.[6] Outro ponto a ser destacado na avaliação por imagem das estenoses obstrutivas na DC é, na fase aguda de OI, a técnica de exame diferir das enterotomografias e enterorressonâncias utilizadas nos pacientes eletivos. Nestes, comumente administra-se contraste oral positivo, em geral à base de água ou laxativos potentes, como o polietilenoglicol, obviamente contraindicados nos quadros de oclusão intestinal aguda. Desse modo, os exames podem ser realizados por contraste oral negativo (iodado) ou ausente, com administração de contraste intravenoso para se identificar inflamação. Os serviços que dispõem da RNM podem utilizar-se do grande detalhamento das imagens desse método em pacientes com clínica de suboclusão intestinal de repetição, com todas as vantagens do método.

TRATAMENTO

Tratamento Clínico

Em virtude da etiologia inflamatória, o tratamento inicial da OI na DC, na ausência de abscesso abdominal ou sepse, deve ser baseado nas medidas iniciais de suporte, associado ao tratamento medicamentoso. Preconiza-se hidratação intravenosa associada ao jejum, sondagem nasogástrica, nos casos de estase volumosa, além de corticoides intravenosos. A hidrocortisona intravenosa na dose de 400 mg/dia, dividida em quatro infusões diárias, é o tratamento mais comumente utilizado (grau de recomendação A). A associação com antibióticos deve ser embasada em alterações do hemograma, febre ou outras evidências de infecção, bem como na prevenção de translocação bacteriana. Além dessas medidas, é importante a correção de anormalidades eletrolíticas, descontinuação de drogas que interferem na motilidade intestinal (como anticolinérgicos e narcóticos) e tratamento de comorbidades associadas.[3,7]

O racional do tratamento clínico é baseado em provável diminuição do edema e de inflamação do local da oclusão. Há uma tendência crescente para tratamento conservador inicial, em vez de intervenção cirúrgica imediata, pois uma proporção significativa de casos pode ser resolvida clinicamente. Constata-se que as estenoses podem ser, de maneira predominante, inflamatórias ou fibróticas, o que causa dúvidas importantes para a escolha do melhor tratamento. Estenoses majoritariamente inflamatórias vão se beneficiar do tratamento clínico, enquanto as com maior componente fibrótico provavelmente necessitarão de tratamento cirúrgico (grau de recomendação A). Na prática clínica podemos utilizar diferentes meios, que podem ser capazes de diferenciar entre estenose inflamatória ou fibrótica.[8] A avaliação de parâmetros sistêmicos de inflamação, como o PCR e VHS, ou a quantificação fecal de marcadores de inflamação, como a calprotectina ou lactoferrina, pode ser de grande valia nessa diferenciação. Entretanto, os métodos mais confiáveis para se definir entre inflamação ou fibrose são os exames de imagem, como previamente descrito.

Uma estenose inflamatória pode ser tratada clinicamente, por meio de esteroides, imunossupressores ou biológicos (grau de recomendação A). Os corticoides são frequentemente utilizados como terapia inicial; no entanto, o médico deve sempre se lembrar de que doses maiores que 20 mg aumentam o risco de complicações perioperatórias nos casos que evoluam para uma necessidade de cirurgia.

Há alguns estudos favoráveis ao uso de biológicos em pacientes com estenoses associadas à oclusão ou suboclusão intestinal.[9] Os resultados indicam que pode ocorrer regressão das estenoses, além de benefícios gerais em um subgrupo de pacientes. Outros autores também indicam que, nessas situações, o uso do biológico é seguro e não está relacionado ao aumento de complicações perioperatórias.

Nos casos em que o diagnostico prévio da DC é desconhecido, a terapêutica inicial deve ser a mesma, isto é, medidas clínicas para o abdome agudo inflamatório devem ser instituídas, como hidratação, jejum, sonda nasogástrica, correção dos distúrbios hidroeletrolíticos etc.; na dependência das respostas clínica após 24 a 48 horas, pode-se se optar pelo tratamento cirúrgico (grau de recomendação A).

Tratamento Endoscópico

O tratamento das estenoses na DC é passível de ser realizado por meio de métodos endoscópicos.[10] Várias técnicas podem ser utilizadas, mas os resultados mais conhecidos são por meio de dilatação por balão hidrostático. A técnica com balões tipo TTS (*through the scope*) permite a passagem por dentro do endoscópio, com posicionamento e insuflação do balão sob a visão direta do endoscopista, eliminando, portanto, a necessidade de fluoroscopia. A dilatação está indicada, principalmente, em estenoses curtas sintomáticas e em estenoses de anastomoses ileocólicas (grau de recomendação B).[10] Outros métodos endoscópicos associados com a dilatação por balão também têm sido descritos. Estiletes cortantes ou esfincterótomos, *lasers*, próteses (*stents*) e injeção intramural de esteroides ou agentes biológicos podem ser usados em conjunto com a dilatação (grau de recomendação B).

Tratamento Cirúrgico

Um adequado preparo pré-operatório deve ser realizado com o paciente estabilizado hemodinamicamente e com os distúrbios hidroeletrolíticos corrigidos. Recomenda-se reserva de sangue para possíveis transfusões durante ou após os procedimentos, além de vaga em unidades de terapia intensiva no pós-operatório.[7] A antibioticoterapia empírica deve ser imediatamente iniciada, e uma sonda nasogástrica calibrosa deve ser mantida para facilitar a sequência de intubação orotraqueal rápida a ser realizada pelo anestesiologista, para prevenção da broncoaspiração. A demarcação de prováveis locais de estomas intestinais deve ser rotineiramente efetuada. Em caso de necessidade, um local de estoma previamente demarcado traz menores complicações relacionadas a ileostomias ou colostomias no pós-operatório. As marcações devem ser realizadas bilateralmente de rotina nos casos de OI.[7]

A via de acesso preferencial é a laparotômica; entretanto, alguns serviços de referência em laparoscopia colorretal apresentam resultados interessantes e promissores em casos selecionados de portadores de DC na fase aguda oclusiva. Essa via de acesso não deve ser rotineiramente empregada, a não ser que a equipe cirúrgica tenha experiência no manejo de OI por laparoscopia. Os casos devem ser selecionados de modo rigoroso, e a alta possibilidade de conversão para laparotomia deve ser referida para o paciente e seus familiares.[7]

Após o acesso da cavidade, deve-se exercer uma detalhada inspeção de todos os segmentos do intestino delgado e do cólon, para adequado mapeamento do local da estenose causadora do quadro oclusivo e de áreas secundárias de acometimento da DC. Não raramente são identificadas áreas de fistulização interna para o próprio intestino delgado ou para o cólon no local da oclusão. Essa área principal deve ser ressecada, da maneira mais econômica possível, e a confecção de anastomose primária ou estoma de desvio deve ser decidida pelo cirurgião.

Pacientes estáveis, em bom estado nutricional e com alças intestinais com baixa atividade inflamatória, sem abscessos associados, podem ser bons candidatos a anastomoses primárias pelas favoráveis condições locais. Pacientes com fístulas no local da obstrução, com abscessos secundários, que apresentem instabilidade hemodinâmica por quadro séptico associado, e que apresentem extrema dilatação a montante do local da oclusão com desnutrição associada, são candidatos ideais a um estoma de desvio temporário, no local previamente demarcado. O uso prévio prolongado de corticoides, grande perda sanguínea e o mau estado nutricional são os principais fatores de risco para deiscências de anastomoses, sendo as mesmas contraindicadas nos pacientes que apresentem tais características.

Nos casos em que o tratamento do local da OI é feito com ressecção, e são identificadas estenoses em outros segmentos do intestino delgado, as técnicas de plastias de estenose (enteroplastias) ficam indicadas como complementares, para se prevenir ressecções múltiplas desnecessárias que possam levar à síndrome do intestino curto (grau de recomendação A).[11] Estenoses próximas (menos de 10 cm) podem ser incluídas na área de ressecção da lesão principal. Deve-se sempre ter em mente que a DC é recidivante e que novas ressecções podem ser necessárias no futuro; desse modo, condutas mais conservadoras visando à preservação das alças intestinais diminuem a chance de o paciente evoluir para síndrome do intestino curto e desnutrição crônica no futuro. Porém, nos casos de identificação de lesões intestinais com características macroscópicas anômalas, a conduta adotada deve ser a de ressecção em contraposição a plastias, pelo risco da presença de neoplasia associada a lesões inflamadas pela DC (grau de recomendação A).[11]

Os desvios intestinais (*bypass*) foram praticamente abandonados, e atualmente preconiza-se sempre as ressecções primárias, pelo risco elevado de complicações dos desvios pela manutenção do processo inflamatório ou fibrótico (grau de recomendação A).[12] Ficam reservados, assim, para cunho histórico. Em relação às estenoses do cólon ligadas à DC, os princípios de tratamento são os mesmos em relação às do intestino delgado. Uma consideração importante a ser feita é que estenoses no cólon em portadores da doença apresentam risco maior de malignidade, pela maior prevalência do câncer colorretal em relação aos tumores de jejuno ou íleo. Dessa maneira, em estenoses cólicas preconiza-se preferencialmente a ressecção, sendo as plastias contraindicadas nessa topografia (grau de recomendação A).[11]

O fluxograma a seguir (Figura 19.2) apresenta de modo resumido o raciocínio clínico para guiar o atendimento de um paciente com OI por DC.

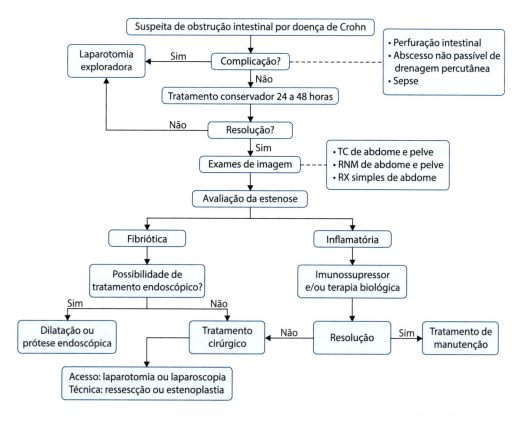

Figura 19.2 – Fluxograma de tratamento da obstrução intestinal por doença de Crohn. (Fonte: Paulo Gustavo Kotze e Rogério Saad-Hossne.)

REFERÊNCIAS BIBLIOGRÁFICAS

1. Van Assche G, Geboes K, Rutgeerts P. Medical therapy for Crohn's disease strictures. Inflamm Bowel Dis. 2004;10:55-60.
2. Katsanos KH, Tsianos VE, Maliouki M, Adamidi M, Vagias I, Tsianos EV. Obstruction and pseudo-obstruction in inflammatory bowel disease. Annals of Gastroenterology. 2010;23(4):243-56.
3. Nivatvongs S, Gordon PH. Crohn's disease. In: Gordon PH, Nivatvongs S. Principles and practice of surgery of the colon, rectum and anus. 3rd edition. New York: Taylor & Francis; 2007. p. 819-908.
4. O'Regan K, O'Connor OJ, O'Neill SB et al. Plain abdominal radiographs in patients with Crohn's disease: radiological findings and diagnostic value. Clin Radiol. 2012 Aug;67(8):774-81.
5. Schreyer AG, Hoffstetter P, Daneschnejad M, Jung EM, Pawlik M, Friedrich C, et al. Comparison of Conventional Abdominal CT with MR-Enterography in patients with active Crohn's disease and acute abdominal pain. Acad Radiol. 2010; 17:352-7.
6. Kerner C, Carey K, Mills AM, Yang W, Synnestvedt MB, Hilton S, et al. Use of abdominopelvic computed tomography in emergency departments and rates of urgent diagnoses in Crohn's disease. Clin Gastroenterol Hepatol. 2012;10:52-7.

7. Kotze PG, Araujo SEA. Tratamento cirúrgico da doença de Crohn. <www.gediib.org.br>. Acesso em: 5 ago. 2016.

8. Gerard R. Is this stricture inflammatory? Digestion. 2011;83:261-2.

9. Pallota N, Barberani F, Hassan AN, Guagnozzi D, Vincoli G. Effect of Infliximab on small bowel stenoses in patients with Crohn's disease. World J Gastrenterol. 2008,28;14(12):1885-90.

10. Ferlitsch A, Reinisch W, Püspök A, Dejaco C, Schillinger M, et al. Safety and efficacy of endoscopic balloon dilatation for treatment of Crohn's disease strictures. Endoscopy. 2006;38:483-7.

11. Dignass A, Van Assche G, Lindsay JO, Lémann M, Söderholm J, Colombel JF, et al. The second European evidence-based consensus on the diagnosis and management of Crohn's disease: Current management. J Crohns Colitis. 2010;4(1):28-62.

12. Kosmidis C, Anthimidis G. Emergency and elective surgery for small bowel Crohn's disease. Tech Coloproctol 2011;15(suppl. 1):S1-S4.

Pseudo-Obstrução Colônica Aguda

Capítulo 20

Tiago Leal Ghezzi
Lúcio Sarubbi Fillmann

INTRODUÇÃO

A pseudo-obstrução colônica aguda (POCA), também conhecida como síndrome de Ogilvie, é uma entidade clínica caracterizada pela distensão colônica maciça e por sinais, sintomas e achados radiológicos de obstrução do intestino grosso na ausência de causa mecânica. Embora a sua patogenia ainda não seja completamente compreendida, acredita-se que resulte do desequilíbrio da inervação autonômica extrínseca do cólon consequente à supressão parassimpática excessiva e/ou estimulação simpática aumentada.[1] A POCA é discretamente mais comum no sexo masculino (60%) e na meia-idade (média de 60 anos). Habitualmente, ocorre em indivíduos institucionalizados ou hospitalizados com condições clínicas ou pós-operatórias graves.[2-3] Quando não diagnosticada em tempo e corretamente tratada, pode evoluir para isquemia colônica e perfuração espontânea (3 a 15% dos casos), complicação que se associa a elevada taxa de mortalidade (40% ou mais).[4]

DIAGNÓSTICO

Os pacientes com POCA apresentam-se invariavelmente com distensão abdominal maciça. Outros sintomas frequentemente observados incluem dor abdominal (80%), náuseas e vômitos (60%) e incapacidade de eliminação de fezes ou flatos (60%). Ao exame físico, o abdome demonstra-se hipertimpânico e têm ruídos hidroaéreos presentes. A presença de febre, dor abdominal acentuada e leucocitose sugerem a ocorrência de isquemia ou perfuração intestinal. O risco de perfuração é maior em pacientes com tempo de evolução maior do que 6 dias e com diâmetro cecal acima de 12 cm.[2]

O diagnóstico de POCA é sugerido pela apresentação clínica, mas deve ser sempre confirmado por meio de radiografia de abdome agudo (RAA). O RAA revela distensão colônica maciça (diâmetro colônico maior do que a altura de 1,5 corpo vertebral), geralmente com *cutoff* no ângulo esplênico e dilatação restrita ou mais acentuada no cólon proximal.[2,5] Distensão e níveis hidroaéreos também podem eventualmente ser observados no intestino delgado. O RAA também permite a mensuração do diâmetro cecal e a detecção de pneumoperitônio, achados, respectivamente, preditivo e diagnóstico de perfuração colônica.[2] A tomografia computadorizada de abdome e pelve (TCAP) é considerada o método diagnóstico padrão-ouro, com sensibilidade de 96% e especificidade de 93%, permitindo o diagnóstico diferencial com megacólon tóxico e obstrução intestinal mecânica. Embora contraindicado no megacólon tóxico, o enema com contraste hidrossolúvel consiste em uma alternativa para se excluir obstrução mecânica.[5]

TRATAMENTO

O diagnóstico preciso, o reconhecimento precoce de eventuais complicações e a instituição de medidas terapêuticas adequadas compreendem os elementos fundamentais do algoritmo de manejo da POCA. Apesar da extensa literatura existente, até o presente momento, dispomos de poucos ensaios clínicos controlados que investigaram o tratamento da POCA.

Tratamento Conservador

O tratamento conservador compreende medidas que devem ser instituídas precocemente em todos os pacientes com POCA sem sinais de complicação (grau de recomendação C).[3] O tratamento conservador é efetivo em cerca de 70% dos pacientes, com taxa de perfuração de 2,5% e mortalidade de 0 a 14%[2] (grau de recomendação C).

O tratamento conservador compreende as seguintes medidas:

- Jejum absoluto;
- Sonda nasogástrica conectada a sistema aberto em frasco;
- Sonda retal conectada a sistema coletor de gravidade;
- Reposição endovenosa de líquidos e eletrólitos (potássio e magnésio);
- Suspensão de medicamentos que reduzem a motilidade colônica;
- Proibição do uso de laxantes, em particular os osmóticos (ex.: lactulose);
- Deambulação ou mobilização frequente de decúbito no leito;
- Exames clínico e radiológico seriados a cada 12 a 24 horas.

Descompressão Farmacológica

A descompressão colônica com neostigmina é indicada para pacientes com POCA com risco aumentado de perfuração colônica espontânea (diâmetro cecal maior do que 12 cm ou tempo de evolução superior a seis dias) ou que não apresentam resposta clínica e radiológica favoráveis após 24 a 72 horas de tratamento conservador (grau de recomendação B).[1] A neostigmina deve ser administrada por via endovenosa, na dose de 2,0 a 2,5 mg, em bolus, durante um período de 3 a 5 minutos.[5-6] A taxa de sucesso da primeira dose é de 89% e costuma ser observada após 1 a 30 minutos da administração (grau de recomendação B).[2,6,7] No caso de resposta parcial ou recorrência, pode-se repetir o tratamento a cada 3 horas até um total de três doses,[3] e a taxa de sucesso da segunda dose varia de 40 a 100% (grau de recomendação B). Durante a administração, os pacientes devem ser mantidos em posição supina e sob monitorização eletrocardiográfica durante 30 minutos. Graças ao risco de bradicardia, a atropina deve estar sempre disponível.[3,6] O uso de neostigmina é contraindicado em gestantes, pacientes com isquemia ou perfuração intestinal, broncoespasmo agudo, hipotensão arterial sistólica (< 90 mmHg), arritmia cardíaca ou infarto agudo do miocárdio recente, bradicardia (FC < 60 bpm) ou usuários de β-bloqueadores, acidose, retenção urinária, insuficiência renal (creatinina > 3,0 m/dL) ou úlcera péptica gastroduodenal.[1,3,5,6] Os efeitos adversos mais comuns da neostigmina são dor abdominal (53%), sialorreia (31%), vômitos (15%) e bradicardia (6%).[7] Pacientes refratários a doses repetidas podem ser submetidos a tratamento com infusão endovenosa contínua de 0,4 a 0,8 mg/h de neostigmina (5 mg diluídos em 50 ml de soro fisiológico) durante 24 horas (grau de recomendação C) ou piridostigmina 10 a 30 mg VO de 12/12 horas (grau de recomendação D).[3]

Descompressão Endoscópica

A descompressão colônica endoscópica é indicada para pacientes com POCA refratários ou com contraindicação ao tratamento farmacológico (grau de recomendação B). A descompressão endoscópica deve ser realizada por endoscopista experiente, sem preparo intestinal e com colonoscópio com canal de aspiração calibroso (3,8 mm) ou duplo-canal.[2,8] O exame deve ser realizado sob sedação consciente, com uso de benzodiazepínicos e com mínima administração de narcótico.[1,8] A introdução do aparelho até o ceco ou ângulo hepático, com mínima insuflação e máxima aspiração do conteúdo líquido e gasoso, é efetiva em 61 a 95% dos casos (grau de recomendação C).[2,8] O posicionamento de um tubo de aspiração (*kit* de descompressão colônica de 14 Fr da Wilson-Cook® ou sonda nasogástrica de 18 Fr) no cólon direito reduz a taxa de recorrência. A repetição do procedimento pode ser necessária em casos de recorrência.[2,5,8] Pacientes com achado endoscópico de isquemia da mucosa na ausência de sinais de peritonite podem ser tratados sem cirurgia desde que a descompressão seja exitosa.[8] Em contrapartida, o diagnóstico de isquemia crítica requer a interrupção imediata do exame e a solicitação de consultoria cirúrgica.[5,8] A colonoscopia é contraindicada em casos de peritonite ou perfuração intestinal.[2,8] O risco de perfuração durante o exame é de 2%, razão pela qual se deve sempre aplicar um termo de consentimento informado.[1,8]

Tratamento de Manutenção após Descompressão Colônica

A administração de solução de polietilenoglicol (PEG 29,5 g diluídos em 500 ml de água VO 2×/dia) parece reduzir a taxa de recorrência da POCA em pacientes com descompressão inicial exitosa (grau de recomendação B).[4]

Tratamento Cirúrgico

Em razão da severidade da condição clínica subjacente, o tratamento cirúrgico da POCA apresenta elevada taxa de mortalidade (6 a 50%). A cirurgia indicada varia conforme o *status* do intestino. Em pacientes sem perfuração ou isquemia colônica e refratários aos demais tratamentos, indica-se a cecostomia cirúrgica (grau de recomendação C), percutânea endoscópica ou radiológica (graus de recomendação D) ou colostomia em alça de transverso (grau de recomendação B). A colostomia tem taxa de sucesso imediato de 73 a 95%.[9] Em pacientes com isquemia ou perfuração, recomenda-se ressecção segmentar e ileostomia terminal (grau de recomendação C).[8]

O fluxograma a seguir (Figura 20.1) apresenta de modo resumido o raciocínio clínico para guiar o atendimento de um paciente com POCA.

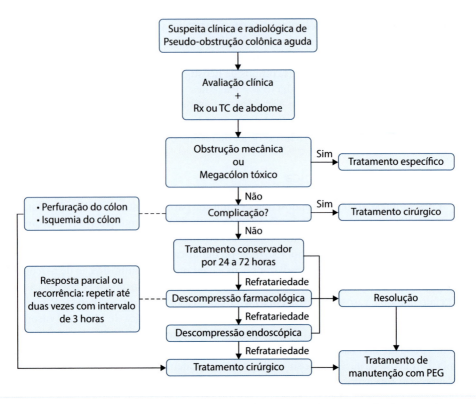

Figura 20.1 – Fluxograma de manejo da pseudo-obstrução colônica aguda. (Fonte: Tiago Leal Ghezzi e Lúcio Sarubbi Fillmann.)

REFERÊNCIAS BIBLIOGRÁFICAS

1. Saunders MD. Acute colonic pseudo-obstruction. Best Pract Res Clin Gastroenterol. 2007;21(4):671-87.
2. Saunders MD, Kimmey MB. Systematic review: acute colonic pseudo-obstruction. Aliment Pharmacol Ther. 2005;22:917-25.
3. Jain A, Vargas HD. Advances and challenges in the management of acute colonic pseudo-obstruction (Ogilvie Syndrome). Clin Colon Rectal Surg. 2012;25:37-45.
4. Sgouros SN, Vlachogiannakos J, Vassiliadis K, et al. Effect of polyethylene glycol electrolyte balanced solution on patients with acute colonic pseudo-obstruction after resolution of colonic dilation: a prospective, randomised, placebo controlled trial. Gut. 2006;55:638-42.
5. De Giorgio R, Knowles CH. Acute colonic pseudo-obstruction. Br J Surg 2009;96:229-39.
6. Ponec RJ, Saunders MD, Kimmey MB. Neostigmine for the treatment of acute colonic pseudo-obstruction. N Engl J Med. 1999;341:137-41.
7. Valle RGL, Godoy FL. Neostigmine for acute-colonic obstruction: a meta-analysis. Ann Med Surg. 2014;3:60-4.
8. Saunders MD, Cappell MS. Endoscopic management of acute colonic pseudo-obstruction. Endoscopy. 2005;37:760-3.
9. Vanek VW, Al-Salti M. Acute pseudo-obstruction of the colon (Ogilvie's syndrome). An analysis of 400 cases. Dis Colon Rectum. 1986:29:203-10.

Íleo Adinâmico Pós-Operatório

Capítulo 21

Mauricio De Marco
Renato Arioni Lupinacci

INTRODUÇÃO

O termo íleo (*ileus*) define um quadro de inibição de peristalse gastrointestinal na ausência de fator obstrutivo mecânico. Além da falta de consistência das publicações em conceituar o termo, entende-se por íleo adinâmico pós-operatório (*postoperative ileus* – POI, íleo primário) um padrão de motilidade alterado de todo o trato gastrointestinal (TGI), secundário ao trauma cirúrgico, tradicionalmente entendido como uma resposta fisiológica.[1] Esta pode se prolongar e aumentar sua intensidade de acordo com vários fatores determinados em todo o período perioperatório.

O íleo pós-operatório prolongado (PPOI – *prolonged postoperative ileus*, íleo paralítico, íleo secundário ou adinâmico) se caracteriza por uma exacerbação do quadro inicial e se estabelece pela presença de dois dos achados abaixo após o 4º dia de pós-operatório:

1. Náuseas ou vômitos;

2. Intolerância a dieta oral nas últimas 24 horas;

3. Ausência de flatos nas últimas 24 horas;

4. Distensão abdominal clínica;

5. Evidência radiológica de distensão abdominal sem fator obstrutivo mecânico.[1]

Existe uma grande dificuldade em estimar a incidência real dessas alterações no pós-operatório, tendo em vista que POI, de certo modo, corresponde a um processo reacional a injúria cirúrgica e de tal maneira fisiológico. Conforme já citada, a falta de um conceito bem estabelecido para esse distúrbio torna muito difícil estimar sua real incidência. Várias publicações descrevem a presença de PPOI em aproximadamente 15% dos pacientes submetidos à cirurgia colorretal.[2] Em uma série recente, que buscava relatar fatores de risco de PPOI para cirurgias colorretais em um total de 327 pacientes operados, 26,7% desenvolveram o quadro; outros autores descrevem uma incidência que varia de 3 a 32% das cirurgias abdominais maiores.[3]

A resolução do íleo pós-operatório é descrita pela aceitação de dieta oral associada à presença de ruídos hidroaéreos à ausculta abdominal, a flatos e a evacuações, geralmente 72 horas após o procedimento. Ainda são controversos os modos de determinar que o trânsito gastrointestinal está restabelecido. A presença de ruídos hidroaéreos (RHA), assim como a correlação entre flatos e gases com movimentos de propulsão do cólon, é um achado subjetivo pouco específico, do mesmo modo que a simples presença de evacuações pode corresponder a esvaziamento do reto, e não a uma demonstração da função global do trato gastrointestinal. Mesmo quando são utilizadas técnicas invasivas em modelos humanos e experimentais não se consegue pontuar esse evento pela presença de um único dado objetivo. Em uma meta-análise publicada recentemente, a associação entre a aceitação de dieta oral e a presença de evacuações foi o melhor achado para determinar o fim do POI.[4]

O POI e, acima dele, o PPOI são relacionados a retardo na recuperação do paciente, aumento do tempo de internação e complicações pós-operatórias, especialmente infecciosas e tromboembólicas. Estima-se que nos EUA o manejo do íleo pós-operatório seja responsável pelo custo anual de, aproximadamente, 1,5 bilhão de dólares.[5]

O recente interesse no manejo do paciente na fase perioperatória se deve principalmente ao surgimento de protocolos multimodais de otimização desse período, também conhecidos como *Fast Track*. Esses protocolos utilizam-se da melhor evidência científica para propor mobilização precoce do paciente do leito, dieta precoce, protocolos de anestesia e abordagens minimamente invasivas, como a laparoscopia, objetivando acelerar e prevenir complicações pós-operatórias, entre elas o POI. Essas normativas têm mostrado que condutas seguras e benéficas quebram com paradigmas historicamente estabelecidos no cuidado do paciente cirúrgico.

Muito além do estímulo pontual gerado pelo trauma cirúrgico, múltiplos outros fatores externos atuam em todo o período perioperatório e são intimamente associados ao POI. Fatores estes como o uso de opioides na analgesia, drogas indutoras anestésicas e a expansão volêmica intraoperatória. Eles são amplamente discutidos na literatura como verdadeiros fatores de risco da alteração da motilidade gastrointestinal dado o fato não claro, se estes deflagram o processo ou apenas atuam na manutenção do distúrbio.[5] O conhecimento desses fatores de risco é de extrema importância, tendo em vista que o controle deles pode atenuar ou até mesmo prevenir o POI.

Vather et al., analisando pacientes submetidos a cirurgias colorretais, determinaram como fatores independentes, para prolongar o retorno da motilidade gastrointestinal:

1. Sexo masculino;

2. Hipoalbuminemia;

3. Cirurgias abertas e laparoscópicas convertidas;

4. Dificuldade técnica no intraoperatório;

5. Tamanho da incisão;

6. Manipulação de alças intestinais;

7. Hemotransfusão;

8. Volume total de cristaloides infundidos;

9. Retardo da saída do leito.[3]

Chapuis et al. avaliaram de maneira retrospectiva 2.400 pacientes submetidos à ressecção de tumores colorretais entre os anos de 1995 e 2009. Entre os fatores de risco determinados por esses autores na análise multivariada estão:

1. Sexo masculino;

2. Procedimentos de urgência;

3. Confecção de ostomias;

4. Hemotransfusão;

5. Duração do procedimento.[2]

DIAGNÓSTICO

O diagnóstico de POI e PPOI é baseado em achados clínicos associados a exames de imagem. O paciente caracteristicamente apresenta náuseas e não aceitação da dieta via oral associada a vômitos, distensão abdominal, ausência de flatos e evacuações. Em virtude da associação à adinamia do trato gastrointestinal, os pacientes com POI raramente se queixam de dor abdominal tipo cólica, achado inicial característico dos quadros obstrutivos mecânicos associado a aumento dos RHA. Eventual desconforto abdominal é referido por causa da distensão. A ausculta abdominal reflete a fisiopatologia da doença com característica diminuição ou ausência de RHA.[3]

Em pacientes que evoluem com distensão abdominal e não aceitação de dieta oral associada à febre, alteração em provas inflamatórias (leucograma e proteína C reativa), taquicardia e hipotensão, em que a principal hipótese é um quadro séptico, a propedêutica deve excluir ferida operatória, pulmões, urina e coleções cavitárias como focos infecciosos. Tais achados normalmente ocorrem após 72 horas de pós-operatório, e o foco infeccioso atua como agente causador de PPOI.

Ademais das diferenças clínicas entre PPOI, quadros infecciosos e obstruções mecânicas pós-operatórias, por vezes exames de imagem são necessários para excluir pontos obstrutivos e possíveis complicações cavitárias (coleção, abcesso, isquemia). Essa diferenciação é fundamental, tendo em vista que o tratamento dos quadros é absolutamente distinto e a morbimortalidade associada a obstruções precoces no pós-operatório é muito superior ao POI.

A radiografia (RX) simples de abdome normalmente mostra dilatação difusa das alças intestinais, podendo ou não apresentar níveis hidroaéreos (Figura 21.1), e seu uso é questionável pela incapacidade de diferenciar quadros obstrutivos e excluir complicações cavitárias.[6]

A tomografia computadorizada caracteriza melhor o padrão de distensão das alças e afasta a presença de outros fatores causadores de distensão abdominal no pós-operatório, como hérnias internas, intussuscepção, abscessos, coleções e deiscência (Figuras 21.2). É considerado o melhor exame de imagem nesses casos, com sensibilidade de 98% em excluir causas mecânicas obstrutivas.[6]

CONTROLE DE FATORES DE RISCO E TRATAMENTO

Uma vez entendida a importância do controle da dismotilidade gastrointestinal no pós-operatório, cabe discutir algumas das medidas que atuam na tentativa de prevenir, controlar e abreviar esse distúrbio. Historicamente, uma série de condutas foi estabelecida para tratar e reverter os estados de POI e PPOI, condutas estas sobre as quais discutiremos com base em publicações recentes que acabam por formar um panorama multimodal de tratamento e prevenção, estabelecido por protocolos de *fast track*.

Descompressão Nasogástrica

Classicamente utilizada no tratamento de quadros obstrutivos mecânicos, a passagem de sondas nasogástricas (SNG) teve seu uso extrapolado no manejo dos pacientes em PPOI.

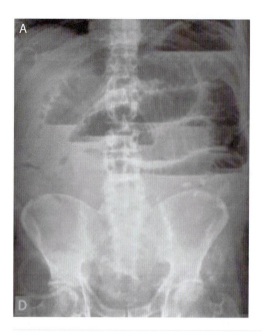 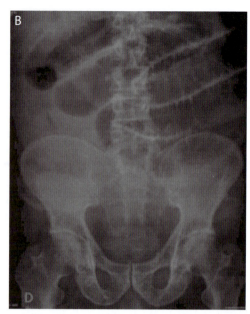

Figura 21.1 – RX de abdome de um paciente com íleo adinâmico pós-operatório. (Fonte: Hospital do Servidor Público Estadual.)

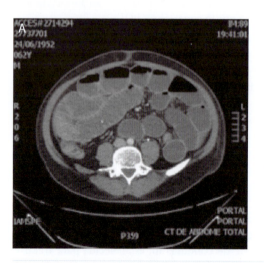 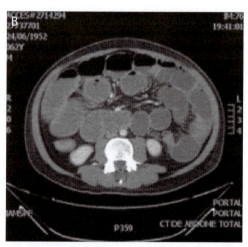

Figura 21.2 – TC de abdome de um paciente com íleo adinâmico pós-operatório. (Fonte: Hospital do Servidor Público Estadual.)

Contrariando o efeito identificado em uma obstrução mecânica do TGI, por exemplo, por bridas, trabalhos randomizados e revisões publicadas ainda na década de 1990 mostraram que não há benefício no uso rotineiro de SNG no pós-operatório. Esse uso não abreviou a aceitação de dieta oral ou o surgimento de peristalse intestinal. O emprego rotineiro da descompressão nasogástrica associou-se a maior risco de atelectasias, pneumonia e febre.[7] Seu uso deve ser seletivo e se limitar ao controle de sintomas secundários à distensão abdominal[1] (grau de recomendação A). Quando realizada passagem de SNG no intraoperatório esta deve ser retirada antes de revertido o plano anestésico.

Controle Hidroeletrolítico

O balanço hídrico e os níveis séricos de eletrólitos adequados são fatores importantes na manutenção da peristalse gastrointestinal. Diversas condições clínicas que cursam com distúrbios hidroeletrolíticos estão associadas à dismotilidade do TGI. No período pós-operatório esses distúrbios podem atuar tanto como causa quanto como efeito do PPOI. Os pacientes que apresentam quadro clínico característico de PPOI devem ter os níveis séricos de sódio, potássio, magnésio e cálcio dosados e corrigidos (grau de recomendação B). Deve-se objetivar um estado euvolêmico no período perioperatório, quando se mantém a perfusão adequada dos tecidos e se evita a infusão excessiva de cristaloides, que acabam por gerar edema das alças intestinais. A via enteral, se possível, deve ser a preferencial para reposição hídrica no pós-operatório, suspendendo o quanto antes o uso da infusão parenteral[8] (grau de recomendação A).

Uso de Procinéticos

Em 2009 foi publicada uma revisão da Cochrane de acordo com a qual foram avaliados 15 agentes procinéticos, entre eles metoclopramida, eritromicina e neostigmina, em 39 trabalhos para o manejo do PPOI. Concluiu-se que, até aquele momento, a única droga que se mostrou capaz de abreviar o POI foi o alvimopam,[9] um antagonista opioide seletivo (receptor μ-opioide) de uso oral que atua no TGI sem ação no sistema nervoso central por não ultrapassar a barreira hematocefálica; desse modo, não reverte o efeito analgésico dessa classe de drogas. A mesma revisão orienta que outras drogas devem ter o seu uso desencorajado pela ausência de evidência que sustente o seu benefício em encurtar o PPOI (grau de evidência A). Publicações mais recentes corroboram esses dados, mostrando que o alvimopam consegue inibir um dos principais fatores de risco do quadro, a aperistalse, causada pelo uso indiscriminado de opioides analgésicos, abreviando a alta hospitalar nos pacientes que receberam esse tipo de analgesia. O uso do alvimopam para esse fim é aprovado pelo *Food and Drug Administration* (FDA), porém é uma droga ainda não disponível no Brasil. Outros mecanismos de ação têm sido explorados na busca por substâncias que possam inibir o POI. Carecem de dados objetivos de trabalhos randomizados; entretanto, o uso experimental do agonista da grelina TZP-101 se mostrou adjuvante no retorno precoce da atividade gastrointestinal no período pós-operatório.

Mobilização

Tradicionalmente associou-se a saída precoce do paciente do leito ao retorno da motilidade gastrointestinal fisiológica. Ao contrário do que já se comprovou com essa medida no controle de complicações infecciosas e tromboembólicas no pós-operatório, não há evidência científica de que apenas a mobilização do paciente encurte o período de PPOI. Contudo, essa medida não deve ser desencorajada pelos mesmos motivos anteriormente citados – os protocolos de *fast track* orientam ao paciente que saia do leito precocemente como medida de controle de fatores de risco de complicações e abreviamento da internação hospitalar no pós-operatório[8] (grau de recomendação A).

NUTRIÇÃO

Não há consenso na literatura da associação direta entre a alimentação oral/enteral no pós-operatório como fator isolado de prevenção ou tratamento do íleo. Quando associada à padronização dos protocolos de *fast track*, a alimentação do paciente está entre as principais medidas para recuperação e alta precoce. A Enhanced Recovery After Surgery (ERAS) Society recomenda que o paciente submetido à cirurgia colorretal eletiva receba dieta líquida conforme aceitação desde o pós-operatório imediato[8] (grau de recomendação A). O uso de dieta oral/enteral no pós-operatório é seguro e não está associado a maior incidência de deiscência e fístula. Quando comparada com a dieta parenteral (NPT), não se mostrou efetiva em abreviar o íleo ou prevenir deiscências de anastomose. Recomenda-se o uso da via parenteral em pacientes com ingestão oral/enteral inadequada por sete ou mais dias, como pode acontecer nos casos de PPOI, no qual tal via atua como via de suporte nutricional e não como tratamento.

BLOQUEIO PERIDURAL TORÁCICO

Tem como objetivo prevenir a dismotilidade gastrointestinal pós-operatória por meio de três mecanismos:
- Analgesia sem opioide sistêmico;
- Bloqueio do estímulo somático aferente;
- Bloqueio simpático temporário.

Fato importante é que, para que se atinja o bloqueio simpático, se faz necessário a punção peridural ser torácica média ou alta. Quando comparado com a analgesia endovenosa com opioide, o bloqueio epidural foi efetivo em abreviar o íleo pós-operatório para a abordagem laparotômica, sendo que o cateter era mantido no pós-operatório com infusão de drogas sob demanda do paciente através de bombas de PCA (*patient controlled analgesia*)[10] (grau de recomendação A). Tendo em vista a necessidade de incisar a parede abdominal para retirada da peça cirúrgica para os procedimentos colorretais laparoscópicos, o uso de bloqueios anestésicos (peridural torácico médio-alto) para a realização de procedimentos minimamente invasivos também foi efetivo em abreviar o retorno da motilidade gastrointestinal neste grupo específico de pacientes (grau de recomendação C); entretanto, não há consenso sobre o papel desses bloqueios em procedimentos que não requerem incisão para retirada de peças cirúrgicas, uso de vias alternativas de bloqueio anestésico local, associadas a protocolos de *fast track*, e videolaparoscopia.

ABORDAGENS MINIMAMENTE INVASIVAS

A importante redução do trauma cirúrgico gerado pela laparoscopia foi demonstrada pelos menores níveis séricos de citocinas pró-inflamatórias (proteína C reativa, interleucina-1 e interleucina-6) associados ao menor tempo de internação hospitalar quando em comparação com procedimentos abertos. Esses mediadores atuam como promotores da resposta inflamatória sistêmica intimamente relacionados ao surgimento do PPOI. Especificamente para as cirurgias colorretais, a laparoscopia permite retorno precoce da atividade mioelétrica e dos movimentos de propulsão do cólon. Mesmo quando comparadas às técnicas convencional e laparoscópica em protocolo de *fast track*, o tempo de recuperação da atividade gastrointestinal é mais curto para aqueles submetidos a procedimentos minimamente invasivos. A laparoscopia se mostrou como fator preditivo único de menor morbidade e menor tempo de internação hospitalar, estando esta via de acesso referendada se houver estrutura física e humana disponível[11] (grau de recomendação A).

ANALGESIA SISTÊMICA PERIOPERATÓRIA

O racional da analgesia perioperatória está em controlar de maneira adequada a dor do paciente com uso adequado de drogas, associando classes e métodos no intuito de poupar o uso de opioides sistêmicos (*opioid-sparing therapy*). Essa medida tem se mostrado extremamente efetiva em prevenir a instalação do POI e do PPOI (grau de recomendação A). Preferência deve ser dada ao uso de analgésicos não opioides, como o paracetamol. Quando possível, deve-se associar o uso de anti-inflamatórios não esteroidais (AINES), os quais reduzem, de maneira importante, a necessidade de opioides no controle da dor pós-operatória. Pacientes com dores mais importantes podem receber tramadol via oral ou endovenosa, um opioide de baixa ação no sistema nervoso central e pouco efeito sobre o trato gastrointestinal, em comparação ao uso da morfina.[8]

GOMA DE MASCAR

Na tentativa de reproduzir a fase oral da digestão e seus efeitos como agonista da motilidade gastrointestinal, aventou-se a possibilidade de que o ato de mastigar sem ingestão de alimento propriamente dito poderia prevenir o POI. Inicialmente essa medida se mostrou eficaz no retorno da peristalse após cirurgias colorretais. Revisões e meta-análises mais recentes a descrevem como uma conduta segura, bem tolerada e capaz de antecipar a presença de flatos e evacuações no pós-operatório, porém, estes mesmos trabalhos descrevem esse quadro como clinicamente pouco significativo.[12] A análise do uso de goma de mascar em protocolos de *fast track* não mostrou benefício, tendo em vista que eles estimulam a própria ingestão alimentar precoce (grau de recomendação B).

O fluxograma a seguir (Figura 21.3) apresenta de modo resumido o raciocínio clínico para guiar a prevenção, o diagnóstico e o tratamento do íleo adinâmico pós-operatório.

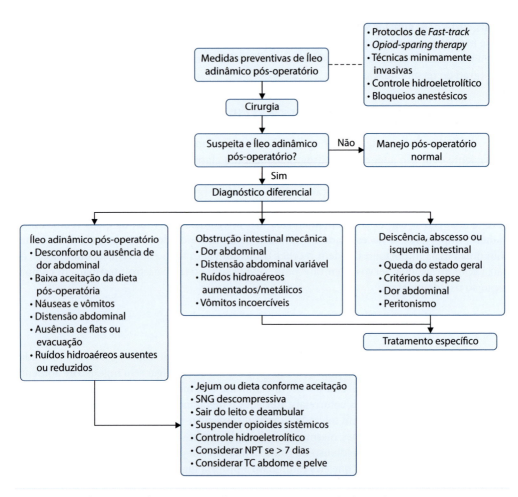

Figura 21.3 – Fluxograma de prevenção, diagnóstico e manejo do íleo adinâmico pós-operatório. (Fonte: Mauricio De Marco e Renato Arioni Lupinacci.)

REFERÊNCIAS BIBLIOGRÁFICAS

1. Vather R, Trivedi S, Bissett I. Defining postoperative ileus: results of a systematic review and global survey. J Gastrointest Surg. 2013;17:962-72.

2. Chapeis PH, Bokey L, Keshava A, et al. Risk factors for prolonged ileus after ressection of colorectal cancer. Ann Surg. 2011;257:909-15.

3. Vather R, Josephson R, Jaung R, Robertson J, Bissett I. Development of a risk stratification system for the occurrence of prolonged postoperative ileus after colorectal surgery: a prospective risk factor analysis. Surgery. 2015;157(4):764-73.

4. Gómez-Izquierdo JC, Feldman LS, Carli F, Baldini G. Meta-analysis of the effect of goal-directed therapy on bowel function after abdominal surgery. Br J Surg. 2015;102(6):577-89.

5. Vather R, O'Grady G, Bissett IP, Dinning PG. Postoperative ileus: mechanisms and future directions for research. Clin Exp Pharmacol Physiol. 2014;41(5):358-70.

6. Frager DH, Baer JW, Rothpearl A, et al. Distinction between postoperative ileus and mechanical small-bowel obstruction: value of CT compared with clinical and other radiographic findings. AJR Am J Roentgenol. 1995;164:891-4.

7. Verma R, Nelson R. Prophylactic nasogastric decompression after abdominal surgery. Cochrane Database Syst Rev. 2007;(3):CD004929.

8. Gustafson UO, Scott MJ, Schwenk W, et al. Guidelines for perioperative care in elective colonic surgery: Enhanced Recovery After Surgery (ERAS®) Society Recommendations. Clin Nutri. 2012;31:783-800.

9. Traut U, Brugger L, Kunz R, et al. Systemic prokinetic pharmacologic treatment for postoperative adynamic ileus following abdominal surgery in adults. Cochrane Database Syst Rev. 2009;4:CD004930.

10. Holte K, Kehlet H. Epidural anaesthesia and analgesia: effects on surgical stress responses and implications for postoperative nutrition. Clin Nutr. 2002;21:199-206.

11. Vlug MS, Wind J, Hollmann MW, Ubbink DT, Cense HA, Engel AF, et al. Laparoscopy in combination with fast track multimodal management is the best perioperative strategy in patients undergoing colonic surgery: a randomized clinical trial (LAFA-study). Ann Surg. 2011;254(6):868-75.

12. 12. Su'a BU, Pollock TT, Lemanu DP, et al. Chewing gum and postoperative ileus in adults: a systematic review and meta-analysis. Int J Surg. 2014;14:49-55.

Abordagem Diagnóstica na Hemorragia Digestiva Baixa

Capítulo 22

Paulo Gonçalves de Oliveira
João Batista de Sousa

INTRODUÇÃO

A hemorragia digestiva baixa (HDB) representa uma das condições clínicas mais desafiadoras nas quais há a intervenção do coloproctologista. É definida como a perda de sangue de origem distal ao ângulo duodeno-jejunal e, com base em sua gravidade, esse sangramento pode ser classificado em três grupos: oculto, moderado ou grave.[1] No presente capítulo, será dada ênfase aos episódios de sangramento que cursam com instabilidade hemodinâmica ou anemia sintomática.

A incidência de HDB na população norte-americana é duas a três vezes menor do que de hemorragia digestiva alta (HDA), e há relatos de redução nas taxas de hospitalização por HDB entre 2001 e 2009 de 41,8 para 35,7 casos/100.000 habitantes, e na mortalidade para 1,47% desses casos em 2009.[2]

As causas mais comuns de HDB são diverticulose colônica, doença hemorroidária, colite isquêmica e angiodisplasias. Deve-se ressaltar que em 10 a 15% dos pacientes com HDB o sangramento tem origem no trato digestivo superior (TDS).[3]

A maioria dos casos de sangramento agudo cessa espontaneamente, permitindo a avaliação complementar eletiva. Entretanto, pacientes com sangramento contínuo nas primeiras 24 horas de hospitalização com queda de hemoglobina de 2 g/dL ou mais e/ou necessidade de transfusão de, ao menos, duas unidades de concentrado de hemácias necessitarão de diagnóstico e intervenção urgentes para controle desse sangramento.[4]

Fatores clínicos preditivos de gravidade do sangramento incluem: uso de ácido acetilsalicílico, ao menos duas comorbidades, frequência de pulso maior que 100/minuto e pressão sistólica <115 mmHg.[4] Preditores independentes de mortalidade hospitalar são: idade acima de 70 anos, isquemia intestinal e duas ou mais comorbidades.[4,5]

DIAGNÓSTICO

Avaliação Clínica Inicial

Pacientes que apresentam HDB devem ser avaliados rapidamente na procura de sinais que permitam a classificação da gravidade do quadro e também de pistas quanto à possível origem do sangramento.

História Clínica

Os dados de identificação já podem auxiliar, pois algumas doenças são mais frequentes em determinadas faixas etárias, caso das neoplasias mais comuns em pacientes idosos e das doenças inflamatórias intestinais (DII), como a doença de Crohn, que tem distribuição bimodal, com picos de incidência em adultos jovens e acima de 60 anos de idade.[3,4,6]

O modo como se iniciou o sangramento, sua frequência e as manifestações clínicas associadas também podem auxiliar na determinação da possível etiologia. O mais comum é o sangramento vermelho vivo provir da região anorretal ou do cólon distal, muito embora também possa ter como origem o TDS. O sangramento com coágulos e sem dor abdominal é mais comum na doença diverticular, enquanto a diarreia sanguinolenta é mais característica da colite isquêmica e das DII. A dor abdominal e a perda de peso levantam possibilidades de DII ou malignidades.[3,4,6]

É fundamental o conhecimento do uso de medicações como anti-inflamatórios, antiarrítmicos, anticoagulantes ou drogas que possam causar úlcera ou isquemia intestinal. É importante também a investigação de história recente de colonoscopia, cirurgias abdominais prévias, irradiação abdominopélvica e aneurisma da aorta. A história de doença péptica, etilismo e hepatopatia crônica também deve ser inquirida.[3,4,6]

Exame Físico

A aferição completa e seriada dos sinais vitais permitirá a avaliação das repercussões hemodinâmicas e auxiliará na definição do ritmo com que as medidas de suporte e de diagnóstico deverão ser tomadas.

Ressuscitação

Com base na gravidade das repercussões hemodinâmicas do paciente, a avaliação inicial e a ressuscitação ocorrerão de modo concomitante.

Avaliação de Fonte no Trato Digestivo Superior

Uma vez que cerca de 15% das HDB têm como origem o TDS, especialmente em pacientes com sangramento significativo, deverá ser considerada a necessidade de sondagem nasogástrica ou endoscopia digestiva alta (EDA).[4] Por outro lado, a melena, que geralmente sugere origem do sangramento no TDS, pode resultar de sangramento no intestino delgado ou no cólon direito, principalmente em pacientes com sangramento de baixo fluxo ou trânsito intestinal lento.[3,6]

Necessidade de Internação

A investigação diagnóstica e o tratamento da HDB são diretamente dependentes da intensidade e da gravidade do sangramento. A maioria dos pacientes apresenta sangramento autolimitado, podendo ser reavaliada eletivamente. De outro lado, pacientes com sangramento recorrente, alterações hemodinâmicas ou portadores de comorbidades importantes devem ser hospitalizados e reavaliados periodicamente. A internação em unidades de tratamento intensivo é indicada nos casos de hipotensão e/ou choque, comorbidades significativas ou sangramento muito volumoso. De qualquer maneira, todos os pacientes com HDB devem ter os sinais vitais frequentemente monitorados.[3,4,6]

Avaliação Complementar

Deverão ser solicitados exames laboratoriais inicialmente para avaliação do estado geral e investigação diagnóstica do paciente. Conforme a disponibilidade no local de atendimento, os exames de imagem serão solicitados para fins de investigação da causa e do local de origem do sangramento. Visando identificar a origem do sangramento e, se possível, tratá-lo, poderão ser empregados o exame proctológico completo, a colonoscopia, os exames cintilográficos, a angiografia e estudos tomográficos. Devemos ressaltar que a possível origem no TDS deve ser descartada, incluindo-se, para isso, a realização de EDA.[3,4,6]

Exames Laboratoriais

Deverão ser solicitados hemograma e coagulograma completos, eletrólitos, tipagem sanguínea e prova cruzada. Outros exames poderão ser acrescidos dependendo das comorbidades apresentadas pelo paciente (grau de recomendação A).[3,4,6]

Exame Proctológico Completo

O exame proctológico completo, que engloba inspeção anal, palpação, toque retal, anuscopia e retossigmoidoscopia flexível, deverá ser realizado em todos os pacientes com HDB. A retossigmoidoscopia flexível poderá ser substituída pela colonoscopia, caso esta seja possível (grau de recomendação A).[1,4,6]

Colonoscopia

Cada vez mais a utilização da colonoscopia como primeiro exame em pacientes com HDB é recomendada na literatura.[1,4] Esse exame possui como principais vantagens a capacidade de identificar causas ativas e inativas de sangramento, seu potencial terapêutico, sua portabilidade (possibilidade de ser realizada na UTI, por exemplo) e baixo custo.[1,6] Como contraindicação absoluta ao método, cita-se a perfuração de víscera oca em peritônio livre, e como contraindicação relativa, aquelas relacionadas com condições mórbidas apresentadas pelo paciente, como infarto do miocárdio ou embolia pulmonar recentes e instabilidade hemodinâmica.

A realização do exame em regime de urgência após preparo intestinal rápido, ou mesmo sem preparo, por considerar-se o efeito catártico do sangue na luz intestinal, tem mostrado ser seguro, prover importantes informações diagnósticas e permitir algumas modalidades de tratamento.[1,3,4,6] Como a maioria dos sangramentos cessa espontaneamente, a colonoscopia habitualmente é realizada após 24 horas ou mais de internação, o que permite a estabilização hemodinâmica e mesmo o preparo intestinal convencional.

O melhor momento para a realização do exame ainda é objeto de debate na literatura. Strate et al. demonstraram que a colonoscopia de urgência contribuiu para a diminuição do tempo de internação hospitalar, o aumento do poder diagnóstico do método e a redução do número de transfusões sanguíneas.[7] Jensen et al. demonstraram que a colonoscopia de urgência, após preparo intestinal adequado, tem melhor relação custo/efetividade e é associada com maior poder diagnóstico do que outras estratégias de avaliação.[8]

Estudos Cintilográficos

Os principais radiofármacos utilizados são o enxofre coloidal marcado com Tc99m e as hemácias (autólogas) marcadas com Tc99m. Esse método auxilia na detecção segmentar do local de sangramento, guiando os subsequentes exames endoscópicos, angiográficos ou mesmo as operações (grau de recomendação B). Suas principais vantagens são: não ser invasivo; detectar sangramentos de baixo fluxo (0,1 a 0,5 mL/min); necessidade mínima de preparo; baixo custo; possibilidade de ser repetido por até 24 horas para a detecção de sangramento intermitente; e segurança mesmo em pacientes com insuficiência renal.[4,6,9] Dentre as limitações destacam-se: necessidade de deslocamento do paciente para o local de realização do exame; pobre resolução espacial, muitas vezes insuficiente para o planejamento cirúrgico; necessidade de sangramento ativo durante o exame; dificuldade de realização e/ou repetição fora dos horários comerciais; e baixa especificidade, com até 20% de falsa localização.[4,6,9] Na maioria das vezes, mesmo com resultado positivo, necessitará ser sucedido por outro método com maior especificidade. Recomenda-se cautela na utilização de resultados tardios da cintilografia na definição de ressecções cirúrgicas, sem confirmação por outros métodos.

A maior sensibilidade diagnóstica do enxofre coloidal se deve ao seu rápido clareamento (tempo médio de 2,5 a 3,5 min) da circulação sanguínea pelo sistema reticuloendotelial, aumentando o contraste entre o sítio de extravasamento do radiofármaco na luz intestinal e a radiação de fundo. A maior limitação deve-se ao fato de a positividade do exame ser dependente da ocorrência de sangramento nos 10 a 12 minutos após sua injeção, tempo que permanece no compartimento intravascular. Além disso, há grande limitação na avaliação de sítios de sangramento próximos ao fígado e ao baço, que apresentam alta concentração do coloide.[9]

As hemácias marcadas com Tc99m representam o método de escolha na avaliação por medicina nuclear, pois esse radioisótopo permanece por mais tempo no meio intravascular, sendo possível a realização de diversas imagens por várias horas.[4,6,9]

Angiografia Mesentérica

As grandes vantagens da angiografia mesentérica sobre a cintilografia são a precisão na localização do sítio de sangramento e a potencial capacidade terapêutica (grau de recomendação B). O fluxo mínimo necessário para detecção do sangramento é, no entanto, descrito como sendo de 0,5 a 1,0 mL/min, o que é significativamente maior do que na cintilografia. Cabe lembrar que a angiografia mesentérica depende da presença de um especialista treinado e pode causar complicações graves, como trombose arterial, reação ao contraste e falência renal aguda.[4,6,9]

Angiotomografia Computadorizada

A tomografia computadorizada realizada com equipamentos com multidetectores (*multislice*) permite a realização de estudos angiotomográficos que apresentam resultados de detecção de fonte de sangramento semelhantes aos da tomografia digital com subtração.[10] Com tempo de aquisição de imagens reduzido, maior resolução e emprego de reformatação multiplanar, a angiotomografia (ATC) é uma importante ferramenta de diagnóstico não invasivo da hemorragia gastrointestinal aguda (grau de recomendação B), sendo capaz de identificar sangramentos a partir de 0,3 mL/min. A ATC apresenta taxas de sensibilidade de 85% e especificidade de 95%.[10]

Avaliação do Intestino Delgado

Indica-se avaliação do intestino delgado nos casos de pacientes em que a EDA e a colonoscopia não lograram encontrar a fonte de sangramento. Os principais métodos disponíveis para essa finalidade são a cápsula endoscópica e diferentes modalidades de enteroscopia. A utilização inicial de um ou de outro método depende da disponibilidade e da experiência da equipe que cuida do paciente.

Cápsula Endoscópica

Trata-se de um método de endoscopia fisiológica por meio do qual as imagens são capturadas durante a passagem da cápsula por intestino delgado (grau de recomendação C).[6,11] O preparo compreende apenas um jejum de 12 horas. Alguns autores também recomendam uma dieta pobre em fibras nos dois dias anteriores ao exame.[11]

Enteroscopias

Existem diversas modalidades de introdução do endoscópio. Nas chamadas *push*-enteroscopias, o aparelho é introduzido por via oral e pode alcançar de 40 a 150 cm no jejuno, o que limita as possibilidades diagnósticas e terapêuticas.[12] As enteroscopias ditas profundas podem ser realizadas com aparelhos com duplo-balão ou balão único, sendo necessário elevado nível de treinamento do examinador e sedação profunda ou mesmo anestesia geral. Apesar de procedimento menos comum e mais complexo, tem grande potencial diagnóstico e mesmo terapêutico (grau de recomendação C).[12]

Cirurgia

A localização do sítio de sangramento deve preceder à operação, e todos esforços devem ser feitos nesse sentido. Apenas em casos extremos as operações são indicadas sem essa informação. Para esses casos e em casos selecionados uma opção é a utilização de endoscopia intraoperatória, com o objetivo de se estabelecer a origem do sangramento e orientar a ressecção intestinal (grau de recomendação C).[4,6]

O fluxograma a seguir (Figura 22.1) apresenta de modo resumido o raciocínio clínico para guiar a abordagem diagnóstica de um paciente com hemorragia digestiva baixa.

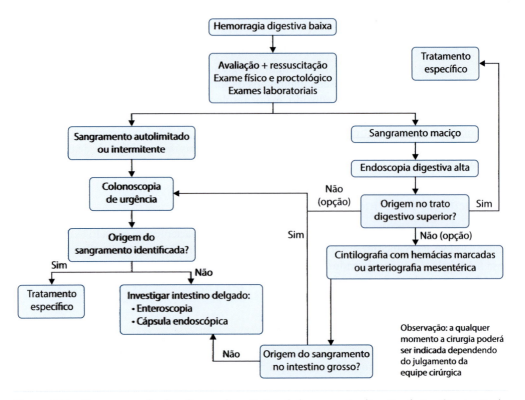

Figura 22.1 – Fluxograma de abordagem diagnóstica da hemorragia digestiva baixa. (Fonte: Paulo Gonçalves de Oliveira e João Batista de Sousa.)

REFERÊNCIAS BIBLIOGRÁFICAS

1. ASGE Standards of Practice Committee, Pasha SF, Shergill A, Acosta RD, et al. The role of endoscopy in the patient with lower GI bleeding. Gastrointest Endosc. 2014;79(6):875-85.
2. Laine L, Yang H, Chang SC et al. Trends for incidence of hospitalization and death due to GI complications in the United States from 2001 to 2009. Am J Gastroenterol. 2012;107(8):1190-5.
3. Bounds BC, Kelsey PB. Lower gastrointestinal bleeding. Gastrointest Endoscopy Clin N Am. 2007;17(2):273-88.
4. Ghassemi KA, Jensen DM. Lower GI bleeding: epidemiology and management. Curr Gastroenterol Rep. 2013;15(7):333.
5. Strate LL, Ayanian JZ, Kotler G et al. Risk factor for mortality in lower intestinal bleeding. Clin Gastroenterol Hepatol. 2008;6(9):1004-10.
6. Feinman M, Haut ER. Lower gastrointestinal bleeding. Surg Clin N Am 2014;94(1):55-63.
7. Strate LL, Syngal S. Timing of colonoscopy: impact on lenght of hospital stay in patients with acute lower intestinal bleeding. Am J Gastroenterol. 2003;98(2):317-22.
8. Jensen DM, Machicado GA. Colonoscopy for diagnosis and treatment of severe lower gastrointestinal bleeding. Routine outcomes and cost analysis. Gastrointest Endosc Clin N Am. 1997;7(3):477-98.
9. Mellinger JD, Bittner JG 4th, Edwards MA et al. Imaging of gastrointestinal bleeding. Surg Clin North Am. 2011;91(1):93-108.

10. Steiner K, Gollub F, Stuart S et al. Acute gastrointestinal bleeding: CT angiography with multi-planar reformating. Abdom Imaging. 2011;36:115-25.

11. Nadler M, Eliakim R. The role of capsule endoscopy in acute gastrointestinal bleeding. Therap Adv Gastroenterol. 2014;7(2):87-92.

12. Moeschler O, Mueller MK. Deep enteroscopy – indications, diagnostic yield and complications. World J Gastroenterol. 2015;21(5):1385-9.

Tratamento da Hemorragia por Doença Diverticular

Capítulo 23

Cleber Allem Nunes
Daniel de Barcellos Azambuja

INTRODUÇÃO

A prevalência de diverticulose colônica (DC) tem aumentado tanto nos países asiáticos como no mundo ocidental. O sangramento diverticular (SD) é responsável por 30 a 50% dos casos de hemorragia digestiva baixa maciça e, muitas vezes, requer internação hospitalar e transfusão sanguínea.[1] O SD acontece em menos de 15% dos pacientes com DC, com característica maciça em 5% do total.

A característica angioarquitetural dos divertículos explica, em alguns pontos, a fisiopatologia desse sangramento. Os divertículos são formados através da herniação da mucosa pela parede colônica; desse modo, ocorre uma fragilidade capilar das arteríolas diverticulares, que passam a ficar protegidas somente pela mucosa colônica podendo romper e sangrar facilmente.[2] Por esse motivo, o SD ocorre mais frequentemente no cólon direito onde a parede intestinal é mais delgada; entretanto, existem diversas lacunas no conhecimento da história natural do SD para que possamos oferecer respostas aos pacientes. Surgem dúvidas acerca da frequência e duração dos episódios, dos fatores de risco e de como proceder no seguimento desses doentes a curto, médio e longo prazos. Na prática clínica diária os médicos não dispõem de informações precisas para os pacientes.[3] Sabe-se que, na maioria das vezes (75% dos casos), o SD cessa espontaneamente; que o risco de ressangramento é na ordem em 14 a 38%; e que, após o segundo episódio, o risco de nova hemorragia sobe para aproximadamente 51%.[4] A maioria dos pacientes é de idosos e com comorbidades; assim, têm taxa de morbimortalidade de 10 a 20%.[3-4] Apenas dois estudos reportaram incidências de SD. Um deles relatou um valor de 3% em pacientes assintomáticos, mas não se tratava de um estudo de coorte. No outro estudo a incidência foi de 0,3% para cada 1.000 pacientes/ano.[1-3]

DIAGNÓSTICO

A manifestação clínica mais frequente é a hematoquezia acompanhada de algum desconforto abdominal. O sangue pode apresentar coloração vermelha rutilante, caso a origem seja no cólon esquerdo, ou coloração mais escurecida e com maior quantidade de coágulos, se a origem for no cólon direito. A dor abdominal raramente ocorre em virtude da natureza não inflamatória do sangramento. Pode ser relatado algum grau de cólica abdominal e urgência evacuatória pelo efeito catártico do sangue.[3-4] O exame de toque retal é de grande importância para a identificação de sangue no reto e para definir a conduta a seguir dependendo da quantidade e aspecto do sangue presente. Os pacientes que apresentam hemorragia severa podem relatar episódios de síncope e sintomas decorrentes da hipotensão arterial. Nos casos graves pode-se verificar taquicardia, hipotensão, oligúria, turgor de pele diminuído e alteração do nível de consciência. A avaliação laboratorial é importante, mas cabe lembrar que nas primeiras 24 horas podem não ser verificadas alterações relacionadas à real perda sanguínea.[3]

O SD pode ser investigado de diversos modos, dentre eles o mais frequentemente utilizado é a colonoscopia. São utilizadas também a angiotomografia computadorizada e, menos frequentemente, a arteriografia. O momento exato para a realização da colonoscopia diagnóstica pode variar para cada paciente dependendo da condição clínica de cada caso. É fundamental, na elucidação diagnóstica, a exclusão de hemorragia digestiva alta (HDA) para se firmar a etiologia diverticular do sangramento.

O diagnóstico diferencial deve ser realizado com causas de HDA, câncer colorretal, doença inflamatória intestinal, úlceras e angiodisplasias intestinais e sangramento hemorroidário severo.[4]

TRATAMENTO

O tratamento do SD do cólon inclui, em um primeiro momento, a ressuscitação e, se o sangramento não parar espontaneamente, a identificação e o tratamento do local desse sangramento.

Ressuscitação

A ressuscitação deve ser iniciada quando o paciente chega ao hospital e não deve ser adiada enquanto são aguardados exames de investigação diagnóstica. Inclui a obtenção de acesso venoso adequado, a reposição endovenosa de fluidos, a avaliação da necessidade da transfusão de hemoderivados e a correção de eventual coagulopatia. Pacientes de alto risco para complicações ou hemodinamicamente instáveis devem ser tratados na unidade de terapia intensiva.

Terapia Endoscópica

Os pacientes com suspeita de hemorragia digestiva baixa (HDB) devem ser submetidos à colonoscopia, a qual possui bom rendimento diagnóstico e deve ser considerada como o procedimento inicial de escolha (grau de recomendação C). A identificação do divertículo responsável pelo sangramento poderá ser difícil, uma vez que os divertículos podem ser numerosos e a hemorragia, intermitente.[5] Pacientes com hemorragia maciça ativa serão candidatos à realização de "colonoscopia de urgência". Mesmo nesse cenário o exame pode ser realizado com segurança (grau de recomendação B). Encontrar o local do sangramento ativo no intestino sem preparo é difícil, mesmo para o endoscopista mais experiente,[6] e essa identificação é facilitada pela limpeza do cólon através da aspiração dos coágulos, de fezes e sangue. O preparo colônico pode ser por via anterógrada (oral) ou retrógrada (anal). A identificação precoce de hemorragia diverticular por colonoscopia é associada a menor tempo de permanência hospitalar, diminuição do uso de transfusão de sangue e custos mais baixos de hospitalização.[7]

Em doentes com hemorragia ativa e com identificação do local do sangramento, o tratamento inclui a injeção submucosa de solução de epinefrina 1:20.000 (1 a 2 mL em cada quadrante)[5] (grau de recomendação B), a aplicação de clipe metálico e a ligadura elástica. Os clipes devem ser colocados adjacentemente ao local de hemorragia visível e, em seguida, fechados, permitindo a oclusão de vasos para atingir a hemostasia. A ligadura elástica também alcança a hemostasia imediata, mas estamos limitados ao uso do equipamento de endoscopia digestiva alta.[7] Uma revisão da literatura revela incidência de 14% de sangramento recorrente após tratamento endoscópico do sangramento diverticular utilizando várias técnicas.[5]

Terapia Endovascular

A arteriografia mesentérica (AM) tem sido amplamente utilizada para a avaliação e o tratamento de doentes com HDB. A AM é uma alternativa à colonoscopia para o diagnóstico e tratamento de casos em que o local de SD não pode ser identificado ou tratado por via endoscópica. A AM pode detectar a hemorragia desde que seja ativa e tenha fluxo sanguíneo superior a 0,5 mL/min. Alternativamente, se o sítio do sangramento é identificado durante a colonoscopia, um clipe endoscópico pode ser colocado perto do local do sangramento para ajudar a orientar o radiologista intervencionista. A AM é 100% específica, mas a sensibilidade varia de acordo com o padrão de sangramento[5] (grau de recomendação C). Em pacientes cujo local do SD é identificado, uma tentativa de terapia endovascular pode ser apropriada como medida definitiva, especialmente para os candidatos cirúrgicos de alto risco. As opções terapêuticas incluem infusão de vasopressina e embolização transcateter. A infusão intra-arterial seletiva de vasopressina pode atingir temporariamente o controle de hemorragias em até 80% dos pacientes. O ressangramento precoce, no entanto, é comum após a suspensão da terapia, podendo atingir 16 a 50%.[6] Cerca de 10% dos pacientes desenvolvem alguma complicação. As complicações principais da AM incluem acidente vascular cerebral, insuficiência renal, trombose da artéria femoral e formação de hematoma. Por isso, a AM é reservada para pacientes com evidência de hemorragia contínua significativa.[6]

Tratamento Cirúrgico

A cirurgia é indicada para pacientes com SD contínuo ou recorrente. Transfusão de mais de seis unidades de concentrado de hemácias ou instabilidade hemodinâmica persistente são indicações para colectomia na hemorragia aguda. A controvérsia persiste na decisão sobre o momento ideal para a intervenção cirúrgica: se devemos proceder após o segundo episódio ou esperar até um terceiro sangramento recorrente, e essa decisão depende muito das condições clínicas do paciente.[8] A colectomia segmentar é indicada quando o local do sangramento pode ser localizado com os exames diagnósticos e está associada a uma taxa de recidiva hemorrágica de 0 a 14%.[1] A colectomia total é reservada para os pacientes que continuam a sangrar sem um local documentado de sangramento – incluindo aqueles com cintilografia positiva, mas com arteriografia negativa –, e é normalmente realizada com uma ileostomia terminal e fechamento do coto retal, tendo em vista que o paciente muitas vezes encontra-se hemodinamicamente instável para a realização de uma anastomose. A colectomia total é associada a altas taxas de morbidade e mortalidade (37% e 11 a 33%, respectivamente). No entanto, a taxa de novo sangramento é praticamente nula.[1] A ressecção segmentar "às cegas" é contraindicada, uma vez que esse procedimento está relacionado com uma elevada taxa de novo sangramento (cerca de 40%).

O fluxograma a seguir (Figura 23.1) apresenta de modo resumido o raciocínio clínico para guiar o tratamento de um paciente com SD.

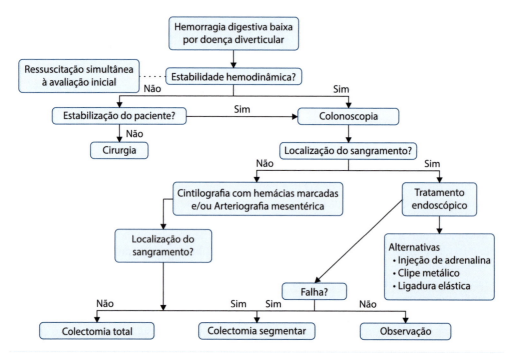

Figura 23.1 – Fluxograma de tratamento da hemorragia por doença diverticular. (Fonte: Cleber Allem Nunes e Daniel de Barcellos Azambuja.)

REFERÊNCIAS BIBLIOGRÁFICAS

1. Niikura R, Nagata N, Shimbo T, Yamada A, Hirata Y, et al. Natural history of bleeding risk in colonic diverticulosis patients: a long-term colonoscopy-based cohort study. Aliment Pharmacol Ther. 2015;41: 888-94.
2. Meyers MA, Alonso DR, Gray GF, Baer JW. Pathogenesis of bleeding colonic diverticulosis. Gastroenterology. 1976;71:577.
3. McGuire HH Jr, Haynes BW. Massive hemorrhage for diverticulosis of the colon: guidelines for therapy based on bleeding patterns observed in fifty cases. Ann Surg. 1972;175:847-55.
4. McGuire HH Jr. Bleeding colonic diverticula. A reappraisal of natural history and management. Ann Surg. 1994;220:653.
5. Pemberton JH. Colonic diverticular bleeding. UpToDate. Literature review current through: Mar 2015. Available from: < http://www.uptodate.com/contents/colonic-diverticular-bleeding?source=see_link>. Acesso em: 5 ago. 2016.
6. Beck DE, Karulf RE. Diverticular disease. Clin Colon Rectal Surg. 2004;17(3):95-204.
7. Rustagi T, McCarty TR. Endoscopic management of diverticular bleeding. Gastroenterology Research and Practice. Volume 2014. Available from: < http://www.hindawi.com/journals/grp/2014/353508/>. Acesso em: 5 ago. 2016.
8. Margolin DA, Adams JB. Management of diverticular hemorrhage. Clin Colon Rectal Surg. 2009;22(3):181-5.

Tratamento da Hemorragia por Angiodisplasia Colônica

Capítulo 24

Pedro Popoutchi
Rodrigo de Rezende Zago
Marcelo Averbach

INTRODUÇÃO

Existem diversos tipos de malformações vasculares no trato gastrointestinal (TGI), as quais se caracterizam por alterações da anatomia de artérias, veias e capilares. As angiodisplasias são consideradas as malformações vasculares mais comuns do TGI. As angiodisplasias gastrointestinais, também denominadas angioectasias, ectasias vasculares e telangiectasias, são vasos anormais, dilatados e tortuosos, com parede delgada, revestida por endotélio pobre em musculatura lisa, localizados entre as camadas mucosa e submucosa do TGI.[1] Acredita-se que estas lesões são adquiridas e se desenvolvem após um longo período de obstrução intermitente dos vasos da submucosa, resultado do aumento da contratilidade da muscular própria, que leva a congestão dos capilares, falha dos esfíncteres pré-capilares e formação de colaterais arteriovenosos.[1]

A prevalência das angiodisplasias do cólon (AC) é variável de acordo com a apresentação clínica. AC é observada em 1 a 2% dos adultos assintomáticos submetidos a colonoscopias de rastreamento, e é responsável por 3 a 15% dos casos de hemorragia digestiva baixa (HDB).[2] Sua incidência é maior acima de 60 anos de idade e mais comumente encontrada no cólon direito (54 a 81%) (Figura 24.1). Quase metade dos pacientes possui mais de uma AC ao diagnóstico.[3]

Os fatores de risco para o sangramento relacionado à AC são idade avançada, uso de anticoagulantes ou antiagregantes plaquetários e múltiplas lesões distribuídas por todo o TGI. Já os fatores associados à presença das AC são cirrose hepática, insuficiência renal crônica, doença de Von Willebrand (DVW) e estenose aórtica.[1] Descrita em 1958, a síndrome de Heyde retrata a associação entre a estenose aórtica e sangramentos de AC.

DIAGNÓSTICO

A apresentação clínica do sangramento de origem das AC pode variar desde uma perda oculta, mais frequente, se manifestando com anemia ferropriva, até hemorragia com choque e risco de morte. Aproximadamente 50 a 90% dos pacientes irão parar de sangrar espontaneamente, sem tratamento clínico específico ou endoscópico, porém, o risco de ressangramento é alto, descrito em 26 a 64% dos casos.[4,5]

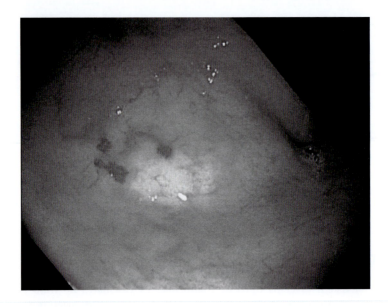

Figura 24.1 – Angiodisplasias no ceco. (Fonte: Paulo Alberto Falco Pires Corrêa e Giulio Fábio Rossini.)

A colonoscopia é o exame de escolha para o diagnóstico da AC, com 80% de sensibilidade. O uso de opioides na sedação pode prejudicar a visualização das angiodisplasias, por reduzir o fluxo sanguíneo na camada mucosa. Endoscopicamente, as AC se caracterizam por lesões entre 2 e 5 mm de diâmetro, avermelhadas, planas, únicas ou múltiplas, com margens bem definidas e compostas por diminutos vasos ectasiados ao redor de um vaso nutridor central. Nos pacientes orientais são mais comuns no cólon esquerdo, com morfologia elevada, podendo chegar a mais de 5 mm.[6]

TRATAMENTO

A decisão sobre a abordagem de pacientes com AC depende fundamentalmente da apresentação clínica.

O tratamento daqueles sem manifestações de sangramento agudo ou crônico e de achados de lesões incidentais não é recomendado (grau de recomendação B). Um dado que colabora com esta conduta é o fato de que os portadores de AC frequentemente apresentam múltiplas lesões em outras partes do TGI.[1] A conduta conservadora, com reposição de ferro e hemotransfusão, pode ser opção aceitável em pacientes idosos com elevado risco para procedimentos invasivos (grau de recomendação D). Por outro lado, o tratamento das lesões que se manifestam com HDB ativa ou oculta é recomendado (grau de recomendação B). A escolha da melhor modalidade de tratamento dependerá da intensidade do sangramento, do número e localização das AC e de fatores relacionados ao paciente. Evidências baseadas em ensaios randomizados são escassas, de modo que o manejo destes pacientes deve levar em consideração a experiência do profissional, os recursos e a estrutura do serviço de endoscopia.

Tratamento Endoscópico

Atualmente, o tratamento endoscópico é indicado como método de escolha para AC com sangramento ativo ou repercussão clínica. Apesar dos bons resultados a curto prazo, sabe-se que a recorrência é frequente, ocorrendo em 34% dos pacientes. É importante ressaltar, portanto, a possibilidade da realização de múltiplas sessões nessas situações.[3] O tratamento endoscópico tem como fundamento a destruição tecidual da lesão vascular com risco potencial de sangramento.

Coagulação por Plasma de Argônio (CPA)

Método amplamente utilizado por apresentar algumas vantagens em relação às demais modalidades, em especial a destruição tecidual reduzida (Figura 24.2) e o baixo risco de perfuração (grau de recomendação B).[3] Habitualmente, utiliza-se potência de 40 a 50 W e fluxo entre 1 e 2 L/min para aplicações puntiformes, que devem ter duração de 1 a 2 segundos e ocorrer sem contato do cateter com a mucosa. As precauções durante a CPA são o preparo intestinal completo e evitar a distensão excessiva do cólon pelo argônio. Alguns autores sugerem a realização de um coxim com injeção submucosa de solução salina com adrenalina 1:20.000 antes da aplicação da CPA no ceco para minimizar o risco de perfuração.[7]

Eletrocoagulação

Os métodos de eletrocoagulação através de pinças quentes monopolares e cateter bipolar necessitam de contato direto do acessório com a mucosa, causando maior dano tecidual e risco

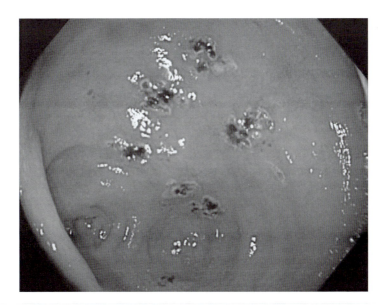

Figura 24.2 – Aspecto após tratamento com coagulação por plasma de argônio. (Fonte: Paulo Alberto Falco Pires Corrêa e Giulio Fábio Rossini.)

de complicações (grau de recomendação B).³ Utilizam-se usualmente correntes de 15 a 20 W com cateter bipolar e 25 a 40 W com pinça monopolar. O cateter bipolar é menos disponível em nosso meio em razão do maior custo quando comparado aos acessórios monopolares.[7]

Clipes Endoscópicos

A utilização de clipes metálicos no tratamento de AC é indicada em casos de sangramento ativo ou em pacientes de alto risco, como nos casos de coagulopatas e usuários de anticoagulantes ou antiplaquetários (grau de recomendação B).[3] Os clipes podem ser utilizados como monoterapia ou em associação com CPA ou métodos de contato. Nesses casos, o clipe é utilizado para obliterar o vaso que alimenta a AC, reduzindo o risco de sangramento pela eletrocoagulação.[1]

Ligadura Elástica

Embora descrita como segura e efetiva no tratamento de AC, não há evidências sobre a efetividade da ligadura elástica a longo prazo (grau de recomendação B). A utilização desse método para AC deve levar em conta que atualmente estão disponíveis para comercialização apenas *kits* para gastroscópios convencionais, que têm menores diâmetro e comprimento que os colonoscópios. Esse fator pode dificultar o tratamento de lesões localizadas no ceco e no cólon direito (Figura 24.3).[7]

Escleroterapia

Embora descrita como efetiva e segura no tratamento da AC (grau de recomendação B), a utilização de substâncias esclerosantes, como a etanolamina, tem sido progressivamente

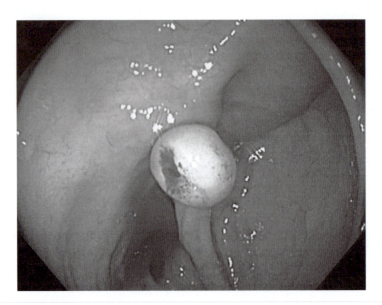

Figura 24.3 – Aspecto após tratamento com ligadura elástica. (Fonte: Paulo Alberto Falco Pires Corrêa e Giulio Fábio Rossini.)

substituída em razão da maior disponibilidade da CPA. A etanolamina deve ser injetada de forma intravasal, com cuidado para que não haja transfixação da parede intestinal com a agulha e extravasamento da substância. O objetivo do tratamento é gerar ulceração da mucosa, que, com a cicatrização, provocará substituição da AC por tecido cicatricial.[8]

Tratamento Farmacológico

O tratamento farmacológico é uma alternativa para pacientes com múltiplas lesões distribuídas pelo TGI que se manifestam com HDB ou para aqueles com pouca resposta ou contraindicação a condutas mais invasivas.

Análogos da Somatostatina

Numerosos relatos e séries de casos têm apontado benefício significativo no uso octreotida no tratamento de AC, reduzindo perdas crônicas e aumentando a taxa de intervalo livre de sangramento. Apesar de não existirem estudos controlados que tenham avaliado a tolerância e o custo dos análogos da somatostatina, parecem ser uma opção válida em pacientes com sangramento oculto ou naqueles não candidatos ao tratamento endoscópico com sangramento recorrente (grau de recomendação B).[3]

Talidomida

Algumas poucas séries de casos apontam uso da talidomida na prevenção do ressangramento em pacientes com AC não elegíveis a outras modalidades de tratamento (grau de recomendação C).[7]

Tratamento Endovascular

A angiografia mesentérica pode ser indicada para o tratamento de pacientes com AC com HDB maciça ou recorrente sem condição clínica ou refratária ao tratamento endoscópico (grau de recomendação B).[2,9] A hemostasia pode ser realizada, após a localização do sítio de sangramento ativo, através da infusão intra-arterial de vasopressina, considerando-se sua alta taxa de recidiva e complicações isquêmicas, ou embolização superseletiva transcateter com esponjas biodegradáveis ou *microcoils*. Quando bem-indicada e executada a terapia endovascular pode alcançar taxa de sucesso de até 80%. Complicações como hematomas, pseudoaneurismas, tromboses e infarto intestinal são descritas.[10,11] A vasopressina é contraindicada em pacientes com insuficiência coronariana, hipertensão severa e arritmias.

Tratamento Cirúrgico

Os recentes avanços da terapia endoscópica e endovascular reduziram significativamente a indicação de cirurgia nos pacientes com AC, atualmente reservada para casos refratários aos demais métodos ou de sangramento maciço, com auxílio da enteroscopia intraoperatória para localização precisa das lesões. Aproximadamente 10% dos pacientes com AC sintomática serão candidatos a cirurgia, com mortalidade de 2% (grau de recomendação B).[1]

O fluxograma a seguir (Figura 24.4) apresenta de modo resumido o raciocínio clínico para guiar o tratamento de um paciente com hemorragia por AC.

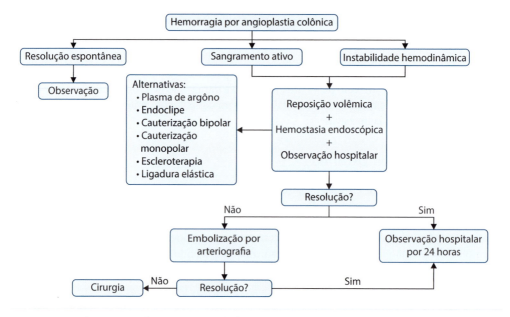

Figura 24.4 – Fluxograma de tratamento da hemorragia por angiodisplasia colônica. (Fonte: Pedro Popoutchi, Rodrigo de Rezende Zago e Marcelo Averbach.)

REFERÊNCIAS BIBLIOGRÁFICAS

1. Sami SS, Al-Araji A, Ragunath K. Review article: gastrointestinal angiodysplasia – pathogenesis, diagnosis and management. Aliment Pharmacol Ther. 2014;39:15-34.
2. ASGE Standards of Practice Committee, Pasha SF, Shergill A, Acosta RD, et al. The role of endoscopy in the patients with lower GI bleeding. Gastrointest Endosc. 2014;79:875-85.
3. Jackson CS, Gerson LB. Management of Gastrointestinal Angiodysplastic Lesions (GIADs): A systematic review and meta-analysis. Am J Gastroenterol. 2014;109:474-83.
4. Junquera F, Feu F, Papo M et al. A multicenter, randomized, clinical trial of hormonal therapy in the prevention of rebleeding from gastrointestinal angiodysplasia. Gastroenterology. 2001;121:1073-9.
5. Richter JM, Christensen MR, Colditz GA, et al. Angiodysplasia. Natural history and efficacy of therapeutic interventions. Dig Dis Sci. 1989;34:1542-6.
6. Ueno S, Nakase H, Kasahara K, et al. Clinical features of Japanese patients with colonic angiodysplasia. J Gastroenterol Hepatol. 2008;23:363-6.
7. Dray X, Camus M, Coelho J, et al. Treatment of gastrointestinal angiodysplasia and unmet needs. Dig Liver Dis. 2011;43:515-22.
8. Bemvenuti GA1, Jülich MM. Ethanolamine injection for sclerotherapy of angiodysplasia of the colon. Endoscopy. 1998 Aug;30(6):564-9.

9. Lewis BS, Salomon P, Rivera MacMurray S et al. Does hormonal therapy have any benefit for bleeding angiodysplasia? J Clin Gastroenterol. 1992;15:99-103.

10. Rosseti A, Nicolas CB, Breguet R, et al. Transarterial embolization in acute colonic bleeding: a review of 11 years of experience and long-term results. Int J Colorectal Dis. 2013;28:777-82.

11. Walker GT, Salazar GM, Waltman AC. Angiographic evaluation and management of acute gastrointestinal hemorrhage. World J Gastroenterol. 2012;11:1191-201.

Agradecimentos: aos Drs. Paulo Corrêa e Giulio Rossini por terem cedido algumas imagens que fazem parte deste capítulo.

Tratamento de Hemorragia Pós-Polipectomia

Capítulo 25

Maria Cristina Sartor
Camila Letícia Leiner

INTRODUÇÃO

A polipectomia endoscópica do cólon é, sem dúvida, um dos principais fatores para a prevenção do câncer colorretal e do seu tratamento precoce, com papel preponderante na redução real da incidência e da mortalidade em decorrência da doença. No entanto, há riscos associados ao procedimento, mesmo em mãos experientes, como hemorragia de diferentes magnitudes, perfuração e síndrome pós-polipectomia, geralmente como consequência da profundidade da fulguração ou das características do corte durante a ressecção, associadas aos riscos individuais dos pacientes. Levin et al. afirmam que há 10 vezes mais risco de complicações graves (7/1.000) em colonoscopias com biópsias ou polipectomias quando comparado a colonoscopias diagnósticas.[1] Dentre as complicações possíveis, o sangramento consequente à polipectomia é a mais comum (grau de recomendação A). Kim et al., revisando diferentes publicações, descreveram incidências variando entre 0,6 e 8%.[2] O risco de sangramento toma vulto com o número crescente de usuários de anticoagulantes orais (ACO), antiagregantes plaquetários, anti-inflamatórios não hormonais (AINH) e ácido acetilsalicílico (AAS) para os mais diferentes fins.

O sangramento pós-polipectomia (SPP) endoscópica pode ocorrer precocemente, logo após o procedimento, nas horas subsequentes ou mesmo tardiamente. Kim et al.[3] definem SPP do seguinte modo:

- Sangramento imediato: logo após a polipectomia, ainda durante o procedimento endoscópico. Classificam-se em grau 1 quando há hemostasia espontânea dentro de 60 segundos; grau 2 como sangramento contínuo, mas que diminua gradativamente e cesse em 60 segundos; grau 3 em sangramento contínuo por mais de 60 segundos e que requer tratamento endoscópico; grau 4 para o sangramento contínuo tipo jorro, que requer hospitalização e intervenção.
- Sangramento tardio: é definido frente a pelo menos dois dos seguintes parâmetros após o procedimento endoscópico – hematoquezia, queda do nível de hemoglobina de 2 g/dl ou mais, diminuição da pressão arterial maior que 20 mmHg do nível basal ou aumento da frequência de pulso em, ao menos, 20%

da basal. Sangramento tardio é também definido em precoce, quando ocorre em menos de 24 horas após a polipectomia, ou tardio, com mais de 24 horas da polipectomia.

Há muitos fatores de risco que podem estar envolvidos no SPP e dizem respeito às condições sistêmicas do paciente, ao pólipo em si e ao procedimento, especialmente quanto às condições técnicas. Parece que há também maior probabilidade de SPP no sexo masculino e quando se ressecam muitos pólipos concomitantemente. Embora a incidência de SPP seja baixa, é importante que os fatores predisponentes sejam identificados com boa anamnese e avaliação de riscos antes da colonoscopia, para que essa possibilidade seja minimizada e se decida pela melhor opção para prevenir tal evento adverso.[4]

Fatores Relacionados com o Paciente

Discrasias sanguíneas – mais comumente relacionadas com o uso de medicamentos –, hipertensão arterial, doença pulmonar crônica grave, insuficiência renal crônica e insuficiência hepática, especialmente nos pacientes com mais de 65 anos. O risco varia dependendo do tipo de medicação em uso (Quadro 25.1).

- AAS e AINH: os estudos com AAS são conflitantes, pois avaliam grupos com diferentes doses diárias, às vezes associadas à AINH. Parece que não há risco significativamente aumentado de SPP nestes casos e não há recomendação atualmente para suspendê-los (grau de recomendação B).
- Clopidogrel: recomenda-se que se suspenda o uso ao menos sete dias antes do procedimento, apesar de o risco não ser elevado. A probabilidade de SPP aumenta consideravelmente

Quadro 25.1
Recomendações da Sociedade Americana de Endoscopia Digestiva (ASGE) para manejo de medicamentos que interferem na hemostasia em procedimentos endoscópicos

Agente	Risco de SPP	Recomendação	Intervenção sugerida
AAS, AINH	Sem dados	Manter o uso	Considerar suspensão em mucosectomias amplas
Clopidogrel	Possível aumento do de SPP tardio. Aumentado se em associação a AINH	Suspender 7 a 10 dias antes e reiniciar 1 dia depois do procedimento	Considerar o uso de clipe
Cumarínico	Aumentado	Suspender 3 a 5 dias antes e reiniciar 1 dia depois do procedimento	
Heparina	Aumentado	Suspender 4 a 6 h antes (12 a 24 h antes no caso de heparina de baixo peso molecular)	Considerar o uso de clipe
Serotoninérgicos	Aumento de HDA. Aumentado se em associação a AINH. Não há dados em hemorragia de cólon	Sem orientações	Considerar suspensão de AAS e AINH
ACO	Aumenta, porém não há dados publicados	Sem dados	Suspender conforme a meia-vida e orientação do cardiologista

Fonte: Anderson MA, Ben-Menachem T, Gan SI, et al. Management of antithrombotic agents for endoscopic procedures. Gastrointest Endosc. 2009;70:1060-70.

se houver associação com AAS (grau de recomendação B). Há recomendações para que se utilize hemostasia mecânica – clipe hemostático (endoclipe) – nestes pacientes.

- Cumarínicos: indica-se suspender 3 a 5 dias antes da colonoscopia. Não há regras claras para a previsão de risco, mas a incidência de SPP é indubitavelmente maior (grau de recomendação B).
- Ponte terapêutica com heparina: deve-se considerar o risco de fenômenos tromboembólicos na suspensão do cumarínico para indivíduos de alto risco, embora se descreva maior incidência de sangramento tardio potencialmente grave nos usuários de heparina. Aqui também se deve considerar o uso de clipes profiláticos no sítio da polipectomia, embora o clipe também possa originar úlcera, que seria a fonte de possível sangramento (grau de recomendação C).
- Trombocitopenia: há risco aumentado tanto para biópsias quanto para polipectomia nos pacientes com menos de 75.000 plaquetas, mesmo em pólipos menores que 1 cm, embora a hemostasia imediata resolva a maioria dos casos de sangramento ativo.[5]
- Cirrose: biópsias e polipectomias podem ser seguras em pacientes com estágios precoces de cirrose hepática, desde que se tomem precauções adequadas. Estágios Child-Pugh A ou B, RNI igual ou menor que 1,5 e contagem plaquetária acima de 30.000 permitem polipectomia (grau de recomendação B). Nestes casos, recomenda-se o uso de clipes hemostáticos profiláticos[5] (grau de recomendação C). Estágios de cirrose mais avançados correlacionam-se com risco aumentado de sangramento, especialmente em pólipos volumosos e pediculados (grau de recomendação C).
- Uso de inibidores seletivos da recaptação da serotonina (fluoxetina, sertralina e paroxetina): como se considera que tenham ação de antiagregantes plaquetários, espera-se risco maior de SPP, especialmente se associados a AAS e AINH. Há descrições de sangramento digestivo alto associado ao uso dessas drogas. Não há, contudo, estudos que indiquem aumento de sangramento digestivo baixo e que possam indicar recomendações para polipectomias ou biópsias do cólon (grau de recomendação D).

Fatores Relacionados com a Lesão

O tamanho do pólipo é o fator preditivo principal de risco de SPP. Os pólipos com mais de 10 mm têm 2 a 4,5 vezes mais risco de sangrar em algum momento.[3] A cada milímetro além de 1 cm de tamanho o risco de sangramento aumenta em 9 a 13%[6] (grau de recomendação B). Outros fatores relacionados ao risco aumentado de SPP são: localização no cólon direito, lesão com crescimento lateral ou pedículo espesso (grau de recomendação C).[7]

Fatores Relacionados com o Procedimento em Si

Aspectos técnicos e de equipamentos

Unidades eletrocirúrgicas adequadas e calibradas, uso correto do tipo de energia, acessórios hemostáticos disponíveis (clipes, *endoloop* e vasoconstritores) e equipe treinada para sua utilização certamente são pontuais na prevenção de SPP.

O modo de abordagem para polipectomia varia entre os endoscopistas. Pode-se optar por ressecção "a frio" (sem corrente elétrica), com corrente de corte (Figura 25.1), com corrente de

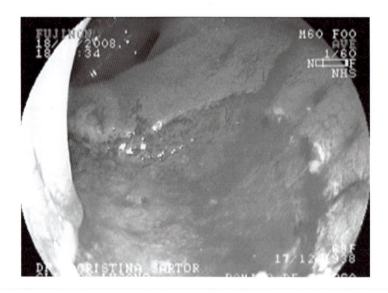

Figura 25.1 – Sangramento com corrente de corte no cólon ascendente.

coagulação, com corrente mista (ainda assim é corrente de coagulação) ou com "corte pulsado" (*endocut*), nos dispositivos mais modernos. Sabe-se que o risco de SPP tardio não aumenta com ressecção "a frio" em pólipos menores que 1 cm em pacientes hígidos. Mesmo que haja SPP imediato, ele pode ser facilmente resolvido durante o procedimento (grau de recomendação C).

Para lesões maiores que 1 cm, recomenda-se o uso de dispositivos eletrocirúrgicos. A corrente de coagulação e a corrente mista são as mais utilizadas. Classicamente, considera-se que a corrente de corte pura aumenta o risco de sangramento, e a corrente de coagulação aumenta o risco de perfuração, devido à fulguração dos tecidos mais profundos (grau de recomendação B). No entanto, os estudos com esse tipo de conclusão não consideram variáveis pessoais que levam a alterações possíveis, como a impedância, por exemplo, que pode estar modificada conforme massa corporal, isquemia tissular etc. Atualmente, deve-se considerar a utilização de corte pulsado na remoção de lesões maiores, mucosectomias e especialmente em dissecções submucosas, que alterna corte e coagulação, em que se espera menor risco de sangramento. O SPP imediato parece ser mais frequente com corrente mista (Figura 25.2) e o SPP tardio, em pacientes anticoagulados. No entanto, são necessários estudos controlados para que se possa fazer recomendações mais precisas.

PREVENÇÃO

Há vários métodos endoscópicos desenvolvidos e propostos para a prevenção do SPP, como a injeção de adrenalina no pedículo, *endoloops*, endoclipes e dispositivos eletrocirúrgicos, como coagulação com pinças, cateter bipolar (*golden probe*) e coagulação por plasma de argônio, com vários estudos randomizados comparando um ou outro método. Todos têm características próprias e precisam ser conhecidos pelo endoscopista e sua equipe, para que se possa explorar ao máximo sua eficácia. A experiência do endoscopista, a disponibilidade do método e o critério clínico levam à melhor escolha. A decisão de se suspender ou não agentes

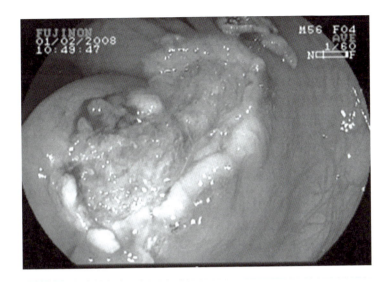

Figura 25.2 – Sangramento imediato com corrente mista. (Fonte: Arquivo pessoal.)

que interferem na hemostasia antes de qualquer procedimento endoscópico precisa ser individualizada e considerar os riscos do procedimento e da condição do paciente para a qual a medicação foi indicada.

- Estrangulamento do pedículo: em pólipos pediculados volumosos, acredita-se que o estrangulamento do pedículo com alça de polipectomia por cerca de 3 minutos desencadearia os mecanismos de coagulação, com trombose dos vasos locais, aumentando a segurança da ressecção (grau de recomendação C).
- Infiltração da submucosa: a infiltração na base do pólipo cria uma interface entre a lesão a ser ressecada e o plano muscular, prevenindo dano transmural e reduzindo o risco tanto de sangramento, especialmente o tardio, quanto de perfuração. Geralmente, usa-se soro fisiológico, mas pode ser usado manitol, ácido hialurônico e outras soluções com tempo de absorção maior. A adição de adrenalina diminui o risco de SPP imediato (grau de recomendação A). Além disso, pode-se infiltrar adrenalina no pedículo e na cabeça do pólipo para diminuir o seu tamanho e, consequentemente, o risco de SPP (grau de recomendação C). A injeção de adrenalina 1:10.000 ou 1:20.000 é o método mais comumente usado, fácil e menos oneroso de prevenção de SPP em pólipos pediculados.
- Endoclipes: seu uso tem se tornado muito frequente. Em pólipos pediculados podem ser aplicados após as ressecções, caso haja sangramento ou se perceba vaso calibroso no coto, bem como previamente, em pólipos com pedículos espessos, em especial em pacientes com discrasias sanguíneas (Figura 25.3). Deve-se tomar cuidado ao se aplicar clipes antes das ressecções em pedículos curtos, pois podem transmitir corrente, além de dificultar o posicionamento da alça diatérmica (grau de recomendação C). O clipe deve ser adequadamente posicionado, obliterando toda a espessura do coto do pedículo. Também é muito útil após as ressecções de lesões de crescimento lateral que apresentam SPP imediato ou em pacientes com risco de sangramento tardio (Figura 25.4).

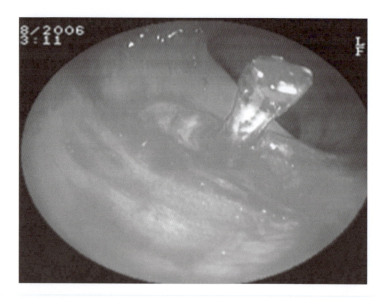

Figura 25.3 – Endoclipe no pedículo após ressecção.

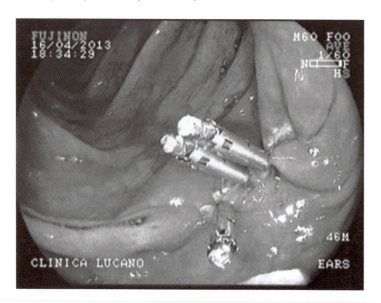

Figura 25.4 – Endoclipes em área de mucosectomia. (Fonte: Arquivo pessoal.)

- Alças hemostáticas (*endoloop*): são alças de náilon que, ao serem aplicadas, produzem vasoconstrição do pedículo com eficácia semelhante à dos clipes na prevenção do SPP (grau de recomendação C). Parece ter melhor indicação e resultado nos pólipos volumosos, com mais de 2 cm, e pedículos espessos. A alça deve ser colocada próxima à base do pólipo, deixando-se espaço suficiente entre a alça e a cabeça do pólipo para que ele seja laçado com a alça diatérmica posteriormente (Figura 25.5) e seccionado. Deve-se tomar cuidado para não apertar excessivamente a alça de náilon e seccionar a mucosa ou o pedículo inadvertidamente "a frio". Ao se usar corrente elétrica, a diminuição da espessura do pedículo pelo nó faz com que haja concentração da corrente no local, podendo aumentar o risco de fulguração nas camadas mais profundas da base do pólipo. Provavelmente, é o método mecânico que exige maior experiência.

- Corrente elétrica (cauterização): pinças endoscópicas, argônio (Figura 25.6) ou cateter bipolar podem ser utilizados para o tratamento de SPP imediata, mas não há evidências de que possam prevenir SPP tardio. Não deve ser usada a ponta da alça diatérmica para

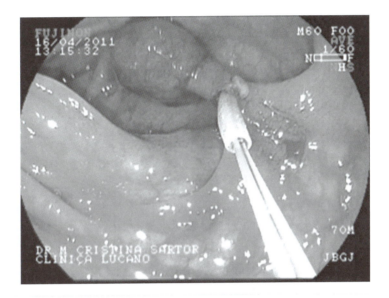

Figura 25.5 – *Endoloop* posicionado no pedículo do pedículo.

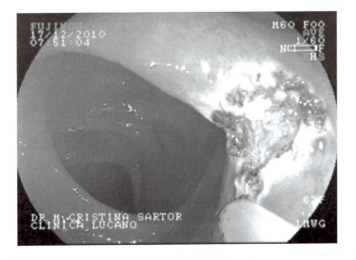

Figura 25.6 – Cauterização com plasma de argônio. (Fonte: Arquivo pessoal.)

cauterização e consequente hemostasia devido ao risco iminente de perfuração, precoce ou tardia (grau de recomendação C).

O uso combinado de solução de adrenalina com métodos mecânicos parece ser mais eficaz para prevenir o SPP imediato e tardio (Quadro 25.2).

Quadro 25.2
Profilaxia de sangramento após polipectomia
Sangramento Imediato
Injeção de adrenalina é superior ao controle (OR: 0,37)
Terapia combinada é superior à monoterapia (OR: 012)
Endoloop é superior a adrenalina ou controle (OR: 0,25)
Sangramento Tardio
Adrenalina *vs.* controle: sem diferenças no índice de sangramento
Terapia combinada *vs.* monoterapia: sem diferenças no índice de sangramento
Endoloops e endoclipes *vs.* outras técnicas: sem diferença nos índices de sangramento
Adaptado de Thirumurthi e Raju, 2015.[8]

TRATAMENTO

O tipo de manejo depende do momento do SPP e da sua gravidade. Podem ser usados soluções injetáveis vasoconstritoras, dispositivos elétricos e dispositivos mecânicos. Sangramentos importantes de aparecimento precoce devem ser tratados de modo insistente e com métodos eficazes. A parada espontânea de um sangramento importante durante uma mucosectomia, não tratada com métodos mecânicos ou elétricos, pode significar sangramento tardio (grau de recomendação C).

O SPP tardio, mesmo que inicialmente intenso, pode cessar espontaneamente, porém o paciente deve ser observado cuidadosamente e, de preferência, com internação hospitalar. Alterações hemodinâmicas, hematoquezia ou melena volumosas em várias evacuações subsequentes, comorbidades graves associadas, idade avançada e uso de agentes antitrombóticos são condições preditoras de gravidade e necessitam atuação imediata. O paciente deve ser submetido a medidas de "ressuscitação" com reposição volêmica e observação clínica constante. Caso a instabilidade clínica permaneça, deve-se considerar colonoscopia de urgência para hemostasia, embolização por arteriografia ou mesmo cirurgia.[9] O dispositivo mais comumente usado, associado ou não à injeção de adrenalina, é o endoclipe, em virtude da facilidade e da rapidez na aplicação. Mais da metade dos casos de SPP tardio têm resolução espontânea, sem necessidade de qualquer intervenção. No entanto, deve-se monitorizar níveis de hemoglobina, testes de coagulação sanguínea e plaquetas. Também devem ser considerados os fatores de risco para novo sangramento: episódios de hematoquezia com intervalos curtos, instabilidade hemodinâmica, hemoglobina menor que 12 g/dL na admissão hospitalar, necessidade de transfusão sanguínea e classificação de risco da Sociedade Americana de Anestesiologia (ASA) II ou mais. Para os sangramentos volumosos com parada espontânea, os pacientes devem ser observados por pelo menos 24 horas em ambiente hospitalar. Caso haja recidiva, deve-se proceder a colonoscopia de urgência, de preferência com preparo intestinal, quando factível, especialmente para os focos mais proximais, mesmo considerando-se que o sangue é bom catártico e o cólon tem grandes chances de estar limpo.

O fluxograma a seguir (Figura 25.7) apresenta de modo resumido o raciocínio clínico para o manejo de um paciente com SPP.

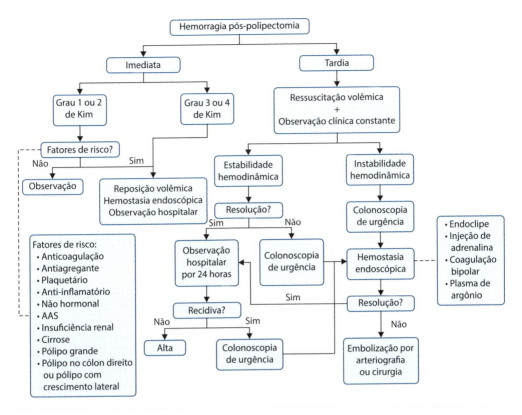

Figura 25.7 – Fluxograma de manejo da hemorragia pós-polipectomia. (Fonte: Maria Cristina Sartor e Camila Letícia Leiner.)

REFERÊNCIAS BIBLIOGRÁFICAS

1. Levin TR, Zhao W, Conell C, et al. Complications of colonoscopy in an integrated health care delivery system. Ann Intern Med. 2006;145:880-6.
2. Kim, DW. Prediction and prevention of postpolypectomy bleeding: current challenging issues. Ann Coloproctol. 2014;30(4):157-8.
3. Kim HS, Kim TI, Kim WH, Kim YH, Kim HJ, Yang SK, et al. Risk factors for immediate postpolypectomy bleeding of the colon: a multicenter study. Am J Gastroenterol. 2006;101:1333-41.
4. Pinho PRAP, Magalhães CMRM. Complicação em colonoscopia. Em: Averbach M, Corrêa P, editores. Colonoscopia. São Paulo: Santos, 2010:375-97.
5. Jeon JW, Shin HP, Lee JI. The risk of postpolypectomy bleeding during colonoscopy in patients with early liver cirrhosis. Surg Endosc. 2012;26:3258-63.
6. Sawhney MS, Salfiti N, Nelson DB, et al. Risk factors for severe delayed postpolypectomy bleeding. Endoscopy. 2008;40:115-9.
7. Choung BS, Kim SH, Ahn DS, Kwon DH, Koh KH, Sohn JY, et al. Incidence and risk factors of delayed postpolypectomy bleeding: a retrospective cohort study. J Clin Gastroenterol. 2014;48:784-9.
8. Thirumurthi S, Raju GS. Management of polypectomy complications. Gastrointest Endoscopy Clin N Am. 2015;25:335-57.
9. Wada Y, Kudo S, Tanaka S, Saito Y, Iishii H, Ikematsu H, et al. Predictive factors for complications in endoscopic resection of large colorectal lesions: a multicenter prospective study. Surg Endosc. 2015;29:1216-22.

Tratamento da Hemorragia com Origem na Anastomose Colorretal

Capítulo 26

Jarbas Faraco M. Loureiro
Paulo Alberto Falco Pires Corrêa

INTRODUÇÃO

Com o desenvolvimento dos grampeadores e aprimoramento da videolaparoscopia, a cirurgia colorretal tornou-se um procedimento menos invasivo; no entanto, as complicações ainda permanecem presentes na rotina diária dos cirurgiões (Figuras 26.1 e 26.2). Uma dessas complicações é a hemorragia com origem da anastomose colorretal (HOAC). Nesses casos, o diagnóstico e a terapêutica se tornam um desafio. Uma abordagem rápida e eficiente se faz de extrema valia, como a ressuscitação imediata do paciente, associada a procedimento endoscópico ou endovascular. Com a falha dessa abordagem, a reintervenção cirúrgica se faz necessária.[1,2]

DIAGNÓSTICO

O diagnóstico da HOAC se faz inicialmente pela história clínica (de cirurgia colorretal recente) e pela ocorrência de sangramento intestinal. A maioria desses casos é de leve ou moderada intensidade, apresentando-se somente como discreta hematoquezia

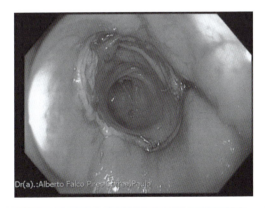

Figura 26.1 – Exame endoscópico da anastomose colorretal logo após sua confecção.

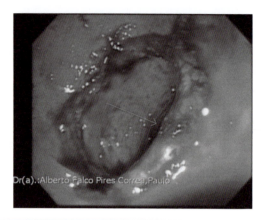

Figura 26.2 – Hemorragia da anastomose no pós-operatório de cirurgia colorretal. (Fonte: Dr. Paulo Corrêa.)

ocasionada pelos primeiros movimentos peristálticos. Todavia, apesar de raro, o sangramento pode ser intenso, apresentar-se como hemorragia contínua e causar instabilidade hemodinâmica.

As HOAC leves e moderadas podem ser autolimitadas, sem repercussão hemodinâmica e com discretas alterações nos parâmetros hematimétricos (hematócrito e hemoglobina). Uma retoscopia pode ser realizada com o intuito de se confirmar a origem do sangramento e se há ou não necessidade terapêutica.

A hemorragia intensa corresponde a 0,5 a 1,8% dos casos de HOAC, sendo observada em pacientes com média de idade de 75 anos. O tempo médio para o surgimento do primeiro sangramento é de 6,5 horas, porém há uma variação em 30 minutos a 9 dias após a cirurgia. Nos casos de HOAC intensa evidencia-se sangramento retal ativo, contínuo, avermelhado, podendo ou não conter coágulos. Taquicardia e hipotensão podem ocorrer, assim como instabilidade hemodinâmica. Os exames laboratoriais demonstram queda média de 3 g/dL de hemoglobina e 18% do hematócrito. A retoscopia se faz extremamente importante nessas situações, confirmando o diagnóstico e promovendo a terapêutica adequada.[3]

TRATAMENTO

O tratamento conservador através de reposição volêmica (soluções salinas ou hemoconcentrados), correção clínica de eventuais distúrbios de coagulação e suspensão de medicações, como antiagregantes plaquetários e anticoagulantes, apresenta altas taxas de sucesso. Por outro lado, procedimentos mais invasivos, como a colonoscopia, a arteriografia e até mesmo a reabordagem cirúrgica, se fazem necessários quando o sangramento se torna persistente ou a intensidade da hemorragia coloca em risco a vida do paciente. Cuidados de Unidade de Terapia Intensiva (UTI) se tornam fundamentais nesse período.

A colonoscopia permite a visualização direta da anastomose, podendo assim identificar o ponto de sangramento e logo realizar a hemostasia. Além disso, o exame endoscópico é menos invasivo comparando-se com o tratamento realizado através de radiologia intervencionista ou a reintervenção cirúrgica. Para a realização da colonoscopia, uma sedação leve é suficiente, enquanto para os outros dois procedimentos a anestesia geral será necessária. Optando-se pela colonoscopia, nova cirurgia e suas possíveis complicações podem ser evitadas. Ressalta-se também que o método endoscópico apresenta menor custo e menor tempo de internação hospitalar.

Em contrapartida, pelo breve período de confecção da anastomose, a colonoscopia pode oferecer riscos devido a insuflação de ar, torque e trauma do aparelho.[4,5]

O método hemostático a ser usado é uma importante escolha, pois pode estar relacionado com o surgimento de fístula na anastomose. Em estudos para os quais a eletrocoagulação foi o método escolhido,[3,4] identificou-se maior ocorrência desta complicação (grau de recomendação C). A realização de um *"fleet* enema" nos momentos que antecedem o início do procedimento endoscópico colabora na eliminação dos coágulos e facilita a identificação do ponto de sangramento. Alguns trabalhos mostram que a técnica de colonoscopia submersa em água colabora na limpeza do reto, facilitando a saída de coágulos através do ânus e a aspiração do conteúdo do órgão. Essa técnica também facilita a identificação do vaso sangrante e, em virtude da menor distensão do cólon, acarreta menor risco de fístulas.[5] Quanto ao melhor método hemostático, o de escolha é o mecânico, por meio da aplicação de clipes metálicos, com resolução completa do sangramento, sem complicações ou recidivas da hemorrhagia (grau de recomendação C). Existem hoje no mercado vários modelos de clipe. Seguramente os descartáveis e maiores (9 mm) são os preferidos pelos cirurgiões. O número de clipes aplicados vai variar de acordo com o número de pontos onde há sangramento (Figura 26.3).

Na utilização da eletrocoagulação para a hemostasia da HOAC, Ciricco e Golub[2] demonstraram sucesso em 82% dos casos.[2] Em outra publicação, foi demonstrado um caso de ressangramento (um dia após a colonoscopia terapêutica) quando a eletrocoagulação foi o método hemostático de escolha. Complicações, como fístulas, não foram relatas em 10 meses de seguimento. Por fim, o método mecânico (clipe) é considerado o de escolha quando se identificada o vaso sangrante, e a eletrocoagulação o é quando a origem do sangramento é a laceração

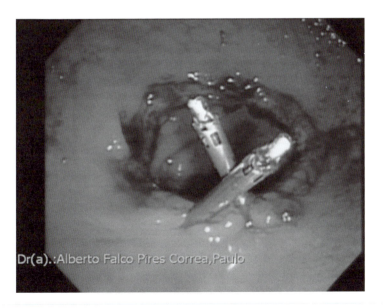

Figura 26.3 — Aplicação de clipes metálicos no ponto onde provavelmente ocorreu o sangramento (coágulo aderente). (Fonte: Dr. Paulo Corrêa.)

da mucosa junto à anastomose[4] (grau de recomendação C). Quando se usa a eletrocoagulação, deve-se dar preferência à Aplicação de Plasma de Argônio (APC) ou ao uso de cateteres bipolares (Bicap ou Golden Probe). Estas duas modalidades exercem uma fulguração mais superficial e controlada, diminuindo a chance de complicações (fístulas).[6] A APC deve ser regulada em, no máximo, 40 watts de potência e com o menor fluxo de gás possível (1 a 1,5 litro/minuto) para se evitar a distensão da anastomose. Quanto aos cateteres bipolares, recomenda-se 25 a 30 watts de potência.

Em caso de insucesso do tratamento endoscópico, o procedimento endovascular pode ser outra opção terapêutica com a embolização. A cirurgia é, sem dúvida, o último método a ser escolhido; todavia, na falência dos procedimentos minimamente invasivos a reabordagem operatória se faz necessária.

O fluxograma a seguir (Figura 26.4) apresenta de modo resumido o raciocínio clínico para guiar o tratamento de um paciente com trauma de HOAC.

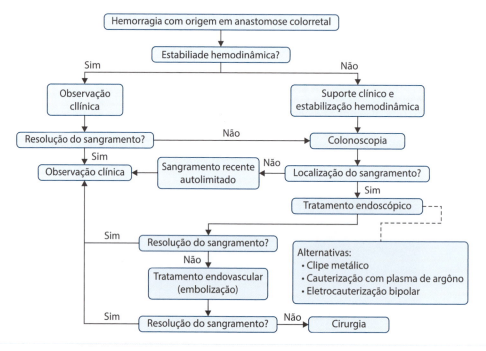

Figura 26.4 – Fluxograma de tratamento da hemorragia com origem em anastomose colorretal. (Fonte: Jarbas Faraco M. Loureiro e Paulo Alberto Falco Pires Corrêa.)

REFERÊNCIAS BIBLIOGRÁFICAS

1. Martínez-Serrano MA, Parés D, Pera M, Pascual M, Courtier R, et al. Management of lower gastrointestinal bleeding after colorectal resection and stapled anastomosis. Tech Coloproctol. 2009;13(1):49-53.
2. Cirocco WC, Golub RW. Endoscopic treatment of postoperative hemorrhage from a stapled colorectal anastomosis. Am Surg. 1995;61(5):460-3.
3. Malik AH, East JE, Buchanan GN, Kennedy RH. Endoscopic haemostasis of staples-line haemorrhage following colorectal resection. Colorectal Dis. 2008;10(6):616-8.

4. Lou Z, Zhang W, Yu E, Meng R, Fu C. Colonoscopy is the first choice for early postoperative rectal anastomotic bleeding. World Journal Surg Oncol. 2014;12:376.

5. Frossard JL, Gervaz P, Huber O. Water-immersion sigmoidoscopy to treat acute GI bleeding in the perioperative period after surgical colorectal anastomosis. Gastrointestinal Endoscopy. 2010;71(1):167-70.

6. Gor N, Patil A. Endoscopic management of postoperative ileocolonic anastomostic bleeding by using water submersion. Gastrointestinal Endoscopy. 2011;74(3):721-2.

Abordagem Diagnóstica na Diverticulite Aguda

Capítulo **27**

Eduardo de Paula Vieira
João de Aguiar Pupo Neto

INTRODUÇÃO

A doença diverticular do cólon consiste em uma contínua transformação anatômica e fisiopatológica pela presença de divertículos. Pode ocorrer com a presença de um ou vários divertículos, e sua predominância ocorre no cólon sigmoide. Varia desde estado assintomático até complicações como diverticulite ou hemorragias.

A prevalência é alta nos países ocidentais, ocorrendo atualmente um aumento dessa patologia em todo o mundo, sobretudo em razão da alteração de hábitos das sociedades orientais, provavelmente graças a uma alteração no estilo de vida. Apesar da difícil tarefa na indicação da real incidência desta afecção, estima-se que seja cerca de 5% aos 40 anos com um crescimento exponencial para 80% aos 80 anos.[1]

Diverticulite significa a presença de inflamação e/ou infecção associada ao divertículo. A diverticulite aguda (DA) é a complicação mais comum, afetando cerca de 15 a 25% dos pacientes.[2] Apesar dessa magnitude em termos de complicações da doença diverticular, somente 1% dos pacientes necessitarão de tratamento cirúrgico.[3] A DA simples pode ser definida como um quadro patológico que, ao longo do seu curso, não necessitará de tratamento cirúrgico, normalmente com quadro de peridiverticulite ou fleimão. Alguns critérios podem ser utilizados na definição da DA não complicada:

1. Dor ou desconforto em abdome inferior;

2. Síndrome inflamatória (proteína C reativa > 50ng\L ou leucócitos > 11.000);

3. Imagens radiológicas de inflamação no cólon em uma tomografia computadorizada (TC);

4. Determinação endoscópica posterior de divertículos e exclusão de outras patologias.

Estudos revelaram que as complicações iniciam-se com uma microperfuração de um divertículo no tecido pericólico, e essa microperfuração leva a quadros de microabscessos, fleimão, abscessos maiores, fístulas e perfuração em peritônio livre.[4] O mecanismo pelo qual um divertículo assintomático torna-se inflamado e posteriormente perfurado continua sob investigação, contudo, uma provável associação entre alteração da motilidade intestinal e aumento pressórico de um determinado segmento, associada a alteração da flora bacteriana local, está envolvida na fisiopatologia da DA.

A DA apresenta-se de várias formas clínicas, desde uma inflamação localizada até uma peritonite difusa. Embora possa ocorrer em qualquer segmento do cólon, ela é mais frequente no cólon sigmoide.[5] Atualmente, classifica-se a DA em não complicada, quando restrita à parede do cólon e gordura mesocólica, e complicada, quando ocorre uma perfuração (bloqueada ou para peritônio livre) ou fistula. Esta diferenciação é fundamental para proporcionar o melhor tratamento possível. Enquanto na DA não complicada há possibilidade de tratamento extra-hospitalar com boa evolução e baixos custos, na DA complicada há necessidade de internação hospitalar e eventual cirurgia.

O modo não complicado corresponde a cerca de 75% dos casos de DA. A avaliação clínica do paciente com DA do cólon sigmoide é focada na investigação de dor no quadrante inferior esquerdo do abdome, febre e alteração do ritmo intestinal, além de alterações laboratoriais que indicam infecção e achados típicos em exames de imagem. A sintomatologia dolorosa pode variar de quadrante em razão de um cólon sigmoide redundante, que possa estar lateralizado para o quadrante direito, ou mesmo o acometimento inflamatório menos frequente de divertículos em outros segmentos do cólon. Os sintomas iniciais vão direcionar a propedêutica a ser utilizada em cada caso, na dependência de existência de dor localizada, descompressão dolorosa, ausência de peristalse, defesa muscular reflexa e sinais de peritonite difusa. Na DA complicada normalmente os pacientes, além dos sintomas descritos anteriormente, apresentam-se também com taquicardia e hipotensão. É importante salientar que, apesar de ser mais comum a ocorrência da diverticulite no cólon sigmoide, a DA pode ocorrer em qualquer segmento do cólon, variando consequentemente a sintomatologia e sua localização.

A DA complicada pode ser classificada de acordo com a extensão do processo inflamatório. Uma classificação foi inicialmente proposta por Hughes em 1963,[6] sendo revisada e popularizada em 1978 por Hinchey. O estágio I descreve uma diverticulite com abscesso pericólico ou fleimão. O estágio II é indicado pela presença de abscesso pélvico, intra-abdominal ou retroperitoneal. Já o estágio III é caracterizado pela presença de peritonite purulenta difusa, e no estágio IV há peritonite fecal difusa[7] (Quadro 27.1). Posteriormente, estas classificações foram revisadas e aprimoradas com o intuito de estratificar melhor os pacientes com diferentes estágios de gravidade da doença e de orientar a terapêutica mais adequada em cada caso.[8]

Recentemente tem-se observado um aumento da incidência da DA em pacientes jovens, sendo estes indivíduos mais comumente homens e obesos. Os jovens também apresentam uma incidência maior de DA em cólon direito, quando comparado com pacientes mais idosos.[9]

DIAGNÓSTICO

A investigação inicial do paciente com suspeita de DA deve ser a mesma de todo paciente com dor abdominal aguda, ou seja, anamnese, exame físico e exames laboratoriais. Em casos específicos uma radiografia (RX) simples de abdome pode auxiliar, principalmente em casos mais graves, quando um possível pneumoperitônio pode estar presente[9] (grau de recomendação C). Laurell et al. relataram que a avaliação clínica e laboratorial tem sensibilidade e especificidade para diagnóstico de DA que varia de 64 a 68% e 97 a 98%, respectivamente (grau de recomendação B). Os autores identificaram que dor no quadrante inferior esquerdo e aumento da PCR são os achados mais frequentes para o diagnóstico desta patologia (grau de recomendação B). De acordo com este estudo, dois terços dos pacientes podem ser diagnosticados apenas com exame clínico e dosagens laboratoriais, sem necessidade de exames de imagem (grau de recomendação

Quadro 27.1
Classificação de Hinchey[7]

Classificação	Definição
Hinchey I	Abscesso pericólico ou fleimão
Hinchey II	Abscesso pélvico
Hinchey III	Peritonite purulenta
Hibchey IV	Peritonite fecal

B).[10] Com base nestes achados, autores propuseram a criação de um escore para o diagnóstico clínico e laboratorial de DA de cólon esquerdo, sem a necessidade de estudos de imagem, desde que estes pacientes apresentem dor no quadrante inferior esquerdo, PCR > 50 e ausência de vômitos e de sinais de doença complicada.[11,12]

Exames Laboratoriais

Hemograma completo, exame comum de urina e dosagem da proteína C reativa (PCR) devem ser sempre solicitados (grau de recomendação D). Marcadores sorológicos têm estreita relação com o grau de inflamação, e a PCR é o marcador mais sensível, podendo ser usado como indicador da presença de complicações, embora níveis baixos de PCR não descartem totalmente uma doença complicada.[13] Em uma análise observou-se valores médios para pacientes com a doença não complicada abaixo de 100 mg\L, enquanto valores para pacientes com a doença complicada estariam em torno de 200 mg\L (grau de recomendação B). Contudo, deve-se enfatizar que, para pacientes que não foram submetidos a exames complementares de imagem, o nível de corte para o diagnóstico de uma doença complicada fica um pouco mais alto (cerca de 170; 175 mg\l), em relação àqueles que têm uma exame de imagem concomitante, principalmente a tomografia computadorizada (grau de recomendação B).[14] Logo, em uma avaliação clínica o diagnóstico de DA deve ser baseado em um quadro com dor abdominal, especialmente no quadrante inferior esquerdo, febre, ausência de vômitos e PCR elevada. Foi demonstrado também que dosagem de PCR menor que 50 mg\L sugere que uma perfuração é bastante improvável e que dosagem de PCR maior que 200 mg\L é bastante indicativa de perfuração. Recomenda-se que, para valores de PCR acima de 150 mg\L, a tomografia computadorizada deva ser sempre solicitada, e que para dosagens de PCR entre 50 e 150 mg\L, a TC possa ser necessária para confirmar o estádio da doença, assim como a sua extensão, isto na dependência do quadro clínico de cada paciente[15] (grau de recomendação B).

Exames de Imagem

Exames de imagem complementam o diagnóstico clínico e laboratorial de pacientes com suspeita de DA. Ainda que em todos os pacientes um exame de imagem possa auxiliar e corroborar o diagnóstico, em um terço dos casos estes exames são indispensáveis, quer para diagnóstico, quer para avaliar a sua gravidade. Ultrassonografia (US) abdominal e tomografia computadorizada de abdome e pelve (TCAP) são superiores aos demais métodos de imagem, sendo a TCAP considerada atualmente o exame padrão-ouro para o diagnóstico de DA. Em uma meta-análise, a TCAP apresentou especificidade maior quando comparada com a US.[16] A ressonância nuclear magnética (RNM) de abdome tem uma boa acurácia no diagnóstico da

DA, com vantagens, como excelente visualização de tecidos moles e a não exposição do paciente a radiação, e desvantagens, como o tempo prolongado do exame, o que não é apropriado em pacientes críticos.[17]

Apesar das desvantagens da TCAP, em termos de exposição a radiação e uso de contraste nefrotóxico as vantagens de avaliação extraluminal do processo inflamatório e de outros órgãos no diagnóstico diferencial (exemplo: apendicite aguda, processos inflamatórios ginecológicos, colites e tumores), bem com a possibilidade de intervenção (exemplo: drenagem percutânea em casos de abscessos), tornam a TCAP o exame de escolha na maioria dos casos.[18]

Alguns autores defendem que o uso liberal da TCAP em pacientes com suspeita clínica de diverticulite aguda não complicada não deve ser recomendado devido à evolução favorável destes pacientes. Contudo, em pacientes que apresentam sinais de gravidade, como dor abdominal aguda e sinais de sepse, a TAPC não deve ser adiada.[19]

Ainda que casos aparentemente simples possam suscitar a discussão da utilização rotineira da TCAP, este é o método de imagem mais apropriado no diagnóstico de pacientes com suspeita clínica de diverticulite aguda. Com exceção de eventual dificuldade da realização desse exame, acreditamos que ele deva ser sempre empregado. Nestes casos, o uso de contraste intravenoso, oral e retal aumenta significativamente a acurácia do método.[20] O valor preditivo positivo para a detecção de anormalidades nestes pacientes à TCAP é de 73% para presença de divertículos no cólon sigmoide, 88% para inflamação pericólica, 85% para espessamento da parede do cólon entre 7 e 10 mm e 100% para espessamento de parede maior que 10 mm[21] (grau de recomendação A).

Exames Endoscópicos

A colonoscopia tem sido historicamente contraindicada em pacientes com DA pelo risco de desbloqueio de um divertículo já perfurado ou mesmo a ocorrência de uma nova perfuração em um tecido comprometido. Exames endoscópicos, portanto, devem ser evitados, raramente realizados e somente em casos específicos. Alguns autores consideram que a retossigmoidoscopia flexível cuidadosa pode ser útil para excluir a presença de câncer colorretal, doença inflamatória intestinal e colite isquêmica (grau de recomendação D), embora só determine alguma mudança de conduta em apenas 1% dos casos.[4]

O fluxograma a seguir (Figura 27.1) apresenta de modo resumido o raciocínio clínico para guiar a abordagem diagnóstica de um paciente com DA.

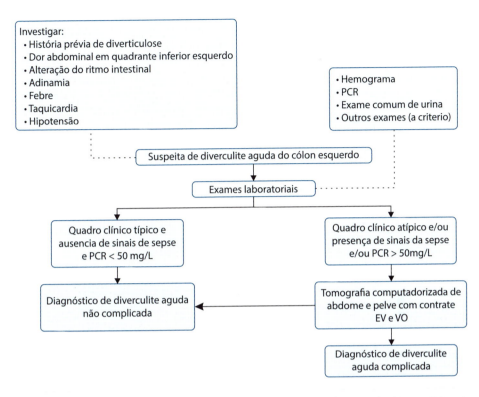

Figura 27.1 – Fluxograma de abordagem diagnóstica da diverticulite aguda. (Fonte: Eduardo de Paula Vieira e João de Aguiar Pupo Neto.)

REFERÊNCIAS BIBLIOGRÁFICAS

1. Colcock BF. Diverticular disease of the colon. Philadelphia: WB Saunders; 1971.
2. Laméris W, Van Randen A, Van Gulik TM, Bush OR, Winkelhagen J, Bossuyt PM, et al. A clinical decision rule to establish the diagnosis of acute diverticulitis at the emergency department. Dis Colon Rectum. 2010;53:896-904. doi: 10.1007/DCR.0b013e3181d98d86.
3. Roberts PL, Veidenheimer MC. Current management of diverticulitis. Adv Surg. 1994;27:189-208.
4. Floch MH, Bina I. The natural history of diverticulitis: fact and theory. J Clin Gastroenterol. 2004;38(Suppl):S2-7.
5. Morris AM, Regenbogen SE, Hardiman KM, Hendren S. Sigmoid diverticulitis: a systematic review. JAMA. 2014;311:287-97.
6. Parks TG. Natural history of diverticular disease of the colon. A review of 521 cases. Br Med J. 1969;4:639.
7. Hughes ESR, Cuthbertson AM, Carden ABG. The surgical management of acute diverticulitis. Med J Aust. 1963;1:780-2.
8. Hinchey EJ, Schaal PG, Richards GK. Treatment of perforated diverticular disease of the colon. Adv Surg. 1978;12:85-109.
9. Detry R, James J, Kartheuser A, et al. Acute localized diverticulitis: optimum management requires accurate staging. Int J Colorectal Dis. 1992;7:38-42.
10. Spivak H, Weinrauch S, Harvey JC, et al. Acute colonic diverticulitis in the young. Dis Colon Rectum. 1997;40:570-4.
11. Laurell H, Hansson LE, Gunnarsson U. Acute diverticulitis – clinical presentation and differential diagnostics. Colorectal Dis. 2007;9:496-501; discussion 501-2.

Seção II Urgências Colorretais Não Traumáticas

12. Andeweg CS, Knobben L, Hendriks JC, Bleichrodt RP, van Goor H. How to diagnose acute left-sided colonic diverticulitis: proposal for a clinical scoring system. Ann Surg. 2011;253:940-6.

13. Laméris W, van Randen A, van Gulik TM, Busch OR, Winkelhagen J, Bossuyt PM, et al. A clinical decision rule to establish the diagnosis of acute diverticulitis at the emergency department. Dis Colon Rectum. 2010;53:896-904.

14. Nizri E, Spring S, Ben-Yehuda A, Khatib M, Klausner J, Greenberg R. C-reactive protein as a marker of complicated diverticulitis in patients on anti-inflammatory medication. Tech Coloproctol. 2014;18:145-9.

15. Mäkelä JT, Klintrup K, Takala H, Rautio T. The role of C-reactive protein in prediction of the severity of acute diverticulitis in an emergency unit. Scand J Gastroenterol. 2015;50(5):536-41. doi: 10.3109/00365521.2014.99935

16. Käser SA, Fankhauser G, Glauser PM, Tola D, Maurer CA. Diagnostic value of inflammation markers in predicting perforation in acute sigmoid diverticulitis. World J Surg. 2010;34:2717-22.

17. Adeweg CS, Wegdam JA, Grounewoud J, van der Wilt, GJ, van Goor H, Bleichrodt RP. Toward an evidence-based step-up approach in diagnosing diverticulitis. Scandinavian Journal of Gastroenterology. 2014;49:775-84.

18. Heverhagen JT, Sitter H, Zielke A, Klose KJ. Prospective evaluation of the value of magnetic resonance imaging in suspected acute sigmoid diverticulitis. Dis Colon Rectum. 2008;51(12):1810-15.

19. Ambrosetti P, Becker C, Terrier F. Colonic diverticulitis: impact of imaging on surgical management – a prospective study of 542 patients. Eur Radiol. 2002;12:1145-9.

20. Ambrosetti P, Jenny A, Becker C, Terrier TF, Morel P. Acute left colonic diverticulitis – compared performance of computed tomography and water-soluble contrast enema: prospective evaluation of 420 patients. Dis Colon Rectum. 2000;43:1363-7.

21. Doringer E. Computed tomography of colonic diverticulitis. Crit Rev Diagn Imaging. 1992;33:421-35.

Tratamento da Diverticulite Aguda Não Complicada

Capítulo **28**

Guilherme Cutait de Castro Cotti
André Duarte

INTRODUÇÃO

A moléstia diverticular dos cólons (MDC) ou diverticulose representa um achado comum na população geral, cuja incidência aumenta com a idade. Estima-se que na quinta década de vida 15% da população apresente MDC e que esta frequência atinja até 70% na nona década.[1] Não há dados totalmente fidedignos, mas acredita-se que ao longo da vida 15 a 25% dos pacientes com MDC possam apresentar uma quadro de diverticulite aguda (DA).[2,3] Considerando-se estes fatos, muitos levantamentos apontam a MDC como uma das principais causas de internação e de tempo prolongado de hospitalização, gerando assim um relevante impacto socioeconômico.[4,5] Inúmeros trabalhos recentes vêm propiciando uma melhor compreensão da fisiopatologia envolvida na MDC e na DA e modificando inúmeros paradigmas de décadas passadas, baseados em estudos antigos e que, provavelmente, muitas vezes incluíam pacientes não apenas com quadros de DA, tendo em vista limitações de métodos diagnósticos à época.

DIAGNÓSTICO

O quadro clínico de DA de sigmoide é embasado numa história clínica sugestiva de dor abdominal em baixo ventre e hipocôndrio esquerdo, associada a sinais localizados de desconforto e irritação peritoneal, muitas vezes acompanhados de febre. Quando o paciente já apresentou quadros prévios de DA, em geral a sintomatologia é bastante semelhante. Contudo, existem diferentes modos de apresentação clínica não clássica. Por exemplo, se o cólon sigmoide for muito redundante para o lado direito, a apresentação clínica pode facilmente mimetizar a de uma apendicite aguda. Raramente podem ocorrer quadros de DA que não na região dos cólons descendente ou sigmoide, como cólon direito e transverso, situações em geral apenas diagnosticadas e confirmadas através de exames subsidiários de imagem, em geral a tomografia computadorizada (TC). Caso o paciente apresente quadro de pneumatúria e/ou fecalúria é fundamental a suspeita de fístula colovesical associada. Do mesmo modo, pacientes do sexo feminino histerectomizadas podem apresentar saída de secreção purulenta vaginal como manifestação de DA.

Nos dias de hoje, o diagnóstico radiológico da DA é realizado principalmente com o uso de uma TC, a qual tem sensibilidade e especificidades de 98 e 99%, respectivamente.[6-8] Os achados radiológicos compreendem: espessamento da região cólica (em geral cólon descendente ou sigmoide), borramento da gordura adjacente, coleção adjacente ao cólon, gás extraluminal, sinais de fístula (ar na bexiga, comunicação com bloqueio de alças de intestino delgado), entre outros (Figura 28.1). A TC também é importante porque, além de confirmar o diagnóstico de DA, também permite classificar a gravidade do episódio em questão (Tabela 28.1). Cabe ressaltar que em pacientes imunossuprimidos (transplantados renais, HIV-positivos e usuários crônicos de corticosteroide, por exemplo) com quadros de DA muitas vezes os achados inflamatórios da TC não são tão evidentes quanto nos imunocompetentes. Outro ponto a ser comentado é que muitas vezes os achados de DA na TC podem se sobrepor aos de uma neoplasia e, desta maneira, uma vez que o processo inflamatório esteja definido recomenda-se a realização de colonoscopia para confirmação diagnóstica.

Embora de pouco valor diagnóstico quando comparados com a TC, outros exames podem ser solicitados com base em hipóteses clínicas e condições do paciente, como exames de sangue, urina ou mesmo outros exames radiológicos. Costuma-se classificar o episódio de DA em não complicado ou complicado. Basicamente, a DA não complicada de sigmoide é aquela na qual não há sinais de perfuração (bloqueada ou não), estenose ou fístula; e esta distinção quase sempre só pode ser confirmada com a realização de exame de imagem subsidiário, em geral TC. Muitas vezes o coloproctologista pode até suspeitar de uma DA complicada com base em achados clínicos como um paciente frágil, febril, desidratado, taquicárdico e tendendo à hipotensão e com exame físico sugerindo peritonite importante. Contudo, é com base na TC que se confirmará ou não se a DA é ou não complicada. A TC permitirá também o estadiamento da DA com base na classificação de Hinchey (Tabela 28.1).

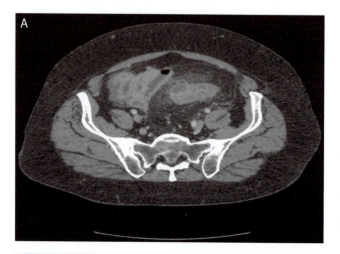
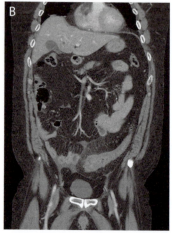

Figura 28.1 – Cortes axial e coronal de diverticulite aguda não complicada de cólon sigmoide com espessamento da parede cólica e borramento da gordura adjacente. (Fonte: Acervo pessoal do Dr. Guilherme Cutait de Castro Cotti.)

Tabela 28.1

Classificação de Hinchey para diverticulite aguda com base nos achados da tomografia computadorizada[9]

Hinchey	Achados
I	Abscesso pequeno, pericólico ou mesentérico
II	Abscesso maior, em geral de localização pélvica
III	Peritonite purulenta
IV	Peritonite fecal

TRATAMENTO

Crise de Diverticulite Aguda Não Complicada

O tratamento inicial da DA não complicada é sempre clínico, e em geral envolve o emprego de antibioticoterapia e algum tipo de restrição alimentar[8] (grau de recomendação: C).

Regime de tratamento (ambulatorial versus hospitalar)

Nos casos em que o paciente se apresenta em bom estado geral (sem sinais de sepse), sem vômitos ou náuseas importantes e sem dor abdominal incapacitante, é plenamente factível e seguro o tratamento em regime ambulatorial. As taxas de sucesso são superiores a 90% e é pouco frequente a necessidade de internação do paciente por intolerância ou falha do tratamento.[8] Ainda assim é fundamental que essas possibilidades sejam esclarecidas e que o paciente tenha fácil acesso à equipe e ao centro médico em caso de piora clínica ou qualquer intercorrência.

Recentemente, inclusive, foi publicado um estudo conhecido como DIVER Trial,[10] no qual 132 pacientes diagnosticados com DA não complicada por TC foram randomizados para tratamento em regime ambulatorial ou hospitalar após administração de uma dose de antibioticoterapia intravenosa no pronto-socorro. Não houve diferença nos desfechos falha do tratamento – interpretada como persistencia da dor, surgimento de abscesso ou necessidade de intervenção percutânea ou cirúrgica –, hospitalização ou mortalidade em 60 dias. Não houve também diferença no quesito qualidade de vida entre os braços do estudo. Contudo, os custos foram três vezes menores nos pacientes tratados em regime ambulatorial.

Caso o paciente não tolere a medicação por via oral (quando apresenta náuseas e vômitos importantes, por exemplo), tenha sinais de irritação peritoneal muito evidentes ou apresente-se séptico, opta-se em geral por internação hospitalar e tratamento com antibioticoterapia intravenosa. Tão logo ele melhore, é possível continuar o tratamento em regime ambulatorial. Obviamente, nos casos de DA complicada o tratamento sempre será em regime de internação hospitalar.

Antibioticoterapia

O emprego da antibioticoterapia deve cobrir especialmente bactérias gram-negativas e anaeróbios. Não há recomendação específica quanto ao tempo de duração da antibioticoterapia, embora na maioria das vezes esta seja administrada num período de 7 a 10 dias.[9] Algumas das

Seção II Urgências Colorretais Não Traumáticas

opções mais comumente utilizadas tanto para regime ambulatorial quanto de internação encontram-se na Tabela 28.2.

Tabela 28.2
Regimes terapêuticos frequentemente utilizados no tratamento de crise de diverticulite aguda[10,11]

Via oral	Doses
Ciprofloxacina e metronidazol	500 mg de 12 em 12 horas e 400 mg de 8 em 8 horas
Amoxicilina com clavulanato	875 mg de 12 em 12 horas
Acetilcefuroxima	500 mg de 12 em 12 horas
Via intravenosa	**Doses**
Ceftriaxona e metronidazol	1 g 12 em 12 horas e 500 mg de 8 em 8 horas
Ciprofloxacina e metronidazol	400 mg de 12 em 12 horas e 500 mg de 8 em 8 horas
Ampicilina com sulbactam	3 g de 6 em 6 horas

A priori, não existe problema em modificar um esquema intravenoso para oral com troca de medicações para não manter o paciente internado mais tempo do que o necessário. Deste modo, se o paciente recebeu, por exemplo, ceftriaxona e metronidazol por via intravenosa, pode--se completar por via oral com ciprofloxacina e metronidazol.

Cabe ressaltar que a fisiopatologia da DA não é completamente conhecida e vem sendo questionada por inúmeros investigadores (sobre basear-se numa microperfuração cólica associada com infecção bacteriana). Um recente estudo prospectivo randomizado realizado na Suécia com 623 pacientes diagnosticados com DA não complicada de cólon esquerdo e sigmoide por TC randomizou os pacientes (em regime de internação hospitalar) para receber hidratação intravenosa *versus* hidratação intravenosa com antibioticoterapia.[11] A conclusão deste estudo foi que o emprego de antibióticos não preveniu complicações, não acelerou a recuperação clínica dos pacientes e nem preveniu recorrências de novas crises de DA num seguimento de 12 meses.[11] Não estamos no momento ainda de imaginar que os pacientes com DA não complicada possam ser tratados sem o emprego de antibioticoterapia de rotina, fora de protocolos de estudo, mas é provável que, em um futuro próximo, a estratificação da necessidade do uso, bem como do tempo de uso, seja modificada com base em estudos modernos quanto à fisiopatologia em diferentes cenários.

O fluxograma a seguir (Figura 28.2) apresenta de modo resumido o raciocínio clínico para guiar o tratamento de um paciente com diverticulite aguda não complicada.

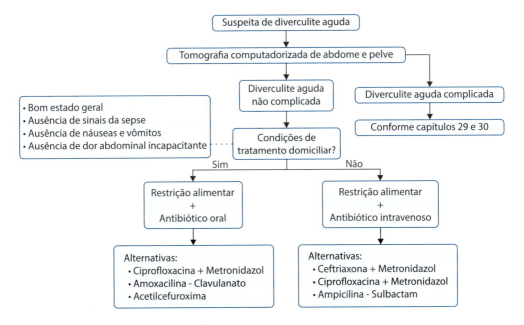

Figura 28.2 – Fluxograma de tratamento da diverticulite aguda não complicada. (Fonte: Guilherme Cutait Cotti e André Duarte.)

REFERÊNCIAS BIBLIOGRÁFICAS

1. Everhart JE, Ruhl CE. Burden of digestive diseases in the United States part II: Lower gastrointestinal diseases. Gastroenterology. 2009; 136(3):741-754. 10.1053.
2. Parks TG. Natural history of diverticular disease of the colon. Clin Gastroenterol. 1975;4(1):53-69.
3. Heise CP. Epidemiology and pathogenesis of diverticular disease. J Gastrointest Surg. 2008;12:1309-11.
4. Kozak LJ, DeFrances CJ, Hall MJ. National hospital survey: 2004 annual summary with detailed diagnosis and procedure data. National Center for Health Statistics. Vital Health Stat. 2006;13:162.
5. Nguyen GC, Sam J, Anand N. Epidemiological trends and geographic variation in hospital admissions for diverticulitis in the United States. World J Gastroenterol. 2011;17(12):1600-1605. 10.3748/wjg.v17.i12.1600.
6. Laméris W, van Randen A, Bossuyt PMM, et al. Graded compression ultrasonography and computed tomography in acute colonic diverticulitis: meta-analysis of test accuracy. Eur Radiol. 2008;18:2498-511.
7. Ambrosetti P, Jenny A, Becker C, Terrier TF, Morel P. Acute left colonic diverticulitis – compared performance of computed tomography and water-soluble contrast enema: prospective evaluation of 420 patients. Dis Colon Rectum. 2000;43:1363-7.
8. Feingold, et al. Practice parameters for the treatment of sigmoid diverticulitis. Dis Colon Rectum 2014; 57: 284-294.
9. Jacobs D. Diverticulitis. N Engl J Med. 2007;357(20):2057.
10. Biondo S, et al. Outpatient versus hospitalization management for uncomplicated diverticulitis: a prospective, multicenter randomized clinical trial (DIVER Trial). Ann Surg. 2014 Jan;259(1):38-44.
11. Chabok A1, Påhlman L, Hjern F, Haapaniemi S, Smedh K; AVOD Study Group. Randomized clinical trial of antibiotics in acute uncomplicated diverticulitis. Br J Surg. 2012 Apr;99(4):532-9.

Tratamento da Diverticulite Aguda Complicada por Abscesso

Capítulo 29

Sérgio Eduardo Alonso Araújo

INTRODUÇÃO

A fisiopatologia da diverticulite aguda (DA) permanece incerta. A hipótese é análoga à da que ocorreria na apendicite aguda, de que a estase fecal no interior do pseudodivertículo pode originar isquemia tecidual e supercrescimento bacteriano.[1]

A DA complicada ocorre em associação a um abscesso, fístula, estenose, obstrução intestinal ou peritonite. O abscesso e a peritonite ocorrem como consequência da perfuração de um divertículo. A peritonite generalizada ocorre secundariamente à rotura de um divertículo ou de um abscesso peridiverticular. A obstrução intestinal é uma complicação que ocorre, não raramente, em associação a um abscesso pericólico, apesar de poder ser observada também em associação à estenose do cólon sigmoide como consequência de repetidas crises de DA.[2]

As consequências de uma crise de DA complicada são mais graves em pacientes imunossuprimidos, incluindo aqueles submetidos a transplantes de órgãos, portadores da síndrome de imunodeficiência adquirida e os em corticoidoterapia prolongada. Nesses pacientes, sintomas atípicos ou incomuns são mais frequentemente observados na vigência de perfuração não bloqueada levando à peritonite difusa. Associadamente, esse grupo de pacientes tem menor chance de responder favoravelmente ao tratamento conservador e evoluem com maior risco de complicações pós-operatórias e óbito.[3]

DIAGNÓSTICO

O quadro clínico da DA complicada por abscesso varia de acordo com o momento da apresentação e a extensão do processo infeccioso. Nos casos clássicos, a apresentação se inicia com as queixas de constipação e dor no quadrante inferior esquerdo do abdome. Um efeito de massa pode ser facilmente percebido, e febre e leucocitose são esperadas. A apresentação clínica similar à da apendicite aguda é atribuída aos casos de cólon sigmoide redundante e localizado no quadrante inferior direito.

A tomografia computadorizada de abdome e pelve (TCAP) representa a avaliação inicial recomendada na suspeita de casos complicados (grau de recomendação A).

A sensibilidade da TCAP para o diagnóstico varia entre 93 e 97%; a especificidade chega a 100%[4-5] e se presta a determinar a extensão do processo inflamatório e suas complicações.[6]

TRATAMENTO

A internação hospitalar está indicada para os casos em que a alimentação por via oral não é tolerada pelo paciente, se há dor intensa, sintomas obstrutivos ou se não há resposta a medidas iniciais. Nesses casos há indicação de internação hospitalar e antibioticoterapia intravenosa. Há evidência de que o achado de abscesso é um fator prognóstico negativo para o sucesso do tratamento clínico sem drenagem percutânea ou cirurgia.[6]

Drenagem Percutânea

Quando a avaliação clínica seriada indica que não há melhora clínica na dor, leucocitose e febre e não há diagnóstico tomográfico inicial de abscesso ou líquido livre, a repetição da avaliação tomográfica está indicada, pois cerca de 15% dos pacientes com DA evoluirão com o diagnóstico de um abscesso pericólico ou intramesentérico.[7]

A drenagem percutânea de abscessos pode evitar a indicação de tratamento cirúrgico de urgência na DA complicada, prevenindo a construção de estomas e operações em múltiplos passos (grau de recomendação A). A indicação de drenagem percutânea de abscessos associados à DA do cólon sigmoide depende da evolução clínica do paciente e do tamanho do abscesso. Portanto, a drenagem percutânea deve ser considerada para os pacientes sem melhora clínica após 48 horas de tratamento conservador em regime de internação hospitalar com antibioticoterapia intravenosa e/ou abrigando abscessos com tamanho superior a 4 cm. Nesses pacientes, há evidência de que a drenagem percutânea resulta em melhora clínica, diminuição da dor, leucocitose e diminuição do tamanho do abscesso. Os pacientes com abscessos menores, sem peritonite (Hinchey I) e evoluindo com melhora clínica podem e devem ser tratados conservadoramente sem necessidade de drenagem percutânea.

As taxas de insucesso após o emprego da drenagem percutânea variam entre 15 e 30%, e a ocorrência de recidiva está estimada em até 40%.[8]

Tratamento Cirúrgico de Urgência

Menos de 10% dos pacientes internados com DA requerem tratamento cirúrgico na mesma internação. A principal indicação é o diagnóstico de peritonite generalizada. A presença de um abscesso grande e não acessível à drenagem percutânea ou não responsivo a esta ou, finalmente, quando a drenagem não está disponível representa uma indicação importante de cirurgia de urgência. Se a drenagem percutânea não está disponível, a drenagem laparoscópica deve ser indicada, não em resposta à indicação de cirurgia de urgência, mas como um método de drenagem alternativo ao percutâneo.

Não há evidência científica disponível para recomendar qual modalidade de tratamento cirúrgico é superior quando este foi indicado e o achado operatório for a DA complicada por abscesso. A sigmoidectomia com drenagem do abscesso e anastomose primária pode ser indicada mais frequentemente quando associada ao preparo mecânico intraoperatório (grau de recomendação A). É possível que a maioria dos cirurgiões opte por um procedimento em dois tempos, como a sigmoidectomia com anastomose primária e drenagem do abscesso com ileostomia em alça ou a operação de Hartmann.

Seguimento Tardio

Permanece indefinida a indicação do tratamento cirúrgico eletivo da DA do cólon sigmoide após a ocorrência de uma ou mais crises complicadas. Há evidência proveniente de estudos retrospectivos que apontam a ocorrência de recidiva em 10 a 30% dos casos 10 anos após a primeira crise e que, portanto, a maioria dos casos complicados evolui sem ocorrência de nova crise. Como resultado, a colectomia eletiva não deveria ser rotineiramente indicada após a ocorrência de crise complicada por abscesso, mas preferencialmente para os pacientes que evoluem com ocorrência de sintomas após a crise-índice. No entanto, em recente revisão sistemática publicada por Lamb e Kaiser,[9] 22 estudos relatando um total de 1.051 pacientes com DA com a formação de abscesso (graus Hinchey modificados IB e II) foram incluídos. A drenagem percutânea foi bem-sucedida em 49% dos pacientes que abrigavam abscesso de tamanho superior a 3 cm; a cirurgia de urgência foi necessária em 30% dos casos; já a ressecção eletiva foi realizada em 36% dos casos; 34% dos pacientes evoluíram sem necessidade de ressecção cirúrgica. As taxas de recorrência foram elevadas, sendo 39% no grupo de pacientes que aguardam cirurgia eletiva e 18% no grupo sem cirurgia. No estudo, a taxa de recidiva global foi de 28%. De toda a coorte, apenas 28% dos pacientes evoluíram sem cirurgia e sem recidiva sintomática. Esses resultados demonstram que, a despeito da heterogeneidade e da natureza retrospectiva dos resultados, a DA complicada com formação de abscessos está associada a alta probabilidade de colectomia eletiva e que o tratamento conservador pode resultar em sintomas crônicos recorrentes em um significativo número de casos. Por outro lado, não parece haver prejuízo em observar até que os sintomas ocorram, pois não necessariamente a crise ulterior será de natureza complicada.

O fluxograma a seguir (Figura 29.1) apresenta de modo resumido o raciocínio clínico para guiar o tratamento de um paciente com diverticulite aguda complicada por abscesso.

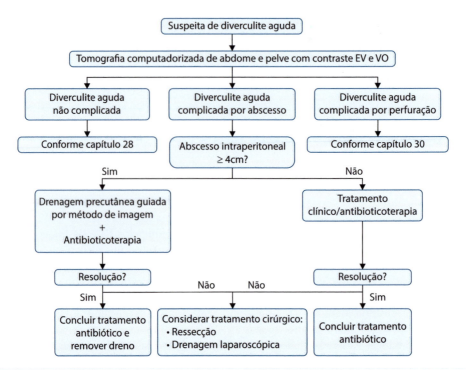

Figura 29.1 – Fluxograma de tratamento da diverticulite aguda complicada por abscesso. (Fonte: Sérgio Eduardo Alonso Araújo.)

REFERÊNCIAS BIBLIOGRÁFICAS

1. Brook I, Frazier EH. Aerobic and anaerobic microbiology in intra-abdominal infections associated with diverticulitis. J Med Microbiol. 2000;49(9):827-30.
2. Salem TA, Molloy RG, O'Dwyer PJ. Prospective study on the management of patients with complicated diverticular disease. Colorectal Dis Off J Assoc Coloproctology G B Irel. 2006;8(3):173-6.
3. Tyau ES, Prystowsky JB, Joehl RJ, Nahrwold DL. Acute diverticulitis. A complicated problem in the immunocompromised patient. Arch Surg Chic Ill 1960. 1991;126(7):855-8; discussion 858-859.
4. Ambrosetti P. Value of CT for acute left-colonic diverticulitis: the surgeon's view. Dig Dis Basel Switz. 2012;30(1):51-5.
5. Ambrosetti P, Jenny A, Becker C, Terrier TF, Morel P. Acute left colonic diverticulitis – compared performance of computed tomography and water-soluble contrast enema: prospective evaluation of 420 patients. Dis Colon Rectum. 2000;43(10):1363-7.
6. Kaiser AM, Jiang J-K, Lake JP, Ault G, Artinyan A, Gonzalez-Ruiz C, et al. The management of complicated diverticulitis and the role of computed tomography. Am J Gastroenterol. 2005;100(4):910-7.
7. Bahadursingh AM, Virgo KS, Kaminski DL, Longo WE. Spectrum of disease and outcome of complicated diverticular disease. Am J Surg. 2003;186(6):696-701.
8. Gaertner WB, Willis DJ, Madoff RD, Rothenberger DA, Kwaan MR, Belzer GE, et al. Percutaneous drainage of colonic diverticular abscess: is colon resection necessary? Dis Colon Rectum. 2013;56(5):622-6.
9. Lamb MN, Kaiser AM. Elective resection versus observation after nonoperative management of complicated diverticulitis with abscess: a systematic review and meta-analysis. Dis Colon Rectum. 2014;57(12):1430-40.

Tratamento da Diverticulite Aguda Complicada por Perfuração

Capítulo 30

Raul Cutait
Rafael de Castro Santana Arouca

INTRODUÇÃO

A diverticulite aguda (DA) é uma complicação da chamada forma hipertônica da moléstia diverticular, em que os divertículos tendem a ser de cólon estreito, e a camada muscular, hipertrofiada. Manifesta-se, ao redor de 75% das vezes, no cólon sigmoide e, menos frequentemente, em outros segmentos cólicos. Em etnias do extremo oriente, a DA é mais frequente no ceco e cólon ascendente. Ocorre em 5% dos portadores de moléstia diverticular, com a forma complicada em nossa série em menos de 2% dos casos; destas, a perfuração é a mais frequente. A perfuração pode ser bloqueada, gerando microabscessos ou abscessos volumosos, com ou sem coleções aéreas pericólicas, ou, então, em peritônio livre, promovendo peritonite purulenta ou fecal (Hinchey III e IV). Neste capítulo serão discutidas as condutas nos casos de perfuração em peritônio livre.

DIAGNÓSTICO

O diagnóstico de DA perfurada é suspeitado pelo quadro clínico; o paciente comumente refere dor abdominal que começa de forma aguda e intensa, em quadrante inferior esquerdo e que tende a se alastrar para todo o abdome. A investigação por imagens pode ser realizada por meio de radiografia simples de abdome, a qual permite identificar pneumoperitônio e, com restrições, líquido na cavidade abdominal. Contudo, o exame de eleição é a tomografia computadorizada, comumente realizada sem contraste, que apresenta alta acurácia para a visualização de pneumoperitônio e líquido no abdome. O hemograma e a proteína C reativa podem estar bastante alterados.

TRATAMENTO

O tratamento nos casos de perfuração em peritônio livre é essencialmente cirúrgico e em caráter de urgência.

Via de Acesso

Vários trabalhos e revisões sistemáticas mostram que a via laparoscópica para cirurgia colorretal eletiva associa-se a menor morbidade e menor índice de complicações que a cirurgia aberta (grau de recomendação B)[1,2] Nos casos de perfuração, as vantagens da laparoscopia podem ser obtidas, com índices de conversão variando entre 6 e 30% (grau de recomendação B).[2] De qualquer modo, a via laparoscópica deve ser empregada apenas por cirurgiões afeitos a essa via de acesso, os quais devem ponderar sobre a conveniência de seu emprego em cada caso, considerando:

1. As condições gerais do paciente, que incluem comorbidades, situação hemodinâmica e sepse;
2. Condições intra-abdominais, relacionadas com as características do quadro peritonítico, ou seja, peritonite purulenta ou fecal e tempo de evolução;
3. A infraestrutura hospitalar onde o paciente está sendo tratado.

Opções Cirúrgicas

Ao se defrontar com um caso de DA perfurada, o cirurgião tem que se decidir por umas das seguintes condutas:

1. Ressecção primária com anastomose imediata, com ou sem ostomia de proteção;
2. Ressecção primária sem restabelecimento imediato do trânsito (cirurgia de Hartmann);
3. Sutura da perfuração (quando possível), lavagem e drenagem da cavidade.

Ressecção Primária

Tradicionalmente, a diverticulite perfurada com peritonite generalizada é tratada com ressecção do segmento comprometido, sendo a discussão focada no restabelecimento imediato do trânsito, com ou sem colostomia ou ileostomia de proteção, *versus* a cirurgia de Hartmann (CH), em que a reconstrução do trânsito é postergada para um segundo tempo.

Ressecção primária com reconstrução imediata ou cirurgia de Hartmann?

Embora resolutivas, as cirurgias de ressecção são associadas a consideráveis índices de mortalidade. Séries de casos e revisões sistemáticas publicadas nas duas últimas décadas mostram mortalidade de 4 a 10% quando se realiza a reconstrução primária e de 11 a 22% quando se executa a CH (grau de recomendação B).[3,4]

A elevada mortalidade observada nessas séries pode ser decorrente de distintos fatores e, muito provavelmente, de uma somatória deles, tais como: gravidade do quadro infeccioso, peritoneal e sistêmico; más condições clínicas do paciente, dentre elas instabilidade hemodinâmica, desnutrição e idade; cirurgião sem a necessária experiência (muitos casos são tratados por plantonistas de serviços de emergência não afeitos a essa situação); e estruturas de atendimento inadequadas e cuidados pós-operatórios inapropriados. O fato da mortalidade maior após a CH poderia ser decorrente de uma maior gravidade dos pacientes ou, então, pela menor experiência do cirurgião, que tenderia a realizar a cirurgia sem restabelecer o trânsito. Na nossa experiência, contudo, a mortalidade é inferior a 2%, talvez decorrente, dentre outros fatores, da presteza no atendimento e do suporte pós-operatório.

As melhores respostas sobre quando realizar ressecção com anastomose primária (AP) ou a CH teriam que advir de ensaios clínicos randomizados, algo de difícil exequibilidade. Oberklofer et al.,[5] em estudo que teve que ser interrrompido por dificuldades de recrutamento de pacientes, mostraram, em uma análise interina, que 90% dos operados com AP tiveram suas ileostomias fechadas, contrastando com apenas 57% dos submetidos à CH; em ambos os grupos houve equivalência quanto à mortalidade (9% AP *vs.* 13% CH) e à morbidade (75% AP *vs.* 67% CH). Nos casos de Hinchey IV (peritonite fecal) há autores que recomendam a CH pelo maior risco de complicações intra-abdominais.

Inconvenientes da Cirurgia de Hartmann

A CH gera dois importantes inconvenientes. Um deles, já citado, é que requer uma segunda cirurgia para reconstrução do trânsito intestinal, com possíveis complicações maiores, da ordem de 11 a 29% e até 5% de óbitos (grau de recomendação B).[6] O outro diz respeito à reconstrução do trânsito intestinal, que acaba não sendo realizada em mais de um terço dos pacientes[5] pelos mais diversos motivos, dentre eles falta de condições clínicas do paciente, não aceitação de uma segunda cirurgia por parte do paciente, problemas socioeconômicos e até mesmo dificuldade de acesso ao sistema de saúde.

Reconstrução primária: com ou sem ostomia derivativa de proteção?

Vários trabalhos mostram resultados seguros com a AP sem ostomia de proteção (grau de recomendação B).[7] Contudo, aceita-se que a realização de ostomia de proteção tem como vantagem prevenir uma possível peritonite na ocorrência de deiscência da anastomose, o que ocorre em 6% desses casos.[3] Existem algumas situações em que ela deve ser praticada, em especial quando da peritonite com muitas horas de evolução, na vigência de instabilidade hemodinâmica e em pacientes desnutridos. Esta, contudo, cria a necessidade de uma segunda cirurgia, com seus riscos e inconveniências, mesmo que temporárias. De qualquer modo, o cirurgião deve definir sua conduta em função dessas variáveis e outras que julgar pertinentes, uma vez que estudos prospectivos randomizados para responder a essa questão não são factíveis.

Lavagem e Drenagem

A lavagem e a drenagem da cavidade abdominal, com ponto sobre o local da perfuração, quando encontrado, são uma atraente alternativa às cirurgias de *ressecção* pelos seguintes motivos:

1. Pode efetuar o que se denomina *damage control*, isto é, resolver o problema da peritonite e, portanto, do risco de vida, sem uma cirurgia extensa;
2. Por ser um procedimento de menor porte, pode ser realizado com mais facilidade por cirurgiões não tão afeitos às ressecções colorretais, principalmente quando na presença de condições locais adversas;
3. Permite transformar cirurgias de urgência em futuras cirurgias eletivas;
4. Um contingente desses pacientes evolui sem necessidade de ressecção futura. Os índices de controle do quadro agudo em várias séries variaram de 85 a 100%, requerendo reoperações

de urgência em 0 a 20% dos casos; a mortalidade variou de 0 a 7%; ressecções eletivas foram posteriormente indicadas em 0 a 70% dos casos (grau de recomendação B).[8,9]

A conduta de lavagem e drenagem, no entanto, apresenta suas desvantagens:

1. Alguns pacientes não evoluem bem e terminam sendo submetidos à cirurgia de ressecção, em geral a de Hartmann, em piores condições clínicas e locais;

2. Nem todos os hospitais disponibilizam equipamentos de laparoscopia para seus setores de urgência;

3. Nem todos os plantonistas de cirurgia estão familiarizados com a cirurgia laparoscópica;

4. Não é aplicável, como rotina, para peritonite fecal, uma vez que o orifício de perfuração tende a ser grande, em contraste ao que se observa em peritonites purulentas, nas quais não raro o orifício de perfuração não é identificável.

Ressecção primária ou lavagem e drenagem?

Obviamente a lavagem e a drenagem, quando apresentam boa evolução, são uma alternativa bastante atraente. O problema é a dificuldade de se antever qual paciente tratado por essa técnica tem maior risco de não evoluir bem, requerendo uma segunda cirurgia com ressecção em caráter de urgência. Os critérios para essa decisão não são ainda suficientemente claros, e poderão ser melhor construídos a partir de ensaios clínicos randomizados, cuja inexistência dificulta definir níveis de evidência e graus de recomendação. Em nossa experiência, temos privilegiado a ressecção com AP sem ostomia de proteção, a não ser em situações de alto risco de deiscência, conforme mencionado anteriormente. Nessas condições, não tivemos complicações maiores. Já com lavagem e drenagem, mesmo em casos bem selecionados, nossa experiência foi menos satisfatória do que a de alguns autores, uma vez que tivemos casos que evoluíram com peritonite e precisaram ser reoperados e submetidos à cirurgia de Hartmann. Assim, tendo em vista nossos bons resultados com as cirurgias de ressecção com AP sem ostomia, voltamos a indicá-la sempre que possível. Contudo, reconhecemos que, para o cirurgião menos afeito a esse tipo de cirurgia, em condições de atendimento adversas, a lavagem com drenagem pode ser uma excelente opção, dentro do conceito de *damage control*.

O fluxograma a seguir (Figura 30.1) apresenta de modo resumido o raciocínio clínico para guiar o tratamento de um paciente com DA complicada por perfuração.

Capítulo 30 - Tratamento da Diverticulite Aguda Complicada por Perfuração

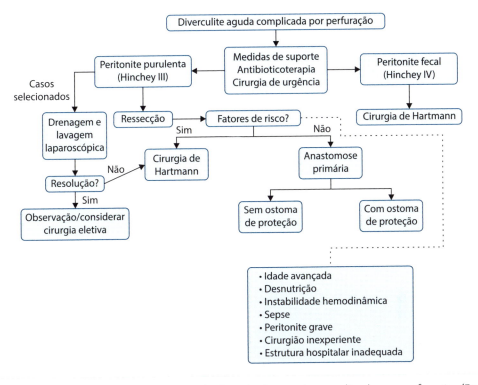

Figura 30.1 – Fluxograma de tratamento da diverticulite aguda complicada por perfuração. (Fonte: Raul Cutait e Rafael de Castro Santana Arouca.)

REFERÊNCIAS BIBLIOGRÁFICAS

1. Cirocchi R, Farinella E, Trastulli S, et al. Elective sigmoid colectomy for diverticular disease. Laparoscopic vs open surgery: a systematic review Colorectal Dis. 2012;14:671-83.
2. Gaertner WB, Kwaan MR, Maddoff RD, et al. The evolving role of laparoscopy in colonic diverticular disease: a systematic review. World J Surg. 2013;37:629-38.
3. Abbas S. Resection and primary anastomosis in acute complicated diverticulitis; a systematic review of the literature. Int J Colorectal Dis. 2007;22:351-7.
4. Toro A, Mannino M, Reale G, et al. Primary anastomosis vs Hartmann procedure in acute complicated diverticulitis. Evolution over the last twenty years. Chirurgia. 2012;107:598-604.
5. Oberkofler CE, Rickenbacher A, Raptis DA, et al. A multicenter randomized clinical trial of primary anastomosis or Hartmann's procedure for perforated left colonic diverticulitis with purulent or fecal peritonitis. Ann Surg. 2012;256:819-27.
6. Garber A, Hyman N, Osler T. Complications of Hartmann takedown in a decade of preferred primary anastomosis. Am J Surg. 2014;207:60-4.
7. Cirocchi R, Trastulli S, Desiderio J, et al. Treatment of Hinchey stage III-IV diverticulitis: a systematic review and meta-analysis. Int J Colorectal Dis. 2013;28:447-57.
8. Radé F, Bretagnol F, Auguste M, et al. Determinants of outcome following laparoscopic peritoneal lavage for perforated diverticulitis Br J Surg. 2014;101:1602-6.
9. Angenete E, Thornell A, Burcharth J, et al. Laparoscopic lavage is feasible and safe for the treatment of perforated diverticulitis with purulent peritonitis: The first results from the randomized controlled trial DILALA. Ann Surg. 2014;00:1-6.

Abordagem Diagnóstica nas Colites Agudas

Capítulo 31

Lusmar Veras Rodrigues
Carolina Vannucci Vasconcellos Nogueira Diógenes

INTRODUÇÃO

Colite aguda (CA) consiste em uma série de sinais e sintomas decorrentes da inflamação aguda da mucosa cólica. Como uma condição largamente presente na prática de clínicos, médicos emergencistas, gastroenterologistas e coloproctologistas, ela pode se apresentar com espectros variados de gravidade, desde um quadro autolimitado de sintomas até quadros fulminantes associados à instabilidade hemodinâmica decorrentes de sepse e hipovolemia. A diversidade na apresentação e gravidade da CA pode estar relacionada a vários fatores causais, entre eles: infecção viral ou bacteriana, parasitoses intestinais, doença inflamatória intestinal, isquemia cólica, entre outros. Para um manejo adequado das CA, o esforço diagnóstico deve se focar na elucidação da causa do quadro, o que norteará o tratamento a ser empregado.

DIAGNÓSTICO

Os sintomas mais comuns nas CA são dor abdominal, febre e diarreia, mas náuseas, vômitos e sensação de empachamento também podem estar associados. Alterações laboratoriais em exames séricos, como leucograma e proteína C reativa (PCR) elevados, também são comuns.[1] Muitas vezes, as CA são diagnosticadas durante a avaliação de um paciente com abdome agudo, fazendo parte de seu diagnóstico diferencial.

A diarreia é, ainda hoje, uma das principais causas de morbimortalidade no mundo. Apresenta maior mortalidade em crianças abaixo de 5 anos, e estima-se a ocorrência de cerca de 2,8 bilhões de casos anuais de diarreia em crianças acima de 5 anos, adolescentes e adultos.[2]

Clinicamente, a diarreia é definida como um número maior do que três evacuações diárias e/ou um volume fecal maior do que 200 g/dia, e não há um consenso claro para definir o tempo de duração de um episódio diarreico agudo ou persistente, que fica entre 14 dias ou 4 semanas. A repercussão dos episódios diarreicos depende não só do tempo de duração do quadro, mas também da associação com indicadores de gravidade como desidratação ou disenteria,[3] que atuam também como parâmetros terapêuticos.

Seção II Urgências Colorretais Não Traumáticas

A associação de sangue misturado às eliminações diarreicas também é um marcador de gravidade, pois pode estar relacionada a causas potencialmente fatais e que demandem tratamento imediato. A presença de sangue misturado à diarreia denota uma afecção de origem cólica e, na maior parte do mundo desenvolvido, é causada pela infecção por *Campylobacter*, *Escherichia coli* O157:H7 ou produtora de toxina Shiga (STEC), *Salmonella*, *Shigella* e *Yersinia*. Das causas infecciosas, a avaliação para *E. coli* O157:H7 é a mais importante para todas as idades, devido a sua capacidade de provocar síndrome hemolítico-urêmica. O Quadro 31.1 mostra sinais e sintomas presentes na história clínica que podem sugerir infecção por *E. coli* O157:H7, mas outras causas, inclusive não infecciosas, podem mimetizar a diarreia sanguinolenta provocada pela bactéria.[4]

Em pacientes idosos, não há consenso sobre a principal causa de diarreias sanguinolentas: colite isquêmica ou infecciosa. A colite por doença inflamatória intestinal é menos comum do que a isquemia ou infecção; o início dos sintomas de doença inflamatória em pacientes idosos não é relativamente raro.[5] Outros diagnósticos diferenciais da diarreia sanguinolenta no idoso são: colite medicamentosa, neoplasias colorretais, impactação fecal com úlcera retal, colite alérgica, amiloidose etc.

Anamnese

Quadros agudos de diarreia podem demandar de imediato reposição volêmica agressiva nos primeiros momentos do atendimento (grau de recomendação A), especialmente em episódios de maior gravidade e em crianças, idosos ou pacientes imunocomprometidos. Ainda assim, é de vital importância que sejam colhidos dados clínicos e epidemiológicos sobre o quadro diarreico: como se iniciou, número de evacuações e característica das fezes, história de viagens ou frequência a centros de cuidados, hospitais ou estabelecimentos semelhantes; ingestão de carne malcozida, ovos, frutos do mar ou leite não pasteurizado, histórico familiar de sintomas semelhantes, contatos sexuais, medicações e comorbidades (grau de recomendação A).[6] Tais dados podem orientar a abordagem diagnóstica a ser aplicada, com melhores resultados para o paciente.

Exame Físico

Na presença do quadro de CA, o examinador deve sempre atentar para a avaliação hemodinâmica do paciente pela medida da pressão arterial, frequência cardíaca, palpação de pulsos

Quadro 31.1
Elementos que sugerem infecção por *E. coli* O157:H7[4]
Diarreia aquosa que se torna sanguinolenta após cerca de 1 a 3 dias
Ausência de febre
Abdome doloroso
Mais de cinco evacuações em 24 horas
Piora da dor ao evacuar
Poucos (ou nenhum) leucócitos nas fezes
Diarreia sanguinolenta persistente após internação hospitalar por 8 horas
Leucograma sem desvio à esquerda

periféricos e alterações na pressão arterial com mudanças posturais. No caso de pacientes idosos, o exame físico para avaliar os parâmetros hemodinâmicos deve considerar também fatores da história clínica, comorbidades e medicações de uso diário, já que certos medicamentos comuns para o tratamento de doenças crônicas podem afetar os mecanismos compensatórios de hipovolemia (antiarrítmicos e anti-hipertensivos podem bloquear a taquicardia compensatória, por exemplo). A febre pode estar presente em casos infecciosos e não infecciosos, mas temperaturas corporais acima de 39 °C devem levantar a suspeita de infecção por *Shigella*.[4] Em idosos, as infecções bacterianas por *Salmonella* e *Shigella* tendem a ser mais graves, não sendo incomum a apresentação do quadro como uma septicemia associada a deterioração do estado geral, contrastando com sintomas gastrointestinais leves.[5]

A dor abdominal está presente na maioria das infecções bacterianas, mas sinais de descompressão dolorosa devem alertar o examinador para uma potencial causa de resolução cirúrgica. Quadros fulminantes de megacólon tóxico e colite isquêmica podem cursar com distensão abdominal, sinais de irritação peritoneal e rápida deterioração hemodinâmica. Os sinais de descompressão dolorosa, porém, podem estar mascarados pelo uso de analgésicos, anti-inflamatórios e corticosteroides; drogas comuns em pacientes idosos; e pacientes com histórico de doença inflamatória intestinal ou doenças autoimunes.

Exames Laboratoriais

Os exames laboratoriais coletados para diagnóstico e manejo das CA devem ser os necessários para manejar os pacientes a curto prazo, no sentido de se tomar as decisões terapêuticas corretas e otimizar o tratamento.

O hemograma é um exame de pouca especificidade, mas pode fornecer pistas sobre a etiologia ou a gravidade do quadro: a presença de desvio à esquerda pode indicar uma etiologia bacteriana, mesmo se associado a leucopenia.[4,6] A velocidade de hemossedimentação e a PCR estão associadas a diarreias inflamatórias, podendo predizer a probabilidade de culturas fecais positivas (grau de recomendação C)[6,7] Pesquisa do pH fecal é útil para determinar a etiologia de diarreias osmóticas, já que ele tende a estar abaixo de 6 quando há má absorção de açúcares.[7]

As culturas fecais devem abranger os patógenos comuns à comunidade e os que requerem intervenção médica: *Salmonella, Shigella, Campylobacter, E. coli* OH157:H7, sendo guiadas por dados colhidos pela anamnese.[4,6] A exposição a áreas endêmicas ou o consumo de frutos do mar podem justificar a cultura para espécimes *Vibrio*; dor abdominal persistente com febre moderada levanta suspeita para *Yersinia enterocolitica*; e a presença de febre alta deve levar ao teste para *E. coli* OH157. História de diarreia com várias evacuações diárias com fezes sanguinolentas em pequena quantidade associada a proctite em pacientes com histórico de intercurso anal prévio deve levar ao teste para doenças sexualmente transmissíveis.[6]

Na análise fecal, também deve ser pesquisada a presença de sangue oculto (se o sangramento não for aparente ou se o paciente ingeriu alimentos capazes de modificar a cor das evacuações), leucócitos, lactoferrina e parasitas. A presença de leucócitos nas fezes indica quebra da continuidade da mucosa cólica, assim como a lactoferrina, que é uma alternativa à pesquisa de leucócitos nas fezes. Eles estão presentes em várias condições inflamatórias e infecciosas do cólon. Uma exceção, porém, é a infecção por *E. coli* produtor de toxina Shiga, que apresenta evacuações sanguinolentas com lactoferrina fecal baixa ou indetectável.[5]

Exames de Imagem

A avaliação endoscópica e de imagem do cólon é de suma importância em pacientes adultos e mais ainda nos idosos, e pode ser feita através de radiografia (RX) de abdome, enema baritado, tomografia computadorizada (TC), retossigmoidoscopia flexível, retoscopia rígida e/ou colonoscopia. Ressonância nuclear magnética e angiografia devem ser reservadas para casos de sangramento volumoso ou recorrente.[5]

O RX de abdome agudo (incidências anteroposteriores em ortostatismo e decúbito dorsal ou lateral direito ou esquerdo, associadas ao RX posteroanterior de tórax) é importante para detectar anormalidades do padrão hidroaéreo das alças e presença de gás livre na cavidade. Muitos estudos criticam abertamente sua falta de especificidade,[8] substituindo a avaliação radiológica pela TC de abdome e pelve, mas em centros menores que não dispõem da TC ainda conservam o RX como uma importante ferramenta para diagnóstico e manejo de CA.

A TC de abdome e pelve, por sua vez, vem ganhando espaço crescente dentro da investigação diagnóstica das CA (grau de evidência B). A TC é capaz de avaliar o aumento da espessura e densidade da parede cólica, a infiltração da gordura pericólica e alterações adjacentes, aumentando a sensibilidade do exame para o diagnóstico etiológico de seus fatores causais.[9] No entanto, a TC não tem indicação para os casos de CA autolimitada ou para colites de causa clinicamente conhecida, como colites espásticas, colites por abuso de laxantes, diarreia dos viajantes ou histórico prévio de doença inflamatória intestinal.[1]

Os sinais clássicos de colite na TC de abdome são: espessamento da parede cólica acima de 4 mm, infiltração da gordura pericólica e densidade anormal da parede cólica (sinal de halo), resultante do edema mucoso, aumento da captação da mucosa (por hiperemia ou inflamação) ou hiperdensidade espontânea (por infartos transmurais hemorrágicos). Na avaliação tomográfica das CA, porém, é necessário o diagnóstico diferencial com outras afecções cólicas que podem mimetizar o quadro radiológico descrito, como neoplasias colorretais, diverticulite aguda de cólon sigmoide, apendicite aguda, endometriose colônica, carcinomatose peritoneal, hipertensão portal, insuficiência cardíaca congestiva e infartos segmentares de grande omento.[1]

Exames Endoscópicos

As alterações cólicas visíveis aos exames endoscópicos raramente são específicas: as lesões inflamatórias podem decorrer de colites bacterianas ou doença inflamatória intestinal, e lesões semelhantes às da colite isquêmica podem também acontecer em quadros de doença de Crohn e neoplasia.[4,5] Algumas lesões, porém, permitem um diagnóstico diferencial: gangrenas e úlceras lineares longitudinais ao eixo axial do cólon são características de colite isquêmica,[5] o padrão inflamatório salteado em "pedra de calçamento" é sugestivo de doença de Crohn. Uma vantagem da avaliação endoscópica é a possibilidade de coleta de material da mucosa para análise histopatológica, importante para distinguir um quadro crônico agudizado de um quadro puramente agudo e autolimitado.[10] Em alguns casos, porém, a biópsia pode ser diagnóstica para o quadro de colite ou fornecer material para cultura ou análise para etiologias virais.[4,10]

A retossigmoidoscopia flexível, embora mais disponível e bastante útil em casos em que a colonoscopia também não é segura, pode não ser útil em doenças confinadas ao cólon direito. Pacientes críticos com sinais de irritação peritoneal não são elegíveis para a avaliação colonoscópica pelo risco de perfuração e pela instabilidade hemodinâmica que pode estar associada. Nesses casos, o uso de retoscopia rígida para avaliação pode trazer menos riscos. O cólon inflamado ou isquêmico é, porém, mais suscetível a perfurações e acidentes por hiperinsuflação.

TRATAMENTO

O tratamento da CA está intimamente relacionado não apenas aos esforços diagnósticos para a descoberta da causa, mas também à manutenção da estabilidade hemodinâmica. Pacientes adultos jovens e crianças com quadros autolimitados geralmente apresentam resolução espontânea do quadro, sem a necessidade de reposição volêmica, antibioticoterapia ou monitoramento em ambiente hospitalar; mas algumas situações, na ausência do manejo adequado, podem transformar uma CA em condição potencialmente grave e fatal.

Pacientes imunocomprometidos ou portadores de coagulopatia, por exemplo, devem ser observados pelo risco de evolução para um quadro de septicemia ou de sangramento volumoso, e necessitam de monitorização contínua em ambiente hospitalar.[4] Todos os pacientes internados por um quadro de CA devem ficar em isolamento de precaução até que a presença de uma colite infecciosa[4] e os resultados dos exames culturais e parasitológico de fezes solicitados forneçam os dados necessários para o manejo terapêutico. Hematócrito que não demonstre perdas associado a um leucograma abaixo de 15.000 em um paciente com quadro agudo pode ser manejado de modo expectante até que os resultados das culturas estejam disponíveis; por outro lado, pacientes que apresentem um quadro autolimitado de diarreia sanguinolenta com culturas positivas podem ser observados sem outras intervenções. Na maior parte dos casos, a colonoscopia não está indicada em CA com culturas negativas, mas pacientes idosos podem requerer avaliação endoscópica precoce para o diagnóstico e tratamento de colite isquêmica.[5]

A antibioticoterapia pode beneficiar não apenas pacientes com casos mais graves de colite infecciosa, mas também aqueles com quadros de colite isquêmica no sentido de prevenir a translocação bacteriana e a progressão da isquemia para necrose. Em pacientes sem sinais de toxicidade, com contagem de leucócitos pouco acima do limite superior da normalidade e remissão rápida dos sintomas o uso de antibioticoterapia de largo espectro é controverso,[5] devendo ser reservado para pacientes com sinais de toxicidade, leucograma acima de 10.000, imunodeficiência ou com comorbidades graves que requeiram monitorização intra-hospitalar.[4,5] O uso de aminossalicilatos, enemas de ácidos graxos e corticosteroides tópicos ou sistêmicos não tem indicação no manejo de colites infecciosas ou isquêmicas, devendo, porém, ser reservados para casos de CA reconhecidamente causada por doença inflamatória intestinal.[5]

O fluxograma a seguir (Figura 31.1) apresenta de modo resumido o raciocínio clínico para guiar a abordagem diagnóstica de um paciente com CA.

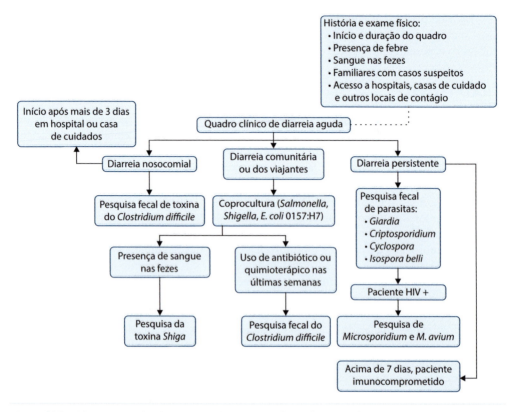

Figura 31.1 – Fluxograma de abordagem diagnóstica das colites agudas. (Fonte: Lusmar Veras Rodrigues e Carolina Vannucci Vasconcellos.)

REFERÊNCIAS BIBLIOGRÁFICAS

1. Delabrousse E, Ferreira F, Badet N, Martin M, Zins M. Coping with the problems of diagnosis of acute colitis. Diagnostic and Interventional Imaging 2013;94:793-804.
2. Lamberti LM, Fisher Walker CL, Black RE. Systematic review of diarrhea duration and severity in children and adults in low- and middle-income countries. BMC Public Health 2012;12:276
3. Lee G, PeñataroYori P, Paredes Olortegui M, et al. An instrument for the assessment of diarrhoeal severity based on a longitudinal community-based study. BMJ Open 2014;4(6):e004816.
4. Holtz LR, Neill MA, Tarr PI. Acute bloody diarrhea: a medical emergency for patients of all ages. Gastroenterology 2009;136:1887-98.
5. Brandt LJ. Bloody diarrhea in an elderly patient. Gastroenterology 2005;128(1):157-63.
6. Guerrant, Richard L., et al. Practice guidelines for the management of infectious diarrhea. Clinical Infectious Diseases 2001; 32(3):331-51.
7. Sweetser S. Evaluating the patient with diarrhea: a case-based approach. Mayo Clinic Proceedings 2012;87(6):596-602.
8. Ahn SH, Mayo-Smith WW, Murphy BL, Reinert SE, Cronan JJ. Acute nontraumatic abdominal pain in adult patients: abdominal radiography compared with CT evaluation. Radiology 2002;225:159-66.
9. Plastaras L, Vuitton, L, Badet N, et al. Acute colitis: differential diagnosis using multidetector CT. Clinical Radiology 2015;70:262-9.
10. Surawicz CM, Haggitt RC, Husseman M, et al. Mucosal biopsy of colitis: acute self-limited colitis and idiopathic inflammatory bowel disease. Gastroenterology 1994;107:755–63.

Colite Aguda por *Clostridium difficile*

Capítulo 32

Flávio Antônio Quilici

INTRODUÇÃO

A colite aguda causada pelo *Clostridium difficile*, também denominada colite pseudomembranosa, tem prevalência e epidemiologia globais. Sua incidência varia consideravelmente, mas está relacionada ao uso crescente e indiscriminado de antimicrobianos de amplo espectro. A presença de megacólon tóxico pode ocorrer em sua evolução, aumentando sua morbimortalidade. Episódios de intensidade leve a moderada podem dificultar sua diferenciação de outras doenças inflamatórias intestinais, porém a história do uso prévio de antibióticos e a presença de toxinas nas fezes fazem seu diagnóstico.[1,2]

O *Clostrídium difficile* é um bacilo gram-positivo e anaeróbico, produtor de esporos e de toxinas. Sua denominação se deve ao lento e difícil crescimento nos meios de cultura.[1,2] Calcula-se que ele está presente no trato digestivo em 3 a 8% dos adultos saudáveis. Nos pacientes hospitalizados, estima-se sua presença em até 20%, principalmente, entre aqueles que usam antimicrobianos. Os mecanismos básicos da patogênese da doença pelo *Clostridium difficile* se iniciam pela disbiose da microbiota intestinal normal, seja pelo uso de antimicrobianos ou antineoplásicos ou pela redução da mobilidade intestinal (causada por cirurgias ou drogas antiperistálticas). Após sua colonização, ele produz as seguintes toxinas:[1,2]

- Toxina A (enterotoxina): induz inflamação intestinal e até alterações no transporte de água na mucosa;
- Toxina B (citotoxina): provoca efeito citopático em várias culturas de tecido e morte celular;
- Outras duas toxinas que interferem na atividade mioelétrica e na peristalse intestinal.

A colite aguda acontece, provavelmente, pela interação dessas toxinas com consequente lesão da mucosa intestinal, sem invasão direta do *Clostridium difficile*. Além dos antibióticos, outras drogas e situações clínicas já foram implicadas como gatilhos para a doença. Sua fisiopatologia envolve graus variados de destruição da mucosa, desde edema e infiltrado inflamatório, nos casos mais leves, a formação de pseudomembranas, nos mais graves. O grau da lesão parietal depende não só da virulência do *Clostridium difficile*, muito variável entre suas diferentes cepas, bem como da imunidade geral do hospedeiro e imunidade específica por exposição prévia a agentes modificadores da microbiota intestinal.

DIAGNÓSTICO

Na maioria dos enfermos o reto e o cólon esquerdo encontram-se envolvidos. Somente em cerca de 10% dos casos ela se restringe ao cólon direito. Seu quadro clínico varia desde portadores assintomáticos, quadros diarreicos moderados, a formas extremamente graves, com alta mortalidade. Seu principal sintoma é a diarreia, presente em 90 a 95% dos pacientes. Inicia-se, em geral, entre o quinto e o décimo dia de uso do antibiótico. A diarreia é aquosa, normalmente com muco. Na maioria dos enfermos a diarreia é de 10 a 20 evacuações aquosas nas 24 horas. Um terço ou mais dos pacientes podem não ter mudança na consistência das fezes nem na frequência das evacuações até várias semanas após a parada do uso da droga desencadeante. Outros sintomas podem ocorrer, tais como: dor abdominal presente em 20 a 33% dos pacientes; febre em 30 a 50% e não ultrapassando os 40 °C; e leucocitose entre 10.000 a 20.000/mm³ em 50 a 60% deles. Nesses, ascite e hipoalbuminemia são frequentes. Os casos mais graves podem evoluir com complicações como: sepse, distúrbios hidroeletrolíticos decorrentes da diarreia profusa, isquemia intestinal, megacólon tóxico e perfuração intestinal. É comum o intervalo de 4 a 6 semanas até o aparecimento dos sintomas. Os pacientes que apresentam sintomas precoces, durante o uso do antibiótico, e aqueles com os sintomas tardios (após a parada do antibiótico) têm apresentado evoluções distintas quanto à gravidade e ao prognóstico da doença. Os primeiros costumam responder prontamente ao tratamento com antibióticos, enquanto aqueles com sintomas tardios tendem a apresentar um curso de doença arrastada, com perdas eletrolíticas e proteicas importantes, podendo tornar-se refratários ao uso de antibióticos. Os pacientes que apresentam sintomas precoces durante o uso do antibiótico são os de diagnóstico mais fácil. Aqueles com os sintomas tardios, após a parada do antibiótico, apresentam maior dificuldade de diagnóstico.[1,2]

Para a confirmação do diagnóstico utilizam-se:

- *Detecção de toxina nas fezes* (grau de recomendação B): a toxina A pode ser detectada pelo teste ELISA, com sensibilidade de 85 a 95% e especificidade de 99 a 100%. As vantagens desse teste em relação ao exame da toxina B são: menor custo, maior rapidez e o fato de não exigir pessoal especializado de laboratório. A toxina B pode ser identificada por meio da demonstração do seu efeito citopático em culturas de tecido. Sua sensibilidade é de 94 a 100%, e a especificidade, de 99%. Os exames *swabs* retais não são adequados para a realização dos métodos, devendo ser sempre colhidas fezes líquidas. Resultados falso-negativos estão relacionados à grande presença de muco no material colhido, estando indicada a repetição do exame com a finalidade de aumento de sua sensibilidade.

- *Coprocultura* (grau de recomendação B): por causa do tempo necessário para o resultado, de seu maior custo e do fato de que a presença do *Clostridium difficile* não significa, necessariamente, que haja produção de toxinas, além de a cultura não ser capaz de diferenciar as cepas enteropatogênicas das não patogênicas, esse método é mais utilizado em pesquisas epidemiológicas que na prática clínica.

- *Endoscopia*: a visão direta da mucosa colorretal constitui bom método de diagnóstico para a colite pelo *Clostridium difficile*. Em fases precoces, ela pode observar pequenas

Capítulo 32 - Colite Aguda por Clostridium difficile

lesões aftosas que podem ser confundidas com a doença de Crohn. Como, na maior parte dos pacientes, o reto e o cólon esquerdo estão afetados, a retossigmoidoscopia pode ajudar no diagnóstico. No entanto, a colonoscopia completa aumenta a sensibilidade do método, em especial para os casos nos quais há lesões apenas no cólon direito. Seus achados, em geral, são bem característicos, identificando-se elevações da mucosa, as pseudomembranas, arredondadas, amareladas, de 2 a 5 mm, com áreas subjacentes de mucosa intestinal normal. Com a progressão da doença, as placas aumentam, podendo confluir, distribuindo-se de modo homogêneo por todo o cólon. Como em alguns pacientes as pseudomembranas podem não estar presentes, recomenda-se a realização de biópsias em todos os casos suspeitos da doença. A colonoscopia está contraindicada nos casos suspeitos de megacólon tóxico e de perfuração intestinal.

- *Métodos de imagem:* a radiologia simples do abdome poderá ser normal ou evidenciar sinais inespecíficos como dilatação do cólon e/ou intestino delgado. Seu achado mais específico é o espessamento nodular das haustrações colônicas. A ultrassonografia e a tomografia computadorizada podem evidenciar espessamento da parede intestinal e, eventualmente, ascite. A presença de estrias de contraste que penetram entre as áreas de espessamento parietal do cólon, chamadas de "sinal do acordeom", é o achado tomográfico mais sugestivo da colite pseudomembranosa. No entanto, também só está presente nos casos mais graves.

Na Tabela 32.1 estão resumidos os principais métodos diagnósticos da doença.

O diagnóstico diferencial da colite por *Clostridium difficile* deve ser feito com outras enterocolites infecciosas, em especial as salmoneloses, doença inflamatória intestinal, colite isquêmica e abdome agudo inflamatório (sepse abdominal).

TRATAMENTO

O tratamento varia na dependência da apresentação clínica. Nos pacientes com quadro clínico de leve a moderado, as medidas gerais, como a suspensão ou, pelo menos, substituição do agente causal (antibiótico desencadeante) e de suporte clínico, como hidratação, podem ser eficazes sem a necessidade de tratamento específico.[1,2] O uso de probióticos, capazes de restabelecer o equilíbrio (simbiose) da microbiota intestinal, é aconselhável (grau de recomendação B).

Tabela 32.1
Métodos diagnósticos de colite por *Clostridium difficile*

Teste Diagnóstico	Sensibilidade (%)	Especificidade (%)	Indicação
ELISA	63 a 99	75 a 100	É o mais usado. Estabelece o diagnóstico associado ao quadro clínico
Retossigmoidoscopia Colonoscopia	51	100	Importante nos casos duvidosos pela presença de placas branco-amareladas
Cultura para *C. difficile*	89 a 100	84 a 99	Indicado para detecção de surtos
Cultura de células teste citotoxicidade	67 a 100	85 a 100	Custo elevado
Detecção do gene produtor da toxina	?	?	Usado somente em pesquisa

Fonte: Quilici FA, Quilici LCM. Colite pseudomembranosa. In: Alves JG. Temas de atualização em Gastroenterologia. Rio de Janeiro: Grafitto, 2015. p. 287-96.

Vários microrganismos têm sido usados no tratamento ou mesmo na sua profilaxia, tais como *Lactobacilllus acidophilus, L. bulgaricus, Bifidobacterium longum, Enterococcus faecium* e *Saccharomyces boulardii.*

Na presença de quadro clínico de moderado a grave, a terapia específica é baseada em três fases que se complementam:[1,2]

- Uso de antibióticos específicos contra o *Clostridium difficile*;
- Eliminação da sua toxina da luz intestinal com resinas de troca aniônica; e
- Restabelecimento da microbiota colônica normal (eubiose).

O tratamento de escolha utiliza o metronidazol, via oral, na dose de 250 a 400 mg de 6 em 6 horas por 10 a 14 dias, para formas leves e moderadas (grau de recomendação A). Essa medida visa, principalmente, evitar o uso da vancomicina para prevenir a resistência de enterococos (VRE) e estafilococos (GISA) associados ao seu uso indiscriminado. Nos casos graves, a vancomicina é a droga de escolha, por apresentar resposta mais rápida e taxas de cura mais favoráveis (grau de recomendação A). A vancomicina também deve ser usada nos enfermos que não respondem ao metronidazol (grau de recomendação A), ou são resistentes a ele (grau de recomendação B), ou que não o toleram ou mesmo quando precisa ser evitado, como durante a gravidez. Como a vancomicina administrada por via intravenosa não atinge excreção intestinal em nível terapêutico, essa via não deve ser utilizada. Por não existir a apresentação oral da vancomicina no Brasil, habitualmente utiliza-se a apresentação injetável por via oral, na dose de 500 mg a cada 12 horas. Nos pacientes em que a administração oral não é possível, como, por exemplo, nos casos de íleo adinâmico ou obstrução intestinal, opta-se pela administração por enema retal de retenção associado ao metronidazol por via intravenosa. Nos enfermos em que não se pode utilizar a via oral, outros esquemas alternativos podem ser empregados:

- Vancomicina ou metronidazol por sonda nasogástrica;
- Vancomicina por enema de retenção: vancomicina 500 mg em 1 litro de solução salina, 3x/dia.
- Metronidazol 500 mg por via endovenosa, 3x/dia.

Com o tratamento adequado, observa-se melhora do quadro em até 78 a 92 horas. Um novo antibiótico, a teicoplanina, parece ser mais efetivo que a vancomicina para a cura bacteriológica e de seus sintomas, porém ainda não está disponível no Brasil.

A refratariedade aos antibióticos ocorre em cerca de 10 a 20% dos casos tratados (em geral, 1 a 4 semanas após o tratamento), e a recorrência dos sintomas se dá em até 50% dos pacientes. O transplante de fezes (microbiota intestinal) para o tratamento de pacientes críticos com colite aguda por *Clostridium difficile* recidivante ou refratária a antibióticos iniciou-se em 1958.[3] Para o transplante, diluíam-se fezes de indivíduos saudáveis e as infundiam, por meio de enemas retais, nos pacientes críticos, obtendo alta percentagem de cura (82%). A partir daí, esse passou a ser o tratamento de escolha para a colite pseudomembranosa recidivante ou refratária a antibióticos. Assim, várias publicações vêm contribuindo para identificar o real momento de sua utilização na doença[4-11] Um estudo randomizado recente foi realizado por Els van Nood e colaboradores[12] em pacientes com colite aguda por *Clostridium difficile* refratária ou recorrente, comparando enfermos tratados com vancomicina (uso oral por 15 dias) e enfermos tratados com vancomicina (uso oral por 4 dias) associada ao transplante de fezes de indivíduo saudável, infundidas por sonda duodenal. O grupo tratado com o transplante de fezes foi tão mais efetivo, com 90% de cura, do que o do com vancomicina, com 34% de cura, que acarretou a interrupção do estudo, pelo comitê de ética em pesquisa da Holanda. Dada essa superioridade, conclui-se pela indicação do transplante de fezes como o tratamento de escolha para a colite aguda por *Clostridium difficile* refratária aos antibióticos (grau de recomendação A). A justificativa para sua utilização é que ele promove a modificação da microbiota intestinal alterada (disbiose) do paciente com colite pseudomembranosa pelas fezes de um doador saudável, ou seja, com a microbiota em eubiose.[11] Ele já é amplamente utilizado em centros especializados de vários países. A mais recente revisão sistemática sobre o transplante de fezes para o tratamento da infecção pelo *Clostridium difficile* mostrou um total de 536 pacientes tratados, dos quais 467 (87%) curados (grau de recomendação B).[5] Essa metanálise, além de comprovar a eficácia do transplante de fezes, também confirmou sua segurança, não tendo ocorrido nenhum evento adverso grave nos pacientes transplantados (grau de recomendação B).[5]

Nos pacientes com quadros de megacólon tóxico não responsivo ao tratamento clínico ou na presença de perfuração intestinal está indicada a cirurgia, sendo a colectomia total com ileostomia e fechamento do reto ao nível da reflexão peritoneal a técnica mais utilizada (grau de recomendação B).

O fluxograma a seguir (Figura 32.1) apresenta de modo resumido o raciocínio clínico para guiar o atendimento de um paciente com colite por *Clostridium difficile*.

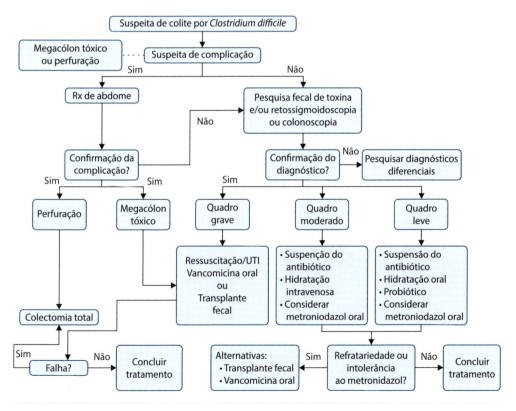

Figura 32.1 – Fluxograma de abordagem diagnóstica e terapêutica da colite por *Clostridium difficile*. (Fonte: Flávio Antônio Quilici.)

REFERÊNCIAS BIBLIOGRÁFICAS

1. Quilici FA, Cordeiro F, D'Assunção MA, D'Assunção VD. Enterocolite pseudomembranosa. In: Coelho JCU. Aparelho digestivo. 3ª ed. São Paulo: Atheneu, 2011. p. 976-81.

2. Quilici FA, Quilici LCM. Colite pseudomembranosa. In: Alves JG. Temas de atualização em Gastroenterologia. Rio de Janeiro:Grafitto, 2015. p. 287-96.

3. Eisenman B, Silen W, Bascom GS, et al. Fecal enema as an adjunct in the treatment of pseudomembranous enterocolitis. Surgery 1958;44:854-9.

4. Brandt LJ, Aroniadis OC, Mellow M, et al. Long-term follow-up of colonoscopic fecal microbiota transplant for recorrent C. difficile infection. Am J Gastroenterol 2012;107(7):1079-87.

5. Cammarota G, Inario G, Gasbarrini A. Fecal microbiota transplantation for the treatment of Clostridium difficile infection: a systematic review. J Clin Gastroenterol 2014;48:693-702.

6. Borody TJ, Knoruts A. Fecal microbiota transplantation and emerging aplications. Gastroenterol Hepatol 2012;9:88-95.

7. Brandt LJ, Aroniadis OC, Mellow M, et al. Long-term follow-up of colonoscopic fecal microbiota transplant for recorrent C. difficile infection. Am J Gastroenterol, 2012;107(7):1079-87.

8. Hamilton MJ, Weingarden AR, Sadowsky MJ, et al. Standardized frozen preparation for transplantation of fecal microbiota for recurrent C. difficile infection. Gastroenterology 2012;107(5):761-7.

9. Kelly CR, de Leon L, Jasutkar N. Fecal microbiota transplantation for relapsing C. difficile infection in 26 patients: methodology and results. J Clin Gastroenterol 2012;46(2):145-9.

10. Mattila E, Uusitalo-Seppälä R, Wuorela M, et al. Fecal transplantation through colonoscopy, is effective therapy for recorrent C. difficile infection. Gastroenterology, 2012;142(3):490-6.

11. Quilici FA, Quilici LCM. Transplante de microbiota. In: Alves JG. Temas de atualização em Gastroenterologia. Rio de Janeiro: Grafitto, 2014. p. 115-9.

12. Van Nood E, Vrieze A, Nieuwdorp M, et al. Duodenal infusion of donor feces for recurrent C. difficile. N Engl N Med 2013;368:407-15.

Colite por Citomegalovírus

Capítulo **33**

Raquel Franco Leal
Raquel Silveira Bello Stucchi

INTRODUÇÃO

O citomegalovírus (CMV) é reconhecido como agente etiológico de infecções oportunistas em indivíduos imunocomprometidos, porém pode ocorrer também naqueles imunocompetentes. O CMV humano é um membro da família dos *Herpesvirus*. Após a infecção primária, o vírus permanece latente e pode reativar em condições de imunossupressão, que ocorre em pacientes submetidos a transplantes hematopoiéticos ou de órgãos sólidos, em pacientes com síndrome da imunodeficiência adquirida (SIDA), naqueles com doenças autoimunes e imunomediadas, tais como retocolite ulcerativa (RCU) e doença de Crohn, e em pacientes com neoplasia. As infecções por CMV mais comuns são as pneumonites, enterites, colites, retinites e hepatites.[1,2] Este capítulo discorrerá sobre a colite por CMV, enfocando seus aspectos do diagnóstico e tratamento nos pacientes imunocomprometidos, bem como naqueles imunocompetentes.

Colite por CMV em Indivíduos Imunocomprometidos

A colite por CMV em pacientes imunocomprometidos pode constituir quadro bastante grave, e até mesmo fatal. Nos pacientes com retocolite ulcerativa, por exemplo, a colite por CMV é considerada importante fator de exacerbação da doença. Esse fato foi reforçado pela evidência da presença do CMV em peças cirúrgicas de pacientes operados por RCU que evoluíram com megacólon tóxico e estavam em uso de corticosteroides. Desse modo, a reativação da RCU associada ao uso de imunossupressor e corticoide constitui cenário para reativação do CMV no cólon.[3]

Colite por CMV em Indivíduos Imunocompetentes

Embora a colite por CMV seja tipicamente descrita em pacientes imunocomprometidos, há diversas séries de casos descritos na literatura em hospedeiros imunocompetentes.[4] Não há fatores de risco estabelecidos para o desenvolvimento de colite por CMV nesses indivíduos. Ko et al. avaliaram 51 pacientes imunocompetentes que desenvolveram colite por CMV, e identificaram o uso de esteroides, mesmo que em baixas doses, e transfusão de concentrado de hemácias como fatores de risco independentes para a infecção por CMV.[4] Siciliano et al. Identificaram 14 casos de colite por CMV em pacientes previamente imunocompetentes internados na unidade de terapia intensiva por diversas causas de choque sistêmico. A principal manifestação clínica foi o sangramento intestinal, com alta taxa de mortalidade apesar do tratamento clínico. Todos esses pacientes apresentavam comorbidades e idade superior a 60 anos.[5] Na década passada, houve aumento do número de pacientes imunocompetentes diagnosticados com essa afecção, principalmente pelo aprimoramento dos métodos diagnósticos, evidenciando que a infecção por CMV não é tão rara como se pensava. A remissão espontânea da infecção pode ocorrer em 32% dos pacientes. Por outro lado, pacientes idosos com comorbidades e que foram submetidos a colectomia total apresentam pior prognóstico e alta taxa de mortalidade.[5]

DIAGNÓSTICO

A colite por CMV pode cursar com significativa morbidade, caracterizada por diarreia muco sanguinolenta, dor abdominal, sangramento intestinal, febre e até mesmo perfuração intestinal. O exame endoscópico é caracterizado pela presença de mucosa edemaciada, granulosa, com úlceras e erosões. Podem ser encontradas lesões submucosas violáceas ou amareladas, bem como hemorragia submucosa (Figura 33.1).[6] No entanto, pacientes com RCU, por exemplo, podem não apresentar achados endoscópicos característicos, uma vez que se superpõem aos achados endoscópicos da própria doença. Nesses casos, o estudo histológico é essencial. A realização de exames radiológicos (tomografia computadorizada) pode evidenciar espessamento da parede intestinal e até mesmo diminuição do calibre da alça intestinal.[2]

O diagnóstico laboratorial da presença do vírus pode ser realizado por sorologia, antigenemia, análise histológica e por reação em cadeia da polimerase (PCR).

Por se tratar de uma infecção viral comum, 60% a 70% dos indivíduos adultos portam o vírus do CMV. O diagnóstico sorológico é realizado pela comparação dos títulos dos anticorpos anti-CMV na fase aguda da infecção com aqueles na fase de remissão. Os níveis da imunoglobulina M (IgM) específica contra o CMV humano aumentam 2 a 6 semanas após a infecção aguda, diminuem após 2 a 3 meses e raramente reaparecem nas reinfecções. O aumento de pelo

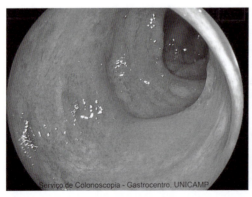 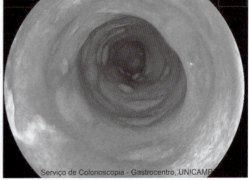

Figura 33.1 – Aspectos endoscópicos de colite por CMV. (Fonte: Serviço de Coloproctologia – Gastrocentro – Unicamp.)

menos quatro vezes da imunoglobulina G (IgG) específica contra o CMV humano é considerado critério para o diagnóstico de infecção por CMV, sendo para isso necessárias amostras seriadas; entretanto, nas reinfecções não há mudanças no título do anticorpo. Desse modo, a sorologia é um método limitado para o diagnóstico das reinfecções por CMV, sendo útil nos pacientes durante a primeira infecção pelo vírus.[7]

A antigenemia é um método diagnóstico que identifica diretamente no sangue periférico células infectadas pelo CMV. O método se fundamenta na identificação de uma parte do CMV (antígeno pp65) por meio de imunofluorescência. A antigenemia para CMV apresenta 60% a 100% de sensibilidade e 83% a 100% de especificidade. A detecção de células positivas para o antígeno pp65 indica infecção ativa pelo CMV, porém não reflete necessariamente acometimento gastrointestinal. Por outro lado, antigenemia negativa não exclui acometimento gastrointestinal.[7]

Outra maneira de identificar a presença de antígenos virais no sangue ou em mucosa intestinal é por meio da análise por PCR. Com essa metodologia é possível identificar e quantificar DNA viral presente durante a replicação viral.[8]

Sem dúvida, o padrão-ouro para o diagnóstico da colite por CMV é o exame histológico de biópsias intestinais obtidas por colonoscopia. O achado histológico típico é a inclusão citomegálica nuclear e, por vezes, citoplasmática, visível à coloração por hematoxilina-eosina (Figura 33.2). Essas inclusões são encontradas preferencialmente em células endoteliais ou estromais e menos frequentemente em células epiteliais, sendo mais frequentes na profundidade da base das úlceras (local que deve ser biopsiado para o diagnóstico e não as bordas da lesão). O método para detecção das inclusões citomegálicas pode ser sensibilizado utilizando reação de imunoperoxidase ou imunofluorescência, utilizando anticorpos monoclonais ou hibridização *in situ*.[5] Também podem ser encontrados na histologia inflamação mínima a úlceras profundas com tecido de granulação e necrose da base, infiltrado inflamatório misto, abscessos de cripta, depleção de cripta e células em apoptose. Inclusões características sem reação inflamatória podem ser vistas em pacientes imunocomprometidos.[5]

TRATAMENTO

O tratamento clínico para a colite por CMV consiste na administração de ganciclovir intravenoso (ou valganciclovir via oral), em torno de 14 a 21 dias para os pacientes

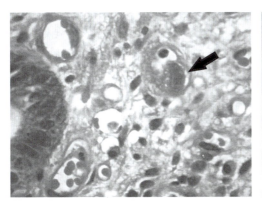
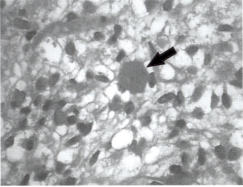

Figura 33.2 – Aspecto histológico da colite por CMV. As setas mostram as inclusões citomegálicas.

imunocompetentes e de 21 a 42 dias para os pacientes imunossuprimidos (grau de recomendação D).⁹ A duração do tratamento nunca deverá ser inferior a 2 semanas, e sua interrupção poderá ser feita apenas após dois exames negativos de antigenemia ou, preferencialmente, PCR em tempo real.

O ganciclovir é a droga de escolha para tratamento da doença intestinal por CMV. A dose do ganciglovir é de 10 mg/kg/dia, administrado de 12 em 12 horas. É necessário ajuste de dose se houver disfunção renal. Durante o tratamento, deve-se fazer controle semanal da carga viral do CMV (antigenemia ou PCR em tempo real) e com hemograma e da função renal pela mielo e nefrotoxicidade.¹⁰

O valganciclovir é administrado via oral na dose de 900 mg a cada 12 horas, mas sua eficácia em pacientes com colite por CMV ainda não foi comprovada. Em casos de resistência do CMV ao ganciclovir ou ao valganciclovir, pode-se administrar foscarnet ou cidofovir.¹⁰

O tratamento cirúrgico deve ser evitado devido à alta taxa de mortalidade, sobretudo em idosos, e principalmente devido à boa resposta aos antivirais. No entanto, casos que evoluem com enterorragia ou megacólon tóxico não responsivos ao tratamento clínico podem necessitar de abordagem cirúrgica.

O fluxograma a seguir (Figura 33.3) apresenta de modo resumido o raciocínio clínico para guiar o atendimento de um paciente com colite por CMV.

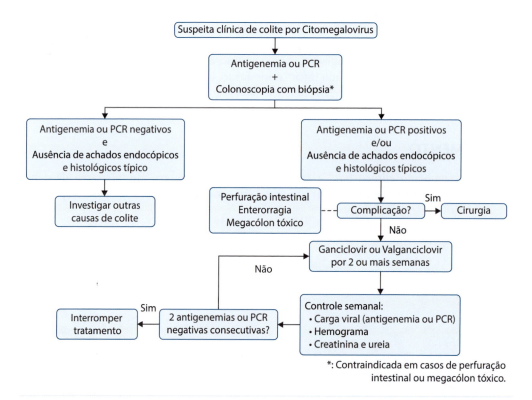

Figura 33.3 – Fluxograma de abordagem diagnóstica e terapêutica da colite por citomegalovírus. (Fonte: Raquel Franco Leal e Raquel Silveira Bello Stucchi.)

REFERÊNCIAS BIBLIOGRÁFICAS

1. Ko JH, Peck KR, Lee WJ, et al. Risk factors for cytomegalovirus gastrointestinal diseases in adult patients with cancer. Eur J Clin Microbiol Infect Dis 2014;33(10):1847-53.

2. Nakase H, Honzawa Y, Toyonaga T, et al. Diagnosis and treatment of ulcerative colitis with cytomegalovirus infection: importance of controlling mucosal inflammation to prevent cytomegalovirus reactivation. Intest Res 2014;12(1):5-11.

3. Kandiel A, Lashner B. Cytomegalovirus colitis complicating inflammatory bowel disease. Am J Gastroenterol 2006;101:2857.

4. Ko JH, Peck KR, Lee WJ, et al. Clinical presentation and risk factors for cytomegalovirus colitis in immunocompetent adult patients. Clin Infect Dis 2014 [Epub ahead of print]

5. Siciliano RF, Castelli JB, Randi BA, et al. Cytomegalovirus colitis in immunocompetent critically ill patients. Int J Infect Dis 2014;20:71-3.

6. Ribeiro AVS, Ferrari Jr AP, Cappellanes CA, et al. Endoscopia digestiva – diagnóstico e tratamento. Livro da SOBED. Rio de Janeiro: Revinter, 2013.

7. Rowshani AT, Bemelman FJ, van Leeuwen EM, et al. Clinical and immunologic aspects of cytomegalovirus infection in solid organ transplant recipients. Transplantation 2005;79:381-6.

8. Rahier JF, Ben-Horin S, Chowers Y, et al. European evidence based consensus on the prevention, diagnosis and management of opportunistic infections in inflammatory bowel disease. J Crohns Colitis 2009;3:47-91.

9. Panel on opportunistic infections in HIV-infected adults and adolescents. Guidelines for the prevention and treatment of opportunistic infections in HIV-infected adults and adolescents: recommendations from the Centers for Disease Control and Prevention, the NIH, and the HIV Medicine Association of the Infectious Diseases Society of America. Disponível em http://aidsinfo.nih.gov/contentfiles/lvguidelines/adult_oi.pdf. Capturado em 06 jan 2015].

10. Kotton CN, Kumar D, Caliendo AM, et al. Updated International Consensus Guidelines on the Management of Cytomegalovirus in Solid - Organ Transplantation. Transplantation 2013;96:333.

Apendangite Epiplóica

Capítulo **34**

Francesca Perondi
Flávio Ferreira Diniz

INTRODUÇÃO

O apêndice epiploico é uma estrutura gordurosa, revestida por serosa, presente na face externa dos cólons, fazendo projeção para dentro da cavidade peritoneal. A apendangite epiploica (AE) é o resultado da inflamação de um ou mais apêndice epiploico. A AE resulta da torção ou trombose espontânea dos vasos que drenam os apêndices epiploicos. A incidência real da AE é desconhecida. Entretanto, em alguns estudos têm sido relatados casos de diagnóstico diferencial com apendicite e diverticulite aguda, respectivamente, em 2 a 7% e 0,3 a 1% dos casos.[1] É mais comum entre a segunda e quinta décadas de vida, atingindo seu pico de incidência aos 40 anos de idade. A incidência é maior entre os homens, e como fatores de risco são descritos a obesidade e exercícios extenuantes.[1]

DIAGNÓSTICO

Os pacientes em geral descrevem uma dor forte, localizada habitualmente no quadrante inferior esquerdo (93%) ou direito do abdome, aguda, não migratória, que aparece ou piora após esforços físicos. O tempo de evolução da dor abdominal que antecede o estabelecimento do diagnóstico de AE varia de 3 a 5 dias. A evolução clínica habitualmente é autolimitada.[2] Em geral os pacientes encontram-se saudáveis e clinicamente estáveis. Raramente podem apresentar febre, náuseas e vômitos.[3]

Alterações laboratoriais são raras e quando presentes podem compreender leucocitose ou piúria leve (5% dos casos).[4] O diagnóstico definitivo de AE é estabelecido através de tomografia computadorizada de abdome e pelve (TCAP). Geralmente os apêndices epiploicos normais não são visualizados na TCAP. O achado tomográfico patognomônico de AE é o "*dot sign*", uma estrutura ovalada de 2 a 4 cm com densidade gordurosa circundada por alterações inflamatórias (Figura 34.1).[3] Algumas vezes o espessamento da parede abdominal pode ser observado em associação aos achados pericólicos, mas, diferentemente da diverticulite aguda, esse espessamento é menor e mais regular.

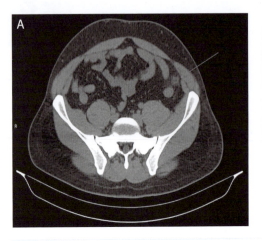 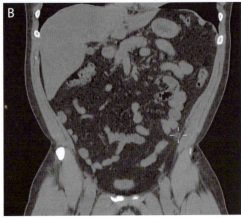

Figura 34.1 – Tomografia computadorizada demonstrando *"dot sign"*. (Fonte: Imagens cedidas pelo Centro de Diagnóstico e Imagem do Hospital Moinhos de Vento.)

Devido ao fato de os apêndices epiploicos existirem em todos os segmentos do cólon, a ocorrência da AE pode determinar dor em todos os quadrantes do abdome. Os principais diagnósticos diferenciais da AE são com diverticulite aguda, apendicite aguda e pancreatite aguda.[2]

TRATAMENTO

Existem poucos estudos sobre AE. Como na maioria das vezes se trata de uma condição clínica autolimitada, com resolução completa do quadro em 3 a 14 dias, geralmente não há necessidade de intervenção cirúrgica.[4]

Tratamento Conservador

- Anti-inflamatório oral: ibuprofeno 600 mg a cada 8 horas por 5 a 7 dias ou nimesulida 100 mg a cada 12 horas por 5 a 7 dias;
- Analgésico oral: paracetamol 500 mg a cada 6 horas ou dipirona 500 mg a cada 6 horas, se necessário;
- Antibióticos: em geral não são necessários, mas em caso de piora dos sintomas e/ou febre persistente recomenda-se esquema semelhante ao indicado no tratamento da diverticulite não complicada (grau de recomendação C), ou seja, ciprofloxacino 500 mg via oral a cada 12 horas e metronidazol 400 mg via oral a cada 8 horas por 7 dias.

Tratamento Cirúrgico

Reservado para os casos de AE refratária ao tratamento conservador, recorrente ou complicada com intussuscepção, obstrução colônica ou abscesso. Geralmente a abordagem cirúrgica é por videolaparoscopia, sendo necessária a realização da ligadura e remoção do apêndice epiploico.[5] A recorrência pós-operatória não tem sido descrita e provavelmente deve ser muito baixa.

O fluxograma a seguir (Figura 34.2) apresenta de modo resumido o raciocínio clínico para guiar o atendimento de um paciente com suspeita de AE.

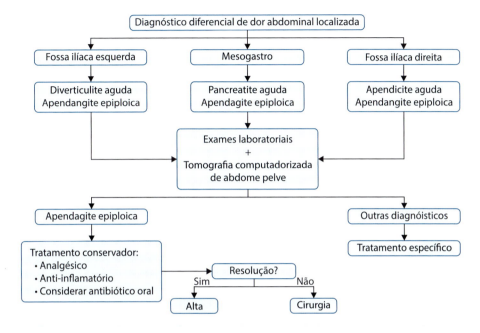

Figura 34.2 – Fluxograma de abordagem diagnóstica e terapêutica da apendangite epiploica. (Fonte: Francesca Perondi e Flávio Ferreira Diniz.)

REFERÊNCIAS BIBLIOGRÁFICAS

1. Schnedl WJ, Krause R, Tafeit E, et al. Insights into epiploic appendangitis. Nat Rev Gastroenterol Hepatol 2011;8:45.
2. Freitas GP, Borges AA, Mendonça R, Ribeiro C, Chindamo MC. Apendangite epiploica: aspectos clínicos e radiológicos. Arq Gastroentcrol 2008;45(2):163-5.
3. Sand M, Gelos M, Bechara FG, Sand D, Wiese TH, Steinstraesser L, Mann B. Epiploic appendagitis clinical characteristiscs of an uncommon surgical diagnosis. BMC Surg 2007;7:11.
4. Rioux M, Langis P. Primary epiploic appendagitis: clinical, US, and CT findings in 14 cases. Radiology 1994;191:523.
5. Patel VG, Rao A, Williams R, et al. Cecal epiploic appendangitis: a diagnostic and therapeutic dilemma. Am Surg 2007;73:828.

Colopatia Isquêmica

Capítulo **35**

Karen Delacoste Pires Mallmann
Ignacio Osorio Mallmann

INTRODUÇÃO

A isquemia intestinal surge em situações que provocam redução do fluxo sanguíneo causada quer por oclusão arterial aguda (embolia ou trombose) ou por trombose venosa ou devido a hipoperfusão da vascularização mesentérica, causando isquemia não oclusiva.[1,2] O cólon é o segmento mais frequentemente atingido porque recebe fluxo sanguíneo menor e tem microvascularização menos desenvolvida em relação ao resto do trato digestivo. O quanto o fluxo precisa diminuir para que a isquemia se manifeste depende do quão agudo é o evento desencadeante, do grau de circulação colateral preexistente e do tempo de duração do baixo fluxo.[3,4] Há colopatias isquêmicas (CI) superficiais (não gangrenosas) e isquemias profundas (gangrenosas).[5] A maioria dos pacientes apresenta a forma não gangrenosa, usualmente transitória e sem sequelas, com comprometimento apenas de mucosa e submucosa. Nesses casos ocorre hemorragia subepitelial com edema e subsequente ulceração da mucosa. Entretanto, mesmo esses pacientes podem ter evolução mais longa da doença com sequelas em longo prazo, como estenoses ou isquemia crônica. Mesmo as úlceras de mucosa podem persistir por meses após a resolução do quadro.[6] Em cerca de 15% dos casos há sofrimento transmural e gangrena, com morbidade e mortalidades altas. A CI incide principalmente em idosos, com frequência já comprometidos por comorbidades clínicas e alterações vasculares crônicas.[1,2] A vascularização dos cólons e reto é similar na maioria dos indivíduos, salvo por raras variações anatômicas. Deriva das artérias mesentérica superior e inferior, e das ilíacas internas, reforçada no reto pelas artérias hemorroidárias. Esses territórios vasculares se comunicam, havendo circulação colateral que protege o cólon em períodos de baixo fluxo. Entretanto, há regiões mais suscetíveis à hipoperfusão, como a flexura esplênica e a região retossigmoide, onde a circulação colateral é limitada.[7] A CI em 95% dos casos surge por mecanismos transitórios não oclusivos, afetando principalmente a flexura esplênica e o cólon esquerdo. Costuma estar associada a situações clínicas graves que se acompanham ou determinam hipotensão com baixo fluxo. A resposta metabólica ao baixo fluxo também agrava a isquemia.[1-4]

Os casos de oclusão arterial trombótica ou embólica geralmente estão associados a manuseio da aorta ou ligadura da artéria mesentérica inferior em cirurgias vasculares.

Esse risco é maior em pacientes submetidos a cirurgias prévias de cólon pelas alterações vasculares e ligaduras inerentes às colectomias. Arritmias cardíacas como a fibrilação atrial, por exemplo, também podem estar associadas a embolias intestinais. Há causas menos frequentes, como cirurgias cardíacas e pulmonares, infarto agudo do miocárdio, hemodiálise, trombofilias, uso de cocaína e exercícios físicos extremos (maratonas, triatlo, por exemplo).[1-3,5,8]

DIAGNÓSTICO

O quadro clínico depende da causa associada, da duração e da extensão da isquemia. A dor abdominal é o sintoma inicial mais frequente. Após 24 horas de evolução, costuma surgir sangramento retal em quantidades variáveis devido ao sofrimento da mucosa com consequente ulceração. Entretanto, pode não haver sangramento em cerca 15% dos casos. Diarreia pode surgir nessa fase pelo efeito irritativo do sangue. Após essa fase inicial, a dor diminui, mas se torna mais constante e difusa, com distensão abdominal e diminuição dos ruídos hidroaéreos. Se a isquemia se tornar transmural, surgem sepse com peritonismo, sinais de perfuração intestinal, alterações metabólicas graves, choque.[1,3,9]

Exames Laboratoriais

Não há marcador específico para CI. Os exames laboratoriais podem mostrar a severidade do quadro, sugerindo dano tecidual com elevação do lactato sérico, amilase, desidrogenase láctica (LDH) e da creatinofosfoquinase (CPK). No hemograma podem-se observar anemia se o sangramento foi significativo e leucocitose acima de 20.000.[1,2]

Exames de Imagem

A radiografia simples de abdome pode mostrar alterações como pneumatose da parede cólica e sinais de perfuração, como ar e líquido livre na cavidade nos quadros mais graves. Sinais precoces de isquemia como a "impressão do polegar" (*thumprinting*) relacionada aos hematomas submucosos, que surgem nas primeiras 24 horas de evolução, antes da ulceração da mucosa, geralmente são perdidos.[10]

A tomografia computadorizada de abdome e pelve (TCAP) com contraste oral e intravenoso é o exame de escolha (grau de recomendação B), podendo mostrar espessamento da parede cólica, pneumatose e sinais de perfuração. Essas alterações, entretanto, não são exclusivas de isquemia, podendo surgir na colite por *C.difficile*, na doença de Crohn etc.[10]

Colonoscopia

A colonoscopia nas primeiras 24 a 48 horas é a melhor ferramenta diagnóstica na suspeita de CI, em geral após a TCAP ter mostrado segmento de cólon espessado (grau de recomendação B). Não deve ser feito preparo do cólon, pelo risco de desidratação com piora do fluxo sanguíneo. Ela deve ser feita com cautela e com mínima insuflação. O exame deve ser descontinuado se forem observados pontos de necrose (grau de recomendação B). A colonoscopia não deve ser feita em pacientes com sinais de peritonite ou dano isquêmico irreversível como gangrena, pneumatose. A presença dos hematomas submucosos é patognomônica de CI.[11,12] Entretanto, estes estão presentes apenas nas primeiras 24 a 48 horas do início do quadro. Rapidamente a mucosa descama, permanecendo úlceras no local. As biópsias são conclusivas apenas se houver depósitos de hemossiderina na lâmina própria. Os demais achados endoscópicos são inespecíficos. Nas fases mais tardias da CI há achados regenerativos ao anatomopatológico.[6]

Angiografia Mesentérica

A angiografia mesentérica não tem papel significativo no diagnóstico de CI, pois os grandes vasos usualmente estão permeáveis, com exceção dos casos decorrentes de cirurgia com instrumentação aorto-ilíaca. A isquemia geralmente é limitada aos vasos arteriolares e as alterações decorrentes seriam diagnósticas, mas raramente são vistas. Entretanto, se a colonoscopia não é conclusiva e se o quadro clínico não excluir isquemia de intestino delgado, a angiografia poderá ser necessária.[13]

A CI tem quadro clínico diverso da isquemia de delgado. Na CI o início é insidioso e a dor menos intensa do que no comprometimento do delgado. A isquemia de delgado geralmente se associa a vômitos. Dentre os diagnósticos diferenciais de CI devem ser excluídos colopatias inflamatórias, colites infecciosas, diverticulite e câncer de cólon. Nesses casos o diagnóstico definitivo é feito pelos exames de imagem, endoscópicos e culturas de fezes.

TRATAMENTO

Tratamento Clínico

Se não houver evidências de gangrena ou perfuração, devem-se instaurar medidas de suporte com adequada reposição de líquidos e eletrólitos para melhorar a perfusão cólica. O paciente deve permanecer em jejum e sonda nasogástrica instalada, em caso de íleo. Drogas que podem provocar isquemia devem ser suspensas, se possível. A melhora do quadro geralmente é observada em 1 a 2 dias, com remissão completa clínica, laboratorial e radiológica em 1 a 2 semanas. O paciente deve ser sempre acompanhado, e na piora do quadro a cirurgia deve ser considerada. O uso de anticoagulantes não é indicado, a não ser nos casos de trombose venosa mesentérica ou de êmbolos de origem cardíaca.[14] O uso de antibióticos é discutível (grau de recomendação C), mas segundo alguns estudos poderia prevenir translocação bacteriana.[15] Quando se optar pela antibioticoterapia, o tratamento deverá se estender por aproximadamente 7 dias. O esquema usado pode incluir a associação de droga eficaz para a flora anaeróbica (metronidazol 400 mg intravenoso de 8 em 8 horas, p.ex.) com uma quinolona (ciprofloxacino 500 mg intravenoso de 12 em 12 horas, p.ex.) ou cefalosporina de 3ª geração (ceftriaxona 2 g intravenosa dose única diária, p. ex.). A associação com aminoglicosídeos como gentamicina deve ser evitada, apesar de eficaz, pois em idosos com múltiplas comorbidades a nefrotoxicidade atinge até 50% dos pacientes, subindo para 76% em pacientes de UTI.[16]

Tratamento Cirúrgico

O tratamento cirúrgico é necessário em aproximadamente 20% dos casos. Está indicado quando os exames radiológicos ou a colonoscopia mostrarem perfuração ou necrose irreversível. A abordagem laparoscópica é possível, mas o pneumoperitônio pode comprometer mais o fluxo mesentérico, devendo a pressão de insuflação ser baixa, em torno de 10 mmHg. Deve ser feita inspeção sistemática a partir do Treitz até a reflexão peritoneal.

A cirurgia escolhida dependerá da extensão de cólon comprometido, bem como a opção por anastomose primária ou não dependerá das condições locais do abdome (infecção, condição dos segmentos aparentemente não afetados) e da situação clínica do paciente e suas comorbidades (grau de recomendação C). Em pacientes com CI relacionada a cirurgias vasculares, o risco de deiscência anastomótica pode levar à infecção do enxerto vascular. Obviamente, a avaliação dessas condições dependerá da experiência prévia do cirurgião e de seu treinamento em cirurgia colorretal. Como a CI mais comumente não resulta de comprometimento de grandes vasos, intervenções vasculares geralmente não são necessárias. Em alguns casos, a reavaliação da viabilidade dos segmentos remanescentes após colectomias pode ser necessária em 12 a 24 horas, por laparotomia ou laparoscopia. Em casos selecionados, o abdome pode ser mantido aberto, na primeira intervenção.

Evidentemente os desfechos pós-operatórios dependem da extensão da doença, das comorbidades dos pacientes, da escolha do tratamento adequado e da estrutura do local de atendimento e suporte. Nos casos menos graves, tratados conservadoramente, a mortalidade é de aproximadamente 6%. Nos casos de gangrena, chega aos 75%. O comprometimento do cólon direito tem pior prognóstico – cinco vezes mais cirurgias e duas vezes mais mortes - do que o do cólon esquerdo. As sequelas, como colite crônica e estenoses, novamente dependerão de extensão da doença e da saúde vascular do paciente.[1,5,14,16]

O fluxograma a seguir (Figura 35.1) apresenta de modo resumido o raciocínio clínico para guiar o manejo de um paciente com colopatia isquêmica.

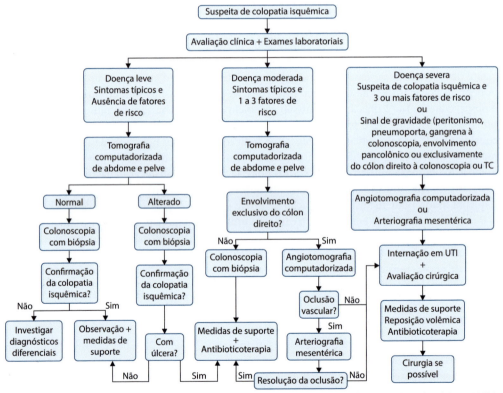

Fatores de risco: sexo masculino, hipotensão, taquicardia, ureia > 20 mg/dL, LDH > 350 U/L, sódio < 136 mEq/L e leucócitos > 15.000

Figura 35.1 – Fluxograma de manejo da colopatia isquêmica. (Fonte: Karen Delacoste Pires Mallmann e Ignacio Osorio Mallmann.)

REFERÊNCIAS BIBLIOGRÁFICAS

1. Brandt L, Feuerstadt P, Longstreth GF, Boley SJ. ACG Clinical Guideline: epidemiology, risk factors, patterns of presentation, diagnosis, and management of colon ischemia (CI). Am Gastroenterology 2015;110:18-44.

2. Brandt LJ, Feuerstadt P, Blaszka MC. Anatomic patterns, patient characteristics, and clinical outcomes in ischemic colitis: a study of 313 cases supported by histology. Am J Gastroenterol 2010;105:2245-52.

3. Longstreth GF, Yao JF. Epidemiology, clinical features, high-risk factors and outcome of large bowel ischemia. Clin Gastroenterol Hepatol 2009;1075-80.

4. Walker A, Bohn RL, Cali C, Cook SF, Ajene AN, Sands BE. Risk factors for colon ischemia. Am J Gastroenterol 2004;99:1333-7.

5. Paterno F, McGillicuddy EA, Schuster KM, Longo WE. Ischemic colitis: risk factors for eventual surgery. Am J Surg 2010; 200(5):646-50.

6. Beppu K, Osada T, Nagahara A, Matsumoto K, Shibuya T, Sakamoto N, et al. Relationship between endoscopic findings and clinical severity in ischemic colitis. Intern Med 2011;50(20):2263-7.

7. Rosenblum JD, Boyle CM, Schwartz LB. The mesenteric circulation. Anatomy and physiology. Surg Clin North Am 1997;77(2):289-306.

8. Longstreth GF, Yao JF. Diseases and drugs that increase risk of acute large bowel ischemia. Clin Gastroenterol Hepatol 2010;8(1):49-54.

9. Mosli M, Parfitt J, Gregor J. Retrospective analysis of disease association and outcome in histologically confirmed ischemic colitis. J Dig Dis 2013;14(5):238-43.

10. Yikilmaz A, Karahan OI, Senol S, Tuna IS, Akyildiz HY. Value of multislice computed tomography in the diagnosis of acute mesenteric ischemia. Eur J Radiol 2011;80(2):297-302.

11. Longo WE, Ballantyne GH, Gusberg RJ. Ischemic colitis: patterns and prognosis. Dis Colon Rectum 1992;35(8):726-30.

12. Mosele M, Cardin F, Inelmen EM, Coin A, Perissinotto E, Sergi G, et al. Ischemic colitis in the elderly: predictors of the disease and prognostic factors to negative outcome. Scand J Gastroenterol 2010;45(4):428-33.

13. Taourel P, Aufort S, Merigeaud S, Doyon FC, Hoquet MD, Delabrousse E. Imaging of ischemic colitis. Radiol Clin North Am 2008;46(5):909-24.

14. Diaz NR, Varcada M, Ogunbiyi OA, Winslet MC. Systematic review on the treatment of ischemic colitis. Colorectal Dis 2011;13(7):744-7.

15. Luo CC, Shih HH, Chiu CH, Lin JN. Translocation of coagulase-negative bacterial staphylococci in rats following intestinal ischemia-reperfusion injury. Biol Neonate 2004;85(3):151-4.

16. Plonka AJ, Schentag JJ, Messinger S, Adelman MH, Francis KL, Williams JS. Effects of enteral and intravenous antimicrobial treatment on survival following intestinal ischemia in rats. J Surg Res 1989;46(3):216-20.

Colite Fulminante e Megacólon Tóxico na Doença Inflamatória Intestinal

Capítulo 36

Carlos Walter Sobrado Jr.
Lucas Faraco Sobrado

INTRODUÇÃO

Colite aguda grave (CAG) foi descrita em 1954 por Truelove & Witts, que utilizaram os seguintes critérios para sua definição: diarreia (> seis vezes ao dia), sangramento anal, febre (> 37,8 °C), taquicardia (> 90 bpm), anemia (Hb < 10,5 g/dL) e elevação da velocidade de hemossedimentação (VHS) (> 30 mm).[1] O Colégio Americano de Gastroenterologia, em seu *Clinical Practice Guidelines*, publicado em 2010, definiu a Colite Fulminante (CF) com os seguintes parâmetros: diarreia (> 10 evacuações/dia), associada a sangramentos retais contínuos, sinais de toxicidade sistêmica (febre, taquicardia, hipotensão), anemia que requer transfusão e dor abdominal com distensão.[2] (Quadro 36.1). Já megacólon tóxico (MT) refere-se ao quadro de dor abdominal aguda associada à distensão abdominal e na qual à radiografia simples de abdome visualiza-se cólon com diâmetro acima de 6 cm. O MT pode estar presente em quadros de CAG ou CF. O MT foi descrito em portadores de retocolite ulcerativa (RCU), podendo ocorrer em cerca de 15% desses pacientes, sendo mais frequente em casos de colite extensa (doença macroscópica proximal ao ângulo esplênico).[3] Em caso de suspeita diagnóstica de colite grave é de suma importância excluir causas

Quadro 36.1
Diagnóstico clínico e laboratorial de colite aguda grave, colite fulminante e megacólon tóxico (grau de recomendação B)[2]

Colite Aguda Grave	Colite Fulminante
Mais de seis evacuações / dia	Mais de 10 evacuações/dia
Sangue nas fezes (esporádico)	Sangramento retal contínuo
Frequência cardíaca > 90 bpm	Frequência cardíaca FC > 90 bpm
Febre > 37,8 °C	Febre com sinais sistêmicos de toxemia
Dor abdominal	Dor e distensão abdominal
Anemia (Hb < 10,5 g/dL)	Anemia grave que requer transfusão
VHS > 30 mm	VHS elevado

A identificação de dilatação do cólon (> 6 cm) na radiografia simples de abdome confirma o diagnóstico de megacólon tóxico.

infecciosas, tais como citomegalovírus (CMV), *Shigella, Salmonella, Entamoeba, E. coli* entero-
-hemorrágica e *Clostridium difficile*. A retossigmoidoscopia com biópsia sem ou com mínima
insuflação pode ser realizada com o objetivo de excluir CMV, infecção esta, mais comum em
pacientes com longa exposição aos corticosteroides e imunossupressores. O mecanismo que
leva ao MT não está completamente esclarecido, mas inúmeras evidências indicam que o processo infeccioso na presença de ulcerações colônicas levaria ao relaxamento da musculatura
lisa e à inibição do reflexo gastrocólico, em resposta à ação de inibidores de óxido nítrico, po-
lipeptídeo intestinal vasoativo e substância P, com consequente dilatação cólica.[4-7] A extensão
e principalmente a severidade da doença são fatores que diferenciam a CAG, cuja inflamação
é limitada à camada mucosa e submucosa do MT, no qual o processo inflamatório ultrapassa
a camada muscular, causando dilatação cólica e podendo culminar em perfuração da parede
intestinal.[8]

DIAGNÓSTICO

O diagnóstico é suspeitado pela história e exame físico e confirmado por exames laboratoriais. Exames laboratoriais são importantes para avaliação da atividade inflamatória assim
como do grau de toxemia. Na CAG ou CF, podemos encontrar: proteína C reativa (PCR) elevada,
plaquetose e hipoalbuminemia (< 3,5 g/dL). A PCR tem sido muito utilizada como fator preditivo
de resposta terapêutica à corticosteroidoterapia, assim como da necessidade de colectomia (grau
de recomendação B). A dosagem de colesterol e magnésio séricos deve ser sempre solicitada, pois
na ausência de resposta ao corticosteroide pode ser necessária a utilização de ciclosporina (CSA),
e pacientes com hipocolesterolemia (< 120 mg/dL) e hipomagnesemia (< 1,5 mg/dL) têm risco
maior de apresentarem crise convulsiva. A CSA aumenta a depuração do magnésio, o que pode
levar a hipomagnesemia sintomática, especialmente neurotoxicidade e arritmias cardíacas. Em
mulheres em idade fértil, recomenda-se sempre a realização de teste para gravidez, em virtude da
toxicidade medicamentosa. A pesquisa de toxinas do *C. difficile* nas fezes e a retossigmoidoscopia
com biópsia para investigação de CMV estão sempre indicadas.

TRATAMENTO

O tratamento da CAG tem como objetivos a indução da remissão clínica sem corticosteroides, a diminuição da morbimortalidade da doença e a melhoria na qualidade de vida. O
portador de CAG deve ser internado em unidade de terapia intensiva, reavaliado periodicamente, deixado em jejum, e deve receber medidas de suporte (hidratação parenteral, correção de
distúrbios hidroeletrolíticos e anemia). Apesar de não ser rotineiramente recomendado, sempre
utilizamos esquema de antibioticoterapia intravenosa de amplo espectro (ceftriaxona 2 g/dia +
metronidazol 500 mg de 8 em 8 horas e ampicilina 1 g de 8 em 8 horas ou ciprofloxacino 400 mg
de 12 em 12 horas + metronidazol 500 mg de 8 em 8 horas + ampicilina 1 g de 8 em 8 horas),
que poderá ser modificado de acordo com a evolução clínica ou os resultados de exames de cultura. A prevenção de fenômenos tromboembólicos é de extrema importância, pois sabemos que
eventos vaso-oclusivos venosos e arteriais são importantes causas de morbimortalidade nesses
pacientes, mas sempre avaliando o risco de sangramento intestinal. A profilaxia com heparina de
baixo peso molecular por via subcutânea é indicada nos pacientes internados e acamados (grau
de recomendação A). Na CAG e CF a corticoterapia parenteral é o tratamento de eleição (grau
de recomendação A). Desde o trabalho clássico publicado em 1955 por Truelove & Witts, que

destacou os benefícios dos esteroides no tratamento dos quadros de RCU agudizada, essas drogas são muito utilizadas no controle da doença em atividade. Antes da introdução da corticoterapia, a mortalidade em portadores de RCU grave era de 25%, sendo nos dias de hoje da ordem de 5 a 7%.[9] A dose diária de hidrocortisona é 300 mg e de metilprednisolona é 60 mg, podendo ser em infusão contínua ou em doses fracionadas. Aproximadamente 30% dos pacientes não apresentarão melhora com os esteroides intravenosos após 3 a 5 dias, sendo considerados refratários à corticoterapia.[10] Turner et al. mostraram em sua metanálise, na qual avaliaram a resposta da corticoterapia em portadores de RCU grave, que 67% apresentaram boa resposta clínica.[11] Procurando identificar fatores que poderiam predizer a resposta à corticoterapia, Travis et al. descreveram o *Oxford Index*, que tem sido utilizado na prática clínica[12] (Quadro 36.2).

Outros escores têm sido descritos, utilizando uma combinação de dados clínicos (frequência evacuatória, consistência fecal, sangramento anal, dor abdominal e necessidade de transfusão), laboratoriais (hemograma, PCR, albumina, VHS) e radiológicos (RX de abdome) como preditores de colectomia[13-14] (grau de recomendação B). Lennard-Jones et al. observaram necessidade de colectomia em 55% dos pacientes que após 48 horas de corticosteroide intravenoso ainda apresentavam mais de 12 evacuações por dia. Relataram ainda que a presença no RX simples de abdome de dilatação cólica maior que 5,5 cm ou a presença de ilhas de mucosa e edema intenso da parede cólica estavam associadas à necessidade de colectomia em 75% dos casos.[15] Dinesen et al. relataram em seu trabalho com 750 pacientes que a taxa de colectomia foi associada à gravidade da atividade inflamatória na admissão hospitalar e ao número de internações. Nesse estudo retrospectivo, concluíram que quanto maior o número de critérios clínicos associados à diarreia com sangue (> 6 episódios/dia), maior a chance de colectomia[16] (grau de recomendação B) (Quadro 36.3).

Após 48 a 72 horas, se a equipe médica concluir pela falta de resposta clínica à corticosteroidoterapia intravenosa, a terapia de resgate (CSA, infliximabe ou tacrolimus) deverá ser iniciada, sendo o tratamento cirúrgico de urgência indicado nos casos de piora clínica ou complicações (sangramento profuso, perfuração ou megacólon tóxico).[17-18] A CSA é um peptídeo lipofílico, e sua utilização em portadores de RCU grave refratária aos corticosteroides ocorreu no início da década de 1990. Lichtiger et al., em um ensaio randomizado controlado

Quadro 36.2
Oxford Index utilizado para avaliação da resposta à corticoterapia parenteral em portadores de colite aguda grave[12]
Iniciar corticoterapia intravenosa e realizar avaliação após 72 horas
Se a frequência evacuatória for maior que oito vezes/dia; ou Se frequência evacuatória for entre três a oito vezes/dia com PCR > 45 mg/L o risco de colectomia é superior a 85%

Quadro 36.3	
Taxa de colectomia conforme a gravidade do quadro clínico[16]	
Critérios de Colite Aguda Grave de Truelove & Witts (Quadro 36.1)	**Taxa Colectomia (*n* = 294 hospitalizações)**
+ 1	9% (11/129)
+ 2	31% (29/94)
+ 3	48% (29/60)
+ 4	45% (5/11)

por placebo utilizando CSA (4 mg/kg/dia) em portadores com RCU aguda grave refratária a corticosteroide, encontraram resposta clínica de 81,8% nos pacientes do grupo imunossupressor e nenhuma resposta no grupo placebo.[19] Outros estudos com casuísticas pequenas e não controlados revelaram índices de resposta clínica da ordem de 64 a 86%.[20-21] A dose usualmente recomendada é 2 a 4 mg/kg/dia em infusão intravenosa contínua por 10 a 14 dias, sendo a seguir passado para via oral (grau de recomendação A). Apesar dos bons resultados obtidos com a CSA, ela não tem sido largamente utilizada na prática clínica diária em razão do alto custo, efeitos adversos graves, infecções oportunísticas (*Pneumocystis carinii*), interação com outras drogas e necessidade de monitorização frequente. A CSA intravenosa, segundo alguns estudos, evita a colectomia em 70 a 85% dos pacientes, sendo os resultados melhores nos pacientes em que ela foi substituída por AZA/6-MP.[20,22-23] Portanto, a CSA não deve indicada como terapia de manutenção a longo prazo, devendo servir de ponte até a ação plena das tiopurinas ou dos biológicos (grau de recomendação A). Com relação à dose adequada de CSA intravenosa (2 ou 4 mg/kg), um estudo randomizado duplo-cego não observou benefícios clínicos com dose maior, tendo demonstrado resposta clínica favorável em 85% dos pacientes em ambos os grupos. Van Assche et al. concluíram que 2 mg/kg devem ser a dose indicada, mas que são necessários outros estudos com 1 mg/kg para avaliar se a eficácia é mantida.[22] A CSA intravenosa deve ser mantida por 7 a 10 dias, mas a melhora clínica (diminuição da diarreia e do sangramento) e laboratorial geralmente ocorre entre o 3º e 5º dias. O infliximabe (IFX) também tem sido utilizado como terapia de resgate em portadores de RCU grave refratários à corticoterapia intravenosa. Estudo realizado por Sands et al. em portadores de RCU grave refratária aos esteroides demonstrou que 50% dos pacientes que receberam IFX responderam favoravelmente, em comparação com ausência de resposta no grupo placebo.[24] Estudo multicêntrico escandinavo, randomizado e controlado, com 45 pacientes portadores de RCU grave, onde foram excluídos aqueles com doença muito grave que requeriam colectomia urgente, mostrou que após 3 meses a taxa de colectomia foi menor no grupo IFX (29%; 7/24), que recebeu apenas uma dose de IFX *versus* 67% (14/21) no grupo placebo.[25] Passados 3 anos, esses mesmos 45 pacientes foram reavaliados e as taxas de colectomia foram de 50% no grupo IFX e 76% no grupo placebo ($p <$ 0,05).[26] Estudo multicêntrico europeu comparou os resultados do tratamento em 115 portadores de RCU grave refratários ao corticosteroide parenteral, utilizando CSA (2 mg/kg/dia) por 3 meses *versus* IFX (5 mg/kg) em três infusões (0,2 e 6 semanas), sendo que os respondedores iniciais iniciaram azatioprina no 7º dia do tratamento. No grupo CSA, 60% não apresentaram resposta clínica, enquanto no grupo IFX a falha ocorreu em 54%[27] (grau de recomendação A). A escolha entre a CSA ou IFX nos casos refratários à corticoterapia intravenosa é difícil e depende das condições clínicas do paciente (evitar CSA nos casos de hipertensão arterial, insuficiência renal, hipomagnesemia, crise convulsiva prévia e impossibilidade de se dosar nível sérico) e da experiência da equipe médica com esses medicamentos. Para os pacientes com CAG a CSA teria preferência por sua ação mais rápida, meia-vida curta e boa resposta clínica em 70 a 80% dos pacientes, particularmente naqueles virgens de tratamento com tiopurínicos (azatioprina e 6-mercaptopurina) e com alta probabilidade de cirurgia. Já o IFX seria a medicação de escolha nos pacientes menos graves ou portadores de colite indeterminada que já utilizaram, falharam ou foram intolerantes aos tiopurínicos.[28-30]

Outra droga que tem sido utilizada nos casos refratários à corticoterapia é o tacrolimus, um inibidor da calcineurina, com mecanismo de ação semelhante ao da CSA. Alguns estudos têm mostrado resultados semelhantes aos da CSA tanto com a administração intravenosa (0,01 a 0,02 mg/kg) ou a oral (0,1 a 0,2 mg/kg)[31-32] (grau de recomendação B).

O tratamento cirúrgico fica reservado para os casos de piora clínica ou ausência de melhora após 5 a 7 dias de tratamento medicamentoso, hemorragia profusa com instabilidade hemodinâmica, perfuração ou megacólon tóxico. A principal causa de indicação cirúrgica é a intratabilidade clínica, e a colectomia subtotal com sepultamento do reto ao nível da reflexão peritoneal e feitura de ileostomia é a técnica de eleição, pois evita eventual disfunção geniturinária associada à dissecção do reto. As anastomoses devem ser evitadas nas operações de urgência, principalmente nos pacientes imunodeprimidos com quadros agudos e refratários ao tratamento intensivo e naqueles em uso de prednisona em doses maiores que 20 mg/dia nas 6 semanas que antecedem a cirurgia (grau de recomendação B). Nesses casos, a colectomia, além de salvar o paciente, diminui o risco de câncer colorretal. Passados 3 a 6 meses, o paciente deve ser reavaliado com o objetivo avaliar a possibilidade de realização de proctectomia restauradora com bolsa ileal em "J". Apesar de a anastomose ileoanal com reservatório ser considerada o tratamento que "cura" a RCU e melhorar a qualidade de vida, ela está associada a um número considerável de morbidade: quatro a oito evacuações/dia, escapes fecais, incontinência noturna, redução da fertilidade feminina, bolsites e síndrome da bolsa irritável, entre outras.[33-36]

Megacólon Tóxico

O MT é uma complicação da RCU grave caracterizada pela dilatação aguda não obstrutiva parcial ou total do cólon associado a sinais de toxemia (febre, taquicardia, dor e distensão abdominal, confusão mental, anemia e leucocitose). Pode também ser decorrente de colite de Crohn, colites infecciosas (C. difficile, CMV, Salmonella) ou colite isquêmica. Sua incidência varia de 5 a 17% nos pacientes internados, e tem como fatores de risco: uso de narcóticos, opiáceos, antidiarreicos, anticolinérgicos, anti-inflamatórios, hipocalemia, hipomagnesemia e realização de enema opaco ou colonoscopia.[37] A suspeita é clínica, e o exame radiológico do abdome confirma o diagnóstico, pois revela a perda de haustrações, edema de parede e dilatação cólica. A presença de MT não é uma indicação absoluta de cirurgia de emergência, pois em muitas situações pode ser manejado como CAG conforme relatado anteriormente. O tratamento consiste nas medidas de suporte (hidratação parenteral, correção de distúrbios hidroeletrolíticos e da anemia, suporte nutricional etc.), jejum, sonda nasogástrica, antibioticoterapia de amplo espectro e corticosteroidoterapia intravenosa. Alguns autores advogam o uso da CSA intravenosa e da oxigenoterapia, porém ainda não existem evidências científicas robustas que suporte o uso rotineiro dessas terapias.[38] Inibidores de bomba de próton intravenoso, profilaxia de eventos tromboembólicos (heparina subcutânea e meias elásticas) e consulta de estomatoterapeuta são medidas necessárias.

Se não ocorrer melhora num período de 24 a 48 horas, ou ocorrerem sinais de perfuração intestinal, a colectomia está indicada. A cirurgia precoce, sem perfuração intestinal, é acompanhada de taxa de mortalidade da ordem de 1 a 8%, mas nos casos de perfuração do cólon com peritonite ela chega a 40 a 50%.[39-41] A colectomia total com ileostomia terminal e sepultamento do reto ao nível da reflexão peritoneal, associada à drenagem da cavidade nos casos de contaminação peritoneal, é o tratamento de eleição nos casos de urgência (grau de recomendação A). Após a melhora clínica, e com a confirmação de colite ulcerativa na histologia da peça cirúrgica, pode-se indicar a feitura de anastomose ileoanal com reservatório em "J".

O fluxograma a seguir (Figura 36.1) apresenta de modo resumido o raciocínio clínico para guiar o manejo de um paciente com doença inflamatória intestinal com suspeita de colite fulminante ou megacólon tóxico.

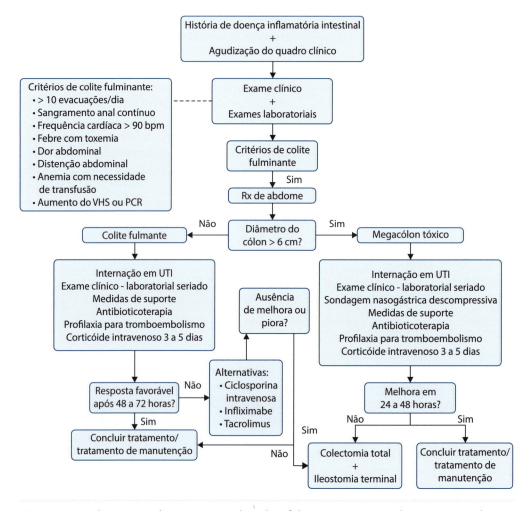

Figura 36.1 – Fluxograma de tratamento da colite fulminante e megacólon tóxico na doença inflamatória intestinal. (Fonte: Carlos Walter Sobrado Jr. e Lucas Faraco Sobrado.)

REFERÊNCIAS BIBLIOGRÁFICAS

1. Truelove S C, Witts L J. Cortisone in ulcerative colitis: preliminar report on a therapeutic trial. Br Med J 1954;2:375-8.
2. Kornbluth A, Sachar DB. Ulcerative colitis practice guidelines in adults: American College of Gastroenterology, Practice Parameters Committee. Am J Gastroenterol 2010:105:501-23.

3. Caprilli L, Latella G, Vernia P, Frieri G. Multiple organ dysfunction in ulcerative colitis Am J Gastroenterol 2000;95:1258-62.

4. Snape W J Jr, Williams R, Hyman PE. Defect in colonic smooth muscle contraction in patients with ulcerative colitis. Am J Physiol 1991;261:G 987-91.

5. Snape W J Jr, Matarazzo AS, Cohen S. Abnormal gastrocolonic response in patients with ulcerative colitis. Gut 1980;21:392-6.

6. Tomita R, Tanjoh K. Role of nitric oxide in the colon of patients with ulcerative colitis. World J Surg 1998;22:88-91.

7. Snape W J Jr, Kao HW. Role of inflammatory mediators in colonic smooth muscle function in ulcerative colitis. Dig Dis Sci 1988;33:65S – 70S.

8. Buckell NA, Williams GT, Bartram CI, Lennard-Jones JE. Depth of ulceration in acute colitis: correlation with outcome and clinical and radiologic features. Gastroenterology 1980;79:19-25.

9. Kaplan GG, McCarthy EP, Ayanian JZ, et al. Impact of hospital volume on postoperative morbidity and mortality following a colectomy for ulcerative colitis. Gastroenterology 2008;134:680-7.

10. Rosenberg W, Ireland A, Lewell DP. High-dose methylprednisolone in the treatment of active ulcerative colitis. J Clin Gastroenterol 1990;12:40-1.

11. Turner D, Walsh CM, Steinhart AH, Griffiths AM. Response to corticosteroids in severe ulcerative colitis: a systematic review of the literature and a meta-regression. Clin Gastroenterol Hepatol 2007;5:103-10.

12. Travis SP, Farrant JM, Ricketts C, et al. Predicting outcome in severe ulcerative colitis. Gut 1996;38:905-910.

13. Ho GT, Mowat C, Goddard CJ, et al. Predicting the outcome of severe ulcerative colitis: development of a novel risk score to aid early selection of patients for second-line medical therapy or surgery. Aliment Pharmacol Ther 2004;19:1079-87.

14. Ananthakrishnan NA, McGinley EL, Binion DG, Saeian K. Simple score to identify colectomy risk in ulcerative colitis hospitalizations. Inflamm Bowel Dis 2010;16:1532-40.

15. Lennard-Jones JE, Ritchie JK, Hilder W, Spicer CC. Assessment of severity in colitis: a preliminary study. Gut 1975;16:579-84.

16. Dinesen LC, Walsh AJ, Protic MN, Travis SP, et al. The pattern and outcome of acute severe colitis. J Crohns Colitis 2010;4(4):431-7.

17. Probert CS, Hearing SD, Schreiber S, et al. Infliximab in moderately severe glucocorticoid resistant ulcerative colitis: a randomized controlled trial. Gut 2003;52:998-1002.

18. Albuquerque IC, Kotze PG. Complicações na doença inflamatória intestinal. In: Cardozo WS & Sobrado CW. Doença inflamatória intestinal. São Paulo: Ed. Manole, 2015. P.167-77.

19. Lichtiger S, Present DH, Kornbluth A, et al. Cyclosporine in severe ulcerative colitis refractory to steroid therapy. N Engl J Med 1994;330:1841-5.

20. Shibolet O, Regushevskaya E, Brezis M, Soares-Weiser K. Cyclosporine A for induction of remission in severe ulcerative colitis. Cochrane Database Syst Rev 2005:CD004277.

21. Durai D, Hawthorne AB. Review article: how and when to use ciclosporine in ulcerative colitis. Aliment Pharmacol Ther 2005;22:907-16.

22. Van Assche G, D'Haens G, Noman M, et al. Randomized double-blind comparison of 4 mg/kg versus 2 mg/kg intravenous cyclosporine in severe ulcerative colitis. Gastroenterology 2003;125:1025-31.

23. Moskovitz DN, Van Assche G, Maenhout B, et al. Incidence of colectomy during long-term follow-up after cyclosporine-induced remission of severe ulcerative colitis. Clin Gastroenterol Hepatol 2006;4:760-5.

24. Sands BE, Tremaine WJ, Sandborn WJ, et al. Infliximab in the treatment of severe, steroid refractory ulcerative colitis: a pilot study. Inflamm Bowel Disease 2001;7:83-8.

25. Jarnerot G, Hertervig E, Friis-Liby I, et al. Infliximab as rescue therapy in severe to moderately severe ulcerative colitis: a randomized, placebo-controlled study. Gastroenterology 2005;128:1805-11.

26. Gustavsson S, Järnerot G, Hertervig E. Clinical trial: colectomy after rescue therapy in ulcerative colitis-3-year follow-up of the Swedish-Danish controlled infliximab study. Aliment Pharmacol Ther 2010;32:984-9.

27. Laharie D, Bourreille A, Branche J, et al. Cyclosporine versus infliximab in patients with severe ulcerative colitis refractory to intravenous steroids: a parallel, open-label randomized controlled trial. Lancet 2012:380:1909-15.

28. Sandborn WJ, Rutgeerts P, Feagan BG, et al. Colectomy rate comparison after treatment of ulcerative colitis with placebo or infliximab. Gastroenterology 2009;137:1250-60.

29. Ferrante M, Vermeire S, Fidder H, et al. Long-term outcome after infliximab for refractory ulcerative colitis. J Crohns Colitis 2008;2:219-25.

30. Seow CH, Newman A, Irwin SP, et al. Trough serum infliximab: a predictive factor of clinical outcome for infliximab treatment in acute ulcerative colitis. Gut 2010:59:49-54.

31. Fellermann K, Tanko Z, Herrlinger KR, et al. Response of refractory colitis to intravenous or oral tacrolimus (FK506). Inflamm Bowel Dis 2002;8:317-24.

32. 32. Baumgart DC, Wiedenmann B, Dignass AU. Rescue therapy with tacrolimus is effective in patients with severe and refractory inflammatory bowel disease. Aliment Pharmacol Ther 2003;17:1273-81.

33. Hahnloser D, Pemberton JH, Wolff BG, et al. Results at up to 20 years after ileal pouch-anal anastomosis for chronic ulcerative colitis. Br J Surg 2007;94:333-40.

34. Meagher AP, Farouk R, Dozois RR, et al. Ileal pouch-anal anastomosis for chronic ulcerative colitis: complications and long-term outcome in 1310 patients. Br J Surg 1998;85:800-3.

35. Waljee A, Waljee J, Morris AM, Higgins PD. Threefold increased risk of infertility: a meta-analysis of infertility after ileal pouch-anal anastomosis in ulcerative colitis. Gut 2006;55:1575-80.

36. Gan SI, Beck PL. A new look at toxic megacolon: an update and review of incidence, etiology, pathogenesis, and management. Am J Gastroenterol 2003;98:2363-71.

37. Ferrante M, D'Hoore A, Vermeire S, et al. Corticosteroids but not infliximab increase short-term postoperative infectious complications in patients with ulcerative colitis. Inflamm Bowel Disease 2009;15:1062-70.

38. Welfare MR, Barton JR, Cobden I. Hyperbaric oxygen for toxic megacolon. Lancet 1999;353:70-1.

39. Sheth SG, LaMont JT. Toxic megacolon. Lancet 1998;351:509-13.

40. Teixeira MG. Tratamento cirúrgico na retocolite ulcerativa. In: Cardozo WS & Sobrado CW. Doença inflamatória intestinal. São Paulo: Ed. Manole, 2015. P. 423-33.

41. Binder SC, Patterson JF, Glotzer DJ. Toxic megacolon in ulcerative colitis. Gastroenterology 1974;66:909-15.

Abscesso Peritoneal por Doença de Crohn

Capítulo 37

Aline Santiago
Harry Kleinubing Júnior

INTRODUÇÃO

A doença de Crohn (DC) tem a característica de acometimento de toda a espessura da parede intestinal e comprometimento de qualquer segmento do tubo digestivo, e consequentemente grande correlação com abscessos, fístulas e estenoses nesses segmentos. Os abscessos peritoneais (AP) ou pélvicos da DC estão presentes em 10 a 30% dos pacientes,[1] podendo ocorrer dos seguintes modos:

- Inflamação transmural com fístula e penetração direta de bactérias do tecido doente para o tecido adjacente, ou livremente para o peritônio;
- Disseminação bacteriana por via hematogênica;
- Contaminação peritoneal durante o procedimento cirúrgico.

Os abscessos subagudos e crônicos tendem a ser limitados, geralmente com áreas de fibrina e espessamento parietal envolvendo alças de intestino delgado ou outros órgãos intracavitários e formando um tumor inflamatório ao redor.

Os abscessos com perfuração livre para peritônio são muito menos frequentes, geralmente agudos, e representam menos de 17% dos casos.[2]

Os AP na DC podem ser encontrados na região intramesentérica, entre alças adjacentes à alça perfurada, entre alça intestinal comprometida e órgãos próximos, parede anterior do abdome, retroperitoneal e pélvico. A maior frequência de apresentação dos AP é na região ileocecal, com formação de tumor palpável na fossa ilíaca direita, perfuração para retroperitônio ou abscesso progredindo para o músculo ileopsoas. Outro local comum é o comprometimento do sigmoide, com ou sem fístula ileossigmoide, que evolui com tumor inflamatório na fossa ilíaca esquerda. Os abscessos pélvicos também representam um expressivo número de casos de AP na DC. Podem estar relacionados ao comprometimento do íleo terminal ou sigmoide, e podem resultar em fístulas para vagina e/ou bexiga.[3]

A maioria dos pacientes desenvolve AP precocemente após o diagnóstico da DC, com menos de 2 anos de evolução da doença.[4] A corticosteroidoterapia tem sido associada à formação de AP espontâneos,[5] além de aumentar o risco de AP nas cirurgias abdominais realizadas nos pacientes com DC, interferindo diretamente na deiscência de anastomose, fístulas e contaminação transoperatória do peritônio.[6,7]

DIAGNÓSTICO

Os sintomas clássicos de AP como dor abdominal, febre e sinais de sepse ocorrem mais frequentemente em pacientes com quadros agudos, relacionados com perfuração livre para a cavidade abdominal e com evolução para peritonite. Como já citado anteriormente, os AP subagudos são a maioria, e devemos estar atentos ao fato de que pacientes com DC são, em sua maioria, imunossuprimidos, e geralmente encontram-se em uso de corticosteroides, imunomoduladores, ou até mesmo imunobiológicos. Desse modo, podem não apresentar sinais sistêmicos como febre ou dor abdominal, e as alterações encontradas no leucograma como aumento da contagem de leucócitos podem estar relacionadas ao uso de corticosteroide. Torna-se necessário, então, atentar para um quadro clínico menos expressivo, muitas vezes com pacientes apresentando abscessos com área de bloqueio e tumor abdominal palpável, ou formação de fístulas para outros órgãos. Abscessos no músculo psoas requerem atenção especial porque podem apresentar sintomas inespecíficos, embora dificuldade em deambular e permanecer na posição ereta sejam fortemente sugestivos.

Nos casos de AP relacionados a procedimentos cirúrgicos também deve-se ficar atento a um pós-operatório mais arrastado. A evolução pode não ser a esperada, ou pode ser muito lenta, sem melhora da leucocitose nos primeiros dias de pós-operatório, ou mesmo com piora do leucograma, taquicardia, febre e dor abdominal progressiva. O diagnóstico desses casos inclui, além do exame físico, exames complementares, como laboratoriais e de imagem.

Os principais métodos diagnósticos incluem a ultrassonografia (US), a tomografia computadorizada (TC) e a ressonância nuclear magnética (RNM) (grau de recomendação B). A TC e a RNM são mais específicas e sensíveis para o diagnóstico, porém a US e a US com contraste, por serem métodos mais baratos e sem exposição do paciente à radiação, também podem ser uma alternativa.[7,8] O uso de métodos de imagem abrange não somente a diferenciação de abscesso e flegmão, a presença de fístula e a extensão da doença, mas também pode ser de ajuda no tratamento e no seguimento do paciente.[7]

TRATAMENTO

A *European Crohn's* and *Colitis Organization* (ECCO) recomenda que os AP da DC sejam manejados com antibióticos, drenagem percutânea ou cirurgia. Uma vez que o AP esteja controlado, a ressecção cirúrgica geralmente é indicada somente na presença de sintomas obstrutivos. De outro modo, é aconselhável o tratamento clínico (ECCO Statement 7B).[9]

O tratamento do paciente com AP inicia-se, então, pelo manejo clínico, incluindo jejum para realização de exames ou para cirurgia nos casos de peritonite e sepse evidentes, hidratação endovenosa e correção de possíveis distúrbios eletrolíticos associados. Na suspeita de AP o uso de imunobiológicos está contraindicado e a continuação do tratamento já iniciado com esse tipo de medicamentos deve ser suspensa até a resolução do processo infeccioso. No caso do uso de corticosteroides, a suspensão imediata dos mesmos nem sempre é possível, principalmente se o uso está sendo feito de longa data ou em altas doses. Nesses casos, aconselham-se a diminuição gradual da dose e a interrupção do seu uso quando possível. Em casos de cirurgias eletivas, a

Capítulo 37 - Abscesso Peritoneal por Doença de Crohn

programação de retirada do corticosteroide com antecedência é sempre aconselhável. Antibioticoterapia de amplo espectro é mandatória nas infecções intra-abdominais independentemente das demais medidas terapêuticas que podem ser adotadas. Devem ser utilizados agentes efetivos contra bactérias intestinais gram-negativas aeróbicas e facultativas, *Streptococcus* gram-positivos e bacilos anaeróbios obrigatórios. Quando em processos crônicos, infecções por fungos como *Candida albicans* também podem estar presentes, e a associação de fungicidas deve ser considerada.[7]

Na revisão de casos realizada por Bermejo e cols.,[4] que identificaram 128 pacientes com DC e AP espontâneos ao longo de 15 anos em cinco hospitais universitários da Espanha, os esquemas antibióticos preferidos foram cefalosporina de terceira geração e metronidazol (31%), ciprofloxacino e metronidazol (26%) e carbapenêmicos (19%). Feagins e cols.[7] propuseram monoterapia com ticarcillina-clavulanato, cefoxitina, ertapeném, moxifloxacino ou tigeciclina, ou combinação de drogas incluindo metronidazol com cefazolina, cefuroxima, ceftriaxona, cefotaxima, levofloxacino ou ciprofloxacino. A duração do tratamento é de pelo menos 7 dias, e em casos complicados esse período pode ser estendido.

Os parâmetros para optar por um determinado tratamento podem variar conforme estudos, experiência da equipe e do radiologista.[1] O Colégio Americano de Radiologia recomenda que abscessos maiores que 3 cm sejam, sempre que possível, manejados com punção guiada por método de imagem; abscessos menores podem ser tratados somente com antibióticos e controlados pelos mesmos métodos de imagem.[10,11] Os abscessos bem-delimitados pelos métodos de imagem, pequenos e com fácil acesso percutâneo podem ser drenados por punções guiadas por US ou TC (grau de recomendação C). Consideram-se pacientes com melhor resposta à drenagem percutânea aqueles com abscessos que variam de 3,5 a 7 cm, sem associação com fístulas complexas e sem uso de corticosteroide.[1]

Seguindo essas diretrizes, o tratamento exclusivo com antibioticoterapia nos abscessos pequenos tem sucesso em cerca de dois terços dos pacientes, e a associação com drenagem percutânea nos abscessos maiores tem probabilidade de evitar a cirurgia em percentual maior que 50%.[2,4,12]

Diversos fatores têm sido implicados na falência do tratamento não cirúrgico dos AP, incluindo corticosteroidoterapia concomitante, presença de fístula no exame de imagem e abscessos maiores.[2,11] Os melhores resultados são obtidos com abscessos pequenos, sem fístulas e sem uso de tratamento imunossupressor.[4]

Logicamente que a via de acesso preferencial para drenagem de abscessos intra-abdominais é a via transabdominal. Felizmente a maioria dos abscessos abdominais e pélvicos é razoavelmente fácil de acessar pela via percutânea. McDermott indica técnicas para tornar a drenagem percutânea mais acessível para locais difíceis, incluindo o posicionamento do paciente, o uso adequado e combinado de equipamentos, o uso de trajetos preexistentes, hidrodissecção e vias alternativas.[13]

Para drenagem de coleções pélvicas que se situam próximas à vagina e ao reto, têm sido relatados excelentes resultados com a drenagem transvaginal e transretal guiada por US e TC. Coleções localizadas no espaço vesicouterino são mais bem acessadas por via transvaginal, mas na DC deve ser evitada porque pode levar a uma fístula enterovaginal de difícil manejo, tanto clínico como cirúrgico. Fístulas enterorretais podem ocorrer na via transretal quando essa via é utilizada, mas geralmente não têm significado clínico, e não requerem tratamento clínico ou cirúrgico.[14]

A via de acesso transglútea guiada por TC foi utilizada por Harisinghani e cols. para abscessos pélvicos com alta efetividade (96%) e sem necessidade de cirurgia posterior. Tem vantagens sobre a via transvaginal porque essa última não pode ser empregada em homens e não drena adequadamente o espaço pré-sacral. Outra vantagem é a possibilidade de fixar o cateter e deixá-lo por tempo prolongado, o que é difícil nos acessos transvaginal e transretal. Uma desvantagem do acesso transglúteo é a necessidade de o paciente ficar deitado na posição prona, tanto para evitar desconforto com o cateter como para drenagem adequada. Um detalhe importante no acesso transglúteo é a diminuição significativa da dor no acesso infrapiriforme quando comparado ao transpiriforme.[15] Para a introdução do cateter o paciente é colocado na posição prona, prona oblíqua, ou decúbito lateral, e o cateter é introduzido o mais próximo possível do sacro, ao nível do ligamento sacro espinhoso ou pouco abaixo.[13]

Dois fatores podem tornar os abscessos abdominais e pélvicos difíceis de erradicar: alta viscosidade do líquido e loculações. Considerando que as loculações são formadas de fibrina, agentes fibrinolíticos foram utilizados para instilações com resultados promissores[16] e significativamente melhores que com a instilação de soro fisiológico.[17]

Cateteres tipo *pigtail* (autorretidos e com ponta hidrofílica) são os mais comumente utilizados, nos tamanhos 8 a 12 French (FR), dependendo da viscosidade da secreção e da experiência do médico que realiza o procedimento.[13] Nas fístulas e deiscências anastomóticas com conteúdo fecal, Brusciano e cols. recomendam cateteres mais grossos, com calibre de 20 FR.[18]

Os cateteres são colocados na grande maioria através de um trocarte ou usando a técnica de Seldinger, e permitem sucção continua com lavagens periódicas. Em abscessos loculados, Liu e cols. sugerem a colocação de dreno tipo *sump* (duas vias) através de um trocarte laparoscópico que, além de ser mais grosso, tem a vantagem de manter lavagem e aspiração contínuas.[19]

O tratamento cirúrgico como primeira opção é considerado quando há perfuração livre para a cavidade com peritonite e sepse, nesse caso incluindo, em sua maioria, ressecção de algum segmento intestinal com anastomose primária ou, mais comumente, com estoma de derivação.

A drenagem cirúrgica pode ser altamente eficaz (em mais de 90% dos casos) e deve ser o tratamento de escolha em pacientes com AP grandes não acessíveis por drenagem percutânea. Bermejo e cols. atribuem o sucesso do tratamento de sua série ao fato de que em mais de 90% dos casos foi realizada ressecção intestinal associada à drenagem do abscesso.[4] Os casos com maiores repercussões clínicas, envolvendo fístulas complexas ou sintomáticas, a presença de múltiplos abscessos, a falha da drenagem percutânea ou a recidiva do abscesso após a drenagem são também fatores indicativos de cirurgia.[1]

Os pacientes com DC com AP pós-operatório que se encontram estáveis e possuem abscessos pequenos, bem-delimitados e sem associação com fístula de grande drenagem, ou deiscência de anastomose extensa, seguem a mesma conduta dos AP espontâneos. Nesses casos considera-se primeiramente tratamento com punção guiada por TC ou US. Os AP pós-operatórios associados à instabilidade clínica ou sinais de sepse grave, fístulas de grande volume ou deiscências extensas de anastomose devem ser abordados por cirurgia precocemente. Nesses casos o estoma de proteção torna-se necessário.

Todos os AP drenados de modo percutâneo precisam ser reavaliados e seguidos, e a abordagem cirúrgica deve ser sempre considerada em casos de recidiva ou falha na drenagem percutânea. Outro aspecto a ser considerado é que o AP frequentemente modifica o diagnóstico prévio da DC para doença perfurante com necessidade de progressão do tratamento. Em casos em que o paciente não estava usando imunomoduladores, seu uso agora é justificado. Em casos de uso prévio desse tipo de medicação parece sensato iniciar o uso de biológicos.[4]

O fluxograma a seguir (Figura 37.1) apresenta de modo resumido o raciocínio clínico para guiar o manejo de um paciente com AP por DC.

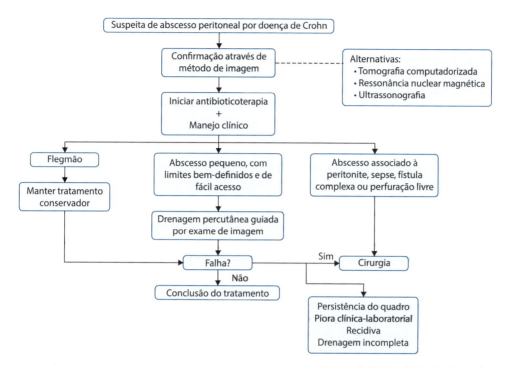

Figura 37.1 – Fluxograma para manejo do abscesso peritoneal por doença de Crohn. (Fonte: Aline Santiago e Harry Kleinubing Júnior.)

REFERÊNCIAS BIBLIOGRÁFICAS

1. Lobatón T., Guardiola J., Rodriguez-Montana F., et al. Comparison of the long-term outcome of two therapeutic strategies for the management of abdominal abscess complicating Crohn´s disease: percutaneous drainage or immediate surgical treatment. Colorectal Disease 2013;15:1267-72.
2. Lee H., Kim Y-H., Kim J.H., et al. Nonsurgical treatment of abdominal or pelvic abscess in consecutive patients with Crohn's disease. Digestive and Liver Disease 2006;38:659-64.
3. Jawhari A., Kamm M.A., Ong C. et al. Intra-abdominal and pelvic abscess in Crohn´s disease: results of non-invasive and surgical management. British Journal of Surgery 1998;85:367-71.
4. Bermejo F, Garrido E,Chaparro M, et al. Efficacy of different therapeutic options spontaneous abdominal abscesses in Crohn's disease: are antibiotics enough? Inflamatory Bowel Diseases 2012;18:1509-14.
5. Agrawal A, Durrani S, Leiper K, et al. Effect of systemic corticosteroid therapy on risk for intra-abdominal or pelvic abscess in non-operated Crohn's disease. Clin Gastroenterol Hepatol 2005; 3:1215–20.
6. Nguyen GC, Elnahas A, Jackson TD. The impact of preoperative steroid use on short-term outcomes following surgery for inflammatory bowel disease. J Crohns Colitis 2014;8(12):1661-7.
7. Feagins L. A., Holubar S. D, Kane S. V., Spechler S. J. Current strategies in the management of intra-abdominal abscesses in Crohn´s disease. Clinical Gastroenterology and Hepatology 2011; 9: 842-850.

8. Ripollés T, Martínez-Pérez MJ, Paredes JM, et al. Contrast-enhanced ultrasound in the differentiation between phlegmon and abscess in Crohn´s disease and other abdominal conditions. European Journal of Radiology 2013; 82:525-531.

9. Dignass A, Van Assche G, Lindsay JO, et al. The second European evidence-based Consensus on the diagnosis and management of Crohn's disease: Current management. Journal of Crohn's and Colitis 2010;4:28–62.

10. Lorenz JM, Funaki BS, Ray CE Jr, et al. ACR appropriateness criteria on percutaneous catheter drainage of infected fluid collections. J Am Coll Radiol 2009; 6:837–43.

11. Kumar RR, Kim JT, Haukoos JS, et al. Factors affecting the successful management of intra-abdominal abscesses with antibiotics and the need for percutaneous drainage. Dis Colon Rectum 2006; 49:183–9.

12. Garcia JC, Persky SE, Bonis PA, et al. Abscesses in Crohn's disease: outcome of medical versus surgical treatment. J Clin Gastroenterol 2001; 32:409–12.

13. McDermott S, Levis DA, Arellano RS. Approaches to the difficult drainage and biopsy. Semin Intervent Radiol 2012; 29:256–63.

14. Sudakoff GS, Lundeen SJ, Otterson MF. Transrectal and transvaginal sonographic intervention of infected pelvic fluid collections: a complete approach. Ultrasound Q 2005;21(3):175–85.

15. Harisinghani MG, Gervais DA, Maher MM, et al. Transgluteal approach for percutaneous drainage of deep pelvic abscesses: 154 cases. Radiology 2003; 228:701–5.

16. Beland MD, Gervais DA, Levis DA, Hahn PF, Arellano RS, Mueller PR. Complex abdominal and pelvic abscesses: efficacy of adjunctive tissue-type plasminogen activator for drainage. Radiology 2008; 247(2):567–73.

17. Cheng D, Nagata KT, Yoon HC. Randomized prospective comparison of alteplase versus saline solution for the percutaneous treatment of loculated abdominopelvic abscesses. J Vasc Interv Radiol 2008;19(6):906–11.

18. Brusciano L, Maffettone V, Napolitano V, et al. Management of colorectal emergencies: percutaneous abscess drainage. Ann Ital Chir 2004;75(5):593-7.

19. Liu S, Ren J, Gu G. Drainage of intra-abdominal abscesses with gastrointestinal fistula in Crohn's disease using a sump drain via trocar puncture: a modified strategy Tech Coloproctol 2013;17:459–61.

Complicações Agudas dos Estomas Intestinais

Capítulo **38**

Afonso Henrique Sousa Júnior
Walter Miyamoto
Henrique Sarubbi Fillmann

INTRODUÇÃO

As complicações associadas aos estomas intestinais (EI) são relativamente frequentes. Sua incidência varia de 6 a 60% de acordo com diferentes estudos.[1] Habitualmente dividimos as complicações em recentes e tardias. As primeiras se referem às complicações que ocorrem em até 30 dias após a cirurgia. As tardias são as que surgem em qualquer momento após esse período. As complicações recentes são três vezes mais comuns que as tardias, sendo a ileostomia em alça a derivação que mais acarreta complicações nessa fase. As complicações mais frequentes dos EI são hérnia paraestomal, prolapso, retração, isquemia, distúrbios hidroeletrolíticos, necrose e problemas dermatológicos.

Muitos são os fatores de risco aos quais devemos estar atentos para evitar problemas com os estomas. Alguns estão relacionados diretamente ao paciente, como: doença de base, idade, gênero, estado clínico e nutricional, índice de massa corpórea e tabagismo. Outros são relacionados à cirurgia especificamente, tais como:

- Cirurgia de urgência;
- Doença maligna;
- Ileostomia em alça.

Neste capítulo vamos abordar apenas aquelas complicações de EI que necessitam de tratamento de urgência.

ISQUEMIA E NECROSE

Diagnóstico

O comprometimento vascular no estoma pode se localizar na sua superfície ou comprometer uma extensão maior do intestino abaixo do plano da aponeurose. A isquemia superficial é mais comum, com uma incidência que varia de 2 a 20%. As isquemias profundas e críticas ocorrem entre 0,3 e 3% dos casos. A prevenção de complicações isquêmicas de EI deve ser feita principalmente durante a cirurgia. Cuidado especial deve ser tomado para evitar a excessiva retirada da gordura epiploica junto à margem da estomia. Em geral até 5 cm de mesentério podem ser retirados a partir da margem distal das ileostomias e 1 cm de mesocólon em colostomias. O diagnóstico do dano isquêmico de EI é clínico e não apresenta dificuldades. Ao exame observa-se caracteristicamente a mucosa escura, azulada ou acinzentada. Na dúvida, podemos utilizar a técnica de transiluminação direta. A luz colocada diretamente sobre a mucosa deve refletir um vermelho brilhante, mesmo que existe algum grau de congestão venosa e edema (grau de evidência C).[1,2]

Tratamento

Em caso de suspeita ou confirmação de isquemia crítica de EI, a cirurgia deve ser imediatamente realizada para evitar a progressão da isquemia. A parte isquêmica deve ser excisada, e o mesmo sítio do estoma anterior pode ser utilizado, desde que tenha sido apropriado.[1]

RETRAÇÃO

Diagnóstico

A retração do estoma no pós-operatório imediato normalmente é decorrente de um excesso de tensão do intestino ou do seu mesentério por mobilização inadequada. Eventualmente situações de isquemia que tenham sido tratadas conservadoramente também podem provocar retrações. O diagnóstico é clínico, e normalmente não é necessário nenhum exame complementar. A retração completa, com deiscência da sutura mucocutânea, pode resultar em contaminação dos tecidos subcutâneos, subfascial ou mesmo intraperitoneal.[1]

Tratamento

Nesses casos a laparotomia exploradora deve ser imediatamente realizada para confecção de um novo estoma. Não havendo comprometimento intra-abdominal, a abordagem pode ser feita diretamente sobre o estoma, liberando a sutura mucocutânea e mobilizando o segmento intestinal novamente (grau de evidência D).[1,2]

ABSCESSO PERIOSTOMAL

Diagnóstico

Abscessos diretamente relacionados aos EI são incomuns, com incidência variando de 2 a 15%. São mais comuns em cirurgias para revisão ou reconstrução de estomas e se devem a uma colonização pré-operatória da pele nessa região. Em algumas ocasiões podem ocorrer em hematomas infectados ou em granulomas de sutura. Mais raramente podemos observar também abscessos secundários à perfuração colônica por irrigação. O diagnóstico habitualmente é feito pela inspeção e palpação do local afetado. Em algumas situações a ultrassonografia ajuda no diagnóstico bem como na definição da extensão do abscesso (grau de evidência C).[1,3]

Tratamento

Uma vez feito o diagnóstico, o melhor e mais eficiente método terapêutico é a drenagem do abscesso. Sempre que possível, deve-se tentar a abertura na junção mucocutânea. Quando isso não é possível, devemos incisar a pele em um local fora da área de colocação da bolsa e de sua placa. O uso de um dreno de penrose ou de silicone tubular é sempre bem indicado. Quando há perfuração do intestino na cavidade abdominal com formação de abscesso, a cirurgia deve ser feita para drenagem, lavagem da cavidade e confecção de nova estomia.[1,3]

OBSTRUÇÃO INTESTINAL POR HÉRNIA PARAESTOMAL

Diagnóstico

A incidência de obstrução intestinal aguda por hérnia paraestomal (HP) varia de 4 a 13%. A causa mais comum é a excessiva abertura da aponeurose na passagem do segmento intestinal a ser exteriorizado. O tamanho da abertura não segue um padrão rígido para todos os pacientes, mas a abertura em média deve ter de 2 a 3 centímetros, permitindo a passagem de dois dedos.

O diagnóstico da HP encarcerada é sempre muito simples: dor abdominal em cólica, náuseas, vômitos e parada de eliminação de flatos. A radiografia de abdome agudo pode ser útil na confirmação do diagnóstico, mas não é essencial (grau de evidência C)[1,4,5]

Tratamento

Uma vez feito o diagnóstico, a cirurgia deve ser realizada com a maior brevidade possível. A incisão mediana é a mais indicada. O conteúdo herniário é liberado, e deve-se então observar a viabilidade do segmento intestinal para avaliar a necessidade ou não de ressecção. O simples fechamento do orifício herniário pode resolver o problema agudamente, mas apresenta alta taxa de recidiva local. Nessas situações, não havendo contaminação local, pode-se fazer uso de uma tela de reforço. Não há contraindicação para a colocação do estoma no mesmo sítio da cirurgia anterior (grau de evidência B).[5]

DISTÚRBIOS HIDROELETROLÍTICOS

Diagnóstico

Distúrbios hidroeletrolíticos (DH) podem ocorrer em pacientes ostomizados habitualmente por débito excessivo de volume pelo estoma. A incidência de DH em pacientes com EI varia de 0,8 a 16% e obviamente é muito mais comum em ileostomias. Em algumas situações são observados débitos de 1,5 a 2 litros por dia, e o intestino pode demorar várias semanas para se adaptar, aumentar a absorção e consequentemente reduzir o volume expelido. As alterações mais comumente encontradas são: desidratação, hipocalemia, hipomagnesemia e hipocalcemia. O período mais frequente de ocorrência de DH situa-se entre o 3º e 8º dias pós-operatórios.

O diagnóstico deve ser suspeitado sempre que houver débitos próximos a 1 litro ou quando o paciente referir necessidade muito frequente de esvaziamento da bolsa (mais de seis vezes ao dia). A análise bioquímica do sangue auxilia no diagnóstico, demonstrando os eletrólitos afetados, bem como eventual insuficiência renal aguda por desidratação (grau de evidência B).[3,4,6]

Tratamento

Em casos mais simples, a suplementação e o controle hidroeletrolítico podem ser feitos através da reidratação via oral. Deve-se evitar bebidas hipotônicas tais como água, chá e café, assim como o consumo de alimentos ricos em gordura e açúcar. Soluções de glicose e eletrólitos normalmente utilizadas por esportistas são úteis e palatáveis. A suplementação com fibras (20 a 40 g por dia) também é útil para melhorar a consistência das fezes. Caso as medidas dietéticas não sejam suficientes, substâncias farmacológicas tais como loperamida, difenoxilato e codeína também podem ser usadas, mas de forma bem mais criteriosa (grau de evidência C).[4]

O fluxograma a seguir (Figura 38.1) apresenta de modo resumido o raciocínio clínico para guiar o atendimento de um paciente com complicações agudas de estomas intestinais.

Capítulo 38 - Complicações Agudas dos Estomas Intestinais

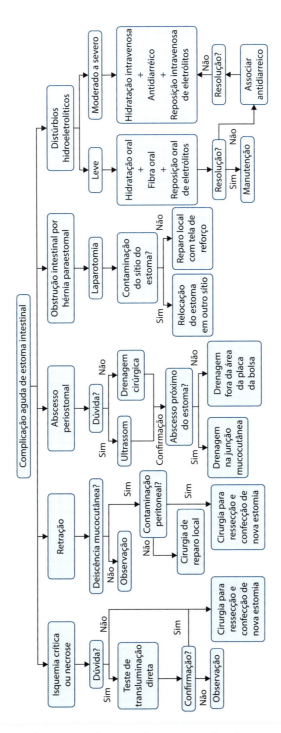

Figura 38.1 – Fluxograma de manejo das complicações agudas de estomas intestinais. (Fonte: Afonso Henrique Sousa Júnior, Walter Miyamoto e Henrique Sarubbi Fillmann.)

REFERÊNCIAS BIBLIOGRÁFICAS

1. Kann BR. Early stomal complications. Clinics in Colon and Rectal Surgery 2008;21(1):23-30.
2. Kwiatt M, Kawata M. Avoidance and management of stomal complications. Clinics in Colon and Rectal Surgery 2013; 26(2): 112-21.
3. Shabbir J, Britton DC. Stoma complications: a literature overview. Colorectal Dis 2010;12(10); 958-64.
4. Akesson O, Syk I, Lindmark G, Buchwald P. Morbidity related to defunctioning loop ileostomy in low anterior resection. J Colorectal Dis 2012;27:1619-23.
5. Aquina C et al. Parastomal hernia: a growing problem with new solutions. Dig Surg 2014;31:366-75.
6. Radcliff CR, Donovan AM. Frequency of peristomal complications. Ostomy Wound Management 2001;47(8):26-9.

Abordagem Diagnóstica na Deiscência Anastomótica

Capítulo 39

Mauro de Souza Leite Pinho
Miguel Ângelo Pedroso

INTRODUÇÃO

Ao longo de mais de um século podemos observar uma grande evolução das operações para o tratamento de distúrbios colorretais. Ressecções intestinais de segmentos comprometidos por tumores, diverticulites ou doenças inflamatórias, as quais representavam inicialmente procedimentos associados a uma elevada morbidade e mortalidade, tornaram-se hoje parte de uma rotina cirúrgica em todo o mundo, apresentando índices de complicações bastante reduzidos. Essa importante evolução tornou-se possível graças aos inúmeros avanços tecnológicos que possibilitaram uma compreensão e melhores cuidados em áreas como antibióticos e controle de infecções, suporte cardiorrespiratório, terapia intensiva, nutrição, anestesia e aprimoramento da técnica operatória, incluindo-se mesmo os recentes benefícios proporcionados pelo acesso minimamente invasivo. Um importante exemplo dessa evolução pode ser demonstrado pela afirmação de Ernest Miles,[1] em 1908, em sua descrição original da ressecção abdominoperineal identificada até hoje por seu nome, expressando um desejo de que "no futuro possamos realizá-la com uma mortalidade menor do que 41,6%". A diferença entre aquele resultado e os atuais 5% aceitáveis como limite máximo de mortalidade representa um claro exemplo da evolução ocorrida nas ressecções colorretais. Entretanto, é importante notar que grande parte desse benefício foi consequência de estar o cirurgião dotado de melhores recursos para enfrentar o maior desafio nesses procedimentos, que é a ocorrência de falhas de cicatrização nas suturas e anastomoses intestinais, seja na forma de pequenas fístulas ou grandes deiscências, as quais podem levar a complicações clínicas de variada intensidade, porém sempre contendo um potencial de elevada morbidade, não raramente requerendo novas operações e internações prolongadas. Assim, vemos que o desafio mais importante permanece a ser vencido, uma vez que, apesar de inúmeros estudos, as deiscências intestinais persistem como complicações imprevisíveis, cujas causas permanecem pouco esclarecidas e cursando com um modo de apresentação bastante variável, tornando seu diagnóstico por vezes bastante difícil e levando a consequências graves devido ao retardo do tratamento adequado.

INCIDÊNCIA

A relevância das fístulas e anastomoses colorretais tem motivado a publicação de um grande volume de estudos visando definir sua real incidência, assim como medidas tendo por objetivo prevenir suas eventuais consequências. Embora possamos observar uma grande variabilidade nos números apresentados pelas diferentes séries, podemos estabelecer alguns aspectos consensuais já consolidados há bastante tempo, sem evidências de alterações significativas ao longo das últimas décadas. Anastomoses ileocólicas, colocólicas ou colorretais devem ser consideradas de modo distinto devido à variação entre elas quanto ao risco de ocorrência de deiscências. Enquanto este se apresenta bastante reduzido após colectomias direitas, podendo ser estimado entre 1 a 2% dos casos, observa-se uma incidência bastante superior nas anastomoses colorretais. Em relação a estas, embora possamos situar um risco médio próximo a 10% dos casos, existe um comprovado aumento da incidência de complicações anastomóticas diretamente relacionadas à proximidade com o canal anal, podendo atingir até 20% dos casos ou índices superiores, variando de acordo com os autores e com os métodos utilizados para o diagnóstico.

CLASSIFICAÇÃO

Além da variabilidade relacionada à localização da anastomose, devemos considerar também que as deiscências apresentam quadros clínicos distintos entre si, na dependência dos efeitos locais e sistêmicos consequentes ao grau de extravasamento de conteúdo fecal nas cavidades pélvica e peritoneal. Embora a maior parte dos autores ainda não a tenha adotado, uma interessante classificação foi proposta pelo *International Study Group of Rectal Cancer* (ISGRC),[2] baseada em especial na necessidade de tratamento requerido:
- Grau A: sem necessidade de intervenção terapêutica;
- Grau B: necessidade de intervenção terapêutica localizada, sem relaparotomia;
- Grau C: necessidade de relaparotomia.

ESTOMAS DE PREVENÇÃO

Outro aspecto que influi decisivamente nas consequências das fístulas e deiscências anastomóticas refere-se à presença ou não de estoma para derivação fecal, seja este uma ileostomia ou colostomia. Além da elevada incidência dessa complicação em anastomoses retais baixas, a frequente indicação de terapia neoadjuvante para o tratamento do câncer retal associada à excisão total do mesorreto ocasionou um importante aumento da frequência dos estomas de derivação devido ao elevado risco de anastomoses colorretais baixas ou ultrabaixas em pacientes submetidos à radioterapia pré-operatória.

INDICAÇÃO DA AVALIAÇÃO DIAGNÓSTICA DE DEISCÊNCIAS

Embora o diagnóstico precoce das complicações sépticas decorrentes de uma fístula ou deiscência de anastomoses colorretais seja o fator de maior relevância para a redução da morbidade e mortalidade, uma questão a ser considerada deve ser em quais pacientes deveremos proceder à investigação dessa ocorrência. Esse problema se deve à frequente existência de um período "pré-clínico", durante o qual os sinais e sintomas relacionados à deiscência anastomótica ainda não se manifestaram, como os sinais de septicemia, dor abdominal ou distúrbios respiratórios. Na inexistência destes, torna-se difícil para o cirurgião identificar a necessidade de indicar procedimentos diagnósticos, em especial aqueles com maior grau de invasão, como métodos radiológicos ou endoscópicos. Visando atingir maior acurácia na definição dos casos com maior risco de complicação anastomótica, Dulk e cols.[3] descreveram um escore preditivo incluindo diversas variáveis clínicas e laboratoriais, as quais são quantificadas, gerando um valor total (Quadro 39.1), de modo a sugerir ou não a necessidade de uma investigação ou tratamento. Em um estudo prospectivo utilizando esse protocolo, os autores foram capazes de demonstrar uma redução de 4 dias para 1,5 dia no retardo diagnóstico, enfatizando uma atenção mais intensa naqueles pacientes que atinjam um escore mais elevado.

DIAGNÓSTICO

Exames Laboratoriais

Proteína C reativa (PCR)

Considerando a necessidade de identificar precocemente eventuais complicações anastomóticas em uma fase subclínica, diversos autores têm demonstrado um importante valor preditivo através da dosagem seriada da PCR, produzida pelo fígado como resposta de fase aguda a complicações sépticas e inflamatórias. Devido a sua curta meia-vida, de apenas 19 horas, essa proteína pode desempenhar um papel de destaque na detecção de complicações cirúrgicas, retornando ainda rapidamente a níveis inferiores em caso de recuperação do paciente. Almeida e cols.[4] realizaram um estudo prospectivo visando identificar uma possível correlação entre níveis elevados de PCR e a ocorrência de fístulas em anastomoses colorretais. Através

Quadro 39.1		
Escore preditivo para deiscência anastomótica[3]		
Item	**Valor anormal**	**Escore Geral**
Febre	> 38 °C	1
Frequência cardíaca	> 100/m	1
Frequência respiratória	> 30 /min	1
Débito urinário	< 30 mL/h	1
Estado mental	Agitação ou letargia	2
Condição clínica	Deterioração	2
Exame físico		
Íleo	Presente	2
Retenção gástrica	Presente	2
Deiscência de aponeurose	Presente	2
Dor abdominal	Presente	2
Alterações laboratoriais		
Aumento de leucócitos ou PCR em 5%	Presente	1
Aumento de creatinina ou ureia em 5%	Presente	1
Dieta		
Nutrição enteral ou parenteral	Presente	½

de uma dosagem seriada diária em 173 pacientes, os autores puderam demonstrar níveis significativamente mais elevados a partir do 2º dia pós-operatório (PO) no grupo de pacientes que apresentaram deiscências anastomóticas ($n = 24$) quando comparados aos pacientes que evoluíram sem essa complicação ($n = 149$), sendo importante destacar a ausência de diferença estatística no pré-operatório. A análise desses dados demonstrou que uma dosagem de 140 mg/L no PO3 pode ser utilizada como valor limite, estando associada a uma sensibilidade de 78% e especificidade de 86% para a ocorrência de deiscências anastomóticas. Nesse estudo não foi observada correlação significativa entre os dois grupos no que diz respeito aos resultados do leucograma. O mesmo valor limite de 140 mg/L para a PCR no PO3 e PO4 foi também definido por Welsch e cols.[5] com um valor preditivo de 85% e 90%, respectivamente, de complicação séptica em cirurgia colorretal. Embora diversos autores tenham relatado resultados semelhantes, o valor clínico da dosagem de PCR em cirurgias colorretais pode ser melhor enfatizado através da publicação recente de uma revisão sistemática e metanálise realizada por Singh e cols.,[6] envolvendo sete estudos e um total de 2483 pacientes. Nessa revisão, os autores identificaram valores limites da PCR para o PO3 (172 mg/L), PO4 (124 mg/L) e PO5 (144 mg/L), todos estes correspondendo a um valor preditivo negativo de 97%. Esses resultados são ainda comparáveis a outra extensa revisão publicada por Warschkow e cols.,[7] os quais analisaram um total de 1832 pacientes e encontraram um valor limite de 135 mg/L no PO4 para complicações sépticas, com um valor preditivo negativo de 89% (grau de recomendação B).

Calprotectina e Procalcitonina

Embora o número de estudos publicados sobre esses dois marcadores seja ainda bastante reduzido, existem evidências de seu potencial na detecção de complicações anastomóticas colorretais. Em um estudo envolvendo 84 pacientes, Reisinger e cols.[8] analisaram diversos marcadores séricos inflamatórios, tendo identificado na calprotectina o valor diagnóstico com maior acurácia, observando, no entanto, uma sensibilidade de 100% e especificidade de 89% quando o aumento desta coincidiu com níveis elevados de PCR. Em relação à procalcitonina sérica, biomarcador utilizado no diagnóstico da sépsis e para a indicação do uso de antibióticos, observamos ainda resultados conflitantes decorrentes de estudos com casuísticas ainda incipientes. Giaccaglia e cols.[9] identificaram seu valor diagnóstico em deiscências anastomóticas superior àqueles obtidos com a PCR ou o leucograma. Garcia-Granero e cols.[10] também observaram um valor diagnóstico da procalcitonina, referindo, no entanto, um efeito potencializado quando seus níveis são considerados em conjunto com a PCR. Por outro lado, Lagoutte e cols.[11] não obtiveram resultados semelhantes em uma série de 100 pacientes, concluindo que a procalcitonina não é capaz de oferecer um diagnóstico mais precoce ou mais preciso do que a PCR na detecção das fístulas anastomóticas colorretais (grau de recomendação B).

Exames de Imagem

Radiografia (RX) simples de tórax e abdome

Embora seja um exame considerado de menor efetividade no diagnóstico das deiscências de anastomoses colorretais, o RX simples do abdome e do tórax pode contribuir decisivamente para elucidar eventuais quadros de suspeita clínica. A identificação de pneumo-peritônio subdiafragmático nessas circunstâncias pode gerar controvérsias, considerando-se a possibilidade de tratar-se apenas de um achado residual decorrente do procedimento cirúrgico recente. Para elucidar essa questão, Tang e cols.[12] realizaram um estudo em 75 pacientes submetidos a operações colorretais através de uma sequência diária de RX de tórax em posição supina, observando que 80% dos pacientes não apresentavam mais sinais de pneumoperitônio a partir do 6º dia pós-operatório. Com base nesses achados, os autores sugerem ainda que seja realizado de rotina um RX de tórax no PO4 para fins de comparação com exames subsequentes em caso de necessidade. Outro achado potencial a ser considerado refere-se à observação da integridade da linha de grampos na anastomose. Em uma revisão de exames radiológicos, Williams e cols.[13] sugeriram um elevado valor diagnóstico da presença de ruptura dessa linha através de sua ocorrência em nove de dez pacientes com sinais clínicos de deiscência (grau de recomendação B).

Tomografia Computadorizada de Abdome e Pelve (TCAP)

Apesar do eventual valor diagnóstico do RX simples, a TCAP representa o exame padrão para casos de suspeita de fístulas ou deiscências de anastomoses colorretais, oferecendo uma maior efetividade diagnóstica. Em uma ampla revisão realizada por Daams e cols.,[14] a maior parte dos autores refere índices de positividade diagnóstica entre 90 a 100% dos casos, destacando-se, no entanto, que tais resultados se devem predominantemente ao achado de sinais indiretos, como a presença de coleções líquidas intra-abdominais ou pélvicas, uma vez que mesmo na presença de contraste intraluminal em apenas cerca de 10% dos casos se observa o extravasamento através da ruptura da linha anastomótica. Aliás, a utilização de enemas de contraste solúveis em água para a verificação da integridade anastomótica tem sido considerada inapropriada pela grande maioria dos autores. Além de representarem um risco de ruptura anastomótica nos primeiros dias pós-operatórios, esses exames não fornecem informações relevantes para a eventual tomada de decisões em casos controversos, em especial devido à elevada incidência de observação de defeitos anastomóticos sem relevância clínica (grau de recomendação B).

Procedimentos Endoscópicos

Embora seja ainda um procedimento de exceção, alguns autores têm defendido o uso de avaliação endoscópica da anastomose colorretal como uma conduta de rotina ou em caso de dúvida diagnóstica. Ikeda e cols.[15] publicaram uma série consecutiva de 191 pacientes nos quais a avaliação endoscópica foi realizada seletivamente, tendo confirmado o diagnóstico em 18 dos 19 casos de fístula ocorridos. Além da utilização da endoscopia como um elemento diagnóstico nas deiscências em anastomoses colorretais, alguns autores têm sugerido um potencial terapêutico nesse procedimento através da oclusão do orifício fistuloso mediante a colocação de clipes pelo acesso intraluminal (grau de recomendação B).

O fluxograma a seguir (Figura 39.1) apresenta de modo resumido o raciocínio clínico para guiar a abordagem diagnóstica de um paciente com suspeita de deiscência anastomótica colorretal.

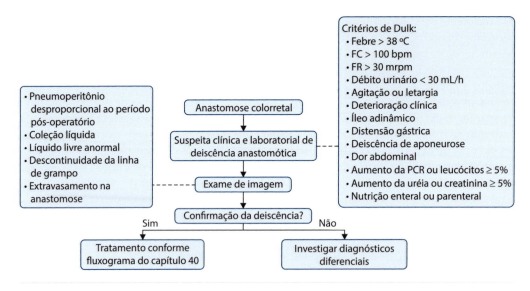

Figura 39.1 – Fluxograma de abordagem diagnostica da deiscência anastomótica. (Fonte: Mauro Pinho e Miguel Angelo Pedroso.)

REFERÊNCIAS BIBLIOGRÁFICAS

1. Miles E. A method of performing abdominoperineal excision for carcinoma of the rectum and of the terminal portion of the pelvic colon. Lancet December 19, 1908 . Volume 172, número 4451, págs. 1812-3.
2. Cong ZJ, Hu LH, Bian ZQ, Ye GY, Yu MH, Gao YH, et al. Systematic review of anastomotic leakage rate according to an international grading system following anterior resection for rectal cancer. PLoS One 2013;8(9):e75519.
3. den Dulk M, Witvliet MJ, Kortram K, Neijenhuis PA, de Hingh IH, Engel AF, et al. The DULK (Dutch leakage) and modified DULK score compared: actively seek the leak. Colorectal Dis 2013;15(9):e528-33.
4. Almeida AB, Faria G, Moreira H, Pinto-de-Sousa J, Correia-da-Silva P, Maia JC. Elevated serum C-reactive protein as a predictive factor for anastomotic leakage in colorectal surgery. Int J Surg 2012;10(2):87-91.
5. Welsch et al . In Warschkow R, Beutner U, Steffen T, Müller SA, Schmied BM, Güller U, Tarantino I. Safe and early discharge after colorectal surgery due to C-reactive protein: a diagnostic meta-analysis of 1832 patients. Ann Surg 2012; 256:245-50.
6. Singh PP, Zeng IS, Srinivasa S, Lemanu DP, Connolly AB, Hill AG. Systematic review and meta-analysis of use of serum C-reactive protein levels to predict anastomotic leak after colorectal surgery. Br J Surg 2014;101(4):339-46.
7. Warschkow R, Steffen T, Thierbach J, Bruckner T, Lange J, Tarantino I. Risk factors for anastomotic leakage after rectal cancer resection and reconstruction with colorectostomy. A retrospective study with bootstrap analysis. Ann Surg Oncol 2011;18:2772-82.
8. Reisinger KW, Poeze M, Hulsewé KW, van Acker BA, van Bijnen AA, Hoofwijk AG, et al. Accurate prediction of anastomotic leakage after colorectal surgery using plasma markers for intestinal damage and inflammation. J Am Coll Surg 2014;219(4):744-51.
9. Giaccaglia V, Salvi PF, Cunsolo GV, Sparagna A, Antonelli MS, Nigri G, et al. Procalcitonin, as an early biomarker of colorectal anastomotic leak, facilitates enhanced recovery after surgery. J Crit Care 2014;29(4):528-32.
10. Garcia-Granero A, Frasson M, Flor-Lorente B, Blanco F, Puga R, Carratalá A, et al. Procalcitonin and C-reactive protein as early predictors of anastomotic leak in colorectal surgery: a prospective observational study. Dis Colon Rectum 2013;56(4):475-83.

11. Lagoutte N, Facy O, Ravoire A, Chalumeau C, Jonval L, Rat P, et al. C-reactive protein and procalcitonin for the early detection of anastomotic leakage after elective colorectal surgery: pilot study in 100 patients. J Visc Surg 2012;149(5):e345-9.

12. Tang CL, Yeong KY, Nyam DC, Eu KW, Ho YH, Leong AF, et al. Postoperative intra-abdominal free gas after open colorectal resection. Dis Colon Rectum 2000;43(8):1116-20.

13. Williams CE, Makin CA, Reeve RG, Ellenbogen SB. Over-utilization of radiography in the assessment of stapled colonic anastomoses. Eur J Radiol 1991;12(1):35-7.

14. Daams F, Wu Z, Lahaye MJ, Jeekel J, Lange JF. Prediction and diagnosis of colorectal anastomotic leakage: A systematic review of literature. World J Gastrointest Surg 2014;6(2):14-26.

15. Ikeda T, Kumashiro R, Taketani K, Ando K, Kimura Y, Saeki H, et al. Endoscopic evaluation of clinical colorectal anastomotic leakage. J Surg Res 2015;193(1):126-34.

Tratamento da Deiscência Anastomótica Colorretal

Capítulo 40

Guilherme Pagin São Julião
Bruna Borba Vailati
Rodrigo Oliva Perez
Angelita Habr-Gama

INTRODUÇÃO

Embora a deiscência de anastomose (DA) colorretal seja um evento pouco frequente, consiste na complicação precoce mais temida e potencialmente catastrófica da cirurgia colorretal com anastomose primária. A incidência de DA varia entre 1 e 39% dos casos. Esse amplo intervalo é justificado pelas diferentes definições e métodos diagnósticos da DA.[1] Em uma revisão sistemática de 97 estudos, foram identificadas 56 definições distintas de DA, variando desde deiscência com sepse e peritonite generalizada até pequena deiscência identificada apenas em exames radiológicos com pouca ou nenhuma repercussão clínica.[2]

A DA é a principal causa de morbimortalidade e piora de qualidade de vida em cirurgia colorretal. Está associada a maior tempo de internação e aumento da mortalidade intra-hospitalar (7,5% × 1,4%).[3] Além das complicações agudas associadas, há evidências de que pacientes com neoplasia de cólon que evoluem com DA apresentam atraso no início da quimioterapia, maior incidência de recorrência da doença e maior mortalidade em 5 anos.[4] Nesse contexto, fica clara a importância de se evitar e reconhecer precocemente a DA em pacientes submetidos à cirurgia colorretal. O tratamento da DA deve ser individualizado para cada paciente, dependendo da extensão, da localização e do tempo de evolução. Para fins didáticos, neste capítulo classificaremos a DA em três tipos:[2]

- Deiscência subclínica: mínima ou sem repercussão clínica. Geralmente é um achado incidental em uma tomografia de abdome;
- Deiscência bloqueada: com coleção localizada, sem choque séptico ou disfunção de órgãos;
- Deiscência não bloqueada: com peritonismo difuso, choque séptico e disfunção de órgãos.

Os métodos diagnósticos da DA foram amplamente discutidos no capítulo anterior, e neste capítulo a ênfase será no tratamento dos pacientes com DA colorretal.

PREVENÇÃO

O primeiro tratamento é a prevenção. Considerando todas as anastomoses colorretais, as com maiores taxas de DA são as colorretais baixas e as coloanais. A identificação de pacientes com maior risco de desenvolver DA é fundamental, pois medidas preventivas podem ser tomadas antes, durante e depois da cirurgia. Diversos são os fatores de riscos associados a DA. Esses fatores podem ser divididos em riscos relacionados ao procedimento cirúrgico e riscos intrínsecos ao paciente e à doença.

Ainda hoje, muitos cirurgiões consideram a DA uma falha técnica completamente evitável. Contudo, alguns pacientes apresentarão deiscência mesmo nas mãos dos melhores cirurgiões e depois de procedimentos tecnicamente perfeitos. Alguns fatores relacionados ao procedimento cirúrgico estão associados a maior incidência de DA:[5]

- Cirurgias com duração maior que 2 horas;
- Grande perda sanguínea;
- Não liberação do ângulo esplênico (em ressecções do cólon esquerdo e reto);
- Utilização do sigmoide para a realização de anastomoses;
- Suprimento vascular inadequado;
- Anastomoses com tensão;
- Anastomoses tecnicamente difíceis.

Assim sendo, a observação rigorosa desses princípios básicos durante o procedimento cirúrgico pode diminuir o risco de DA.

Fatores de Risco Gerais

Alguns fatores de risco relacionados diretamente ao paciente submetido à cirurgia colorretal podem influenciar a ocorrência de DA. Má condição clínica, sexo masculino, obesidade, idade avançada, uso de esteroides, desnutrição, perda ponderal, cirurgia de emergência, tabagismo, doença pulmonar obstrutiva crônica, classificação ASA ≥ 3 e algumas condições específicas, como doença de Crohn e diverticulite aguda são condições consideradas de maior risco para DA.[5]

Radioterapia e Altura da Anastomose

Dentre os fatores de risco intrínsecos ao paciente e à doença merecem destaque a realização prévia de radioterapia e a necessidade de ressecção anterior com anastomose colorretal baixa ou coloanal. Rullier et al. observaram que o risco de deiscência de uma anastomose a menos de 5 cm da borda anal é 6,5 vezes maior do que de uma anastomose a mais de 5 cm da borda anal.[6]

Preparo Intestinal

O preparo mecânico do cólon para procedimentos colorretais é frequentemente utilizado com a justificativa de reduzir a população bacteriana colônica e, consequentemente, diminuir as taxas de complicações infecciosas e a DA. Entretanto, a realização sistemática de preparo de cólon vem sendo questionada nos últimos anos, pois, além de gerar desidratação e desequilíbrio hidro-eletrolítico, diversos estudos não conseguiram provar que o preparo de cólon esteja associado a melhores desfechos, quanto à DA ou outras complicações.[7,8] Em metanálise de 31 estudos, sendo 18 deles randomizados, Dahabreh et al. não demonstraram benefício quanto a taxas de mortalidade, DA, infecção de ferida operatória e peritonite em pacientes submetidos a procedimento eletivo por neoplasia colorretal (grau de recomendação A).[8]

Técnica da Anastomose

O tipo de anastomose realizada também pode influenciar o risco de DA. Em um estudo prospectivo randomizado (grau de recomendação B), observou-se que a taxa de DA para uma anastomose colorretal baixa com a confecção de bolsa em J era significativamente menor quando comparada à da anastomose colorretal terminoterminal (2% vs. 15%).[9]

Em relação ao modo de confecção da anastomose, o uso de grampeador não apresenta vantagens quando comparado à anastomose manual em relação à incidência de DA (com ou sem repercussão clínica), mortalidade, infecção de ferida operatória e tempo de permanência hospitalar. A realização de anastomose por grampeador está associada a tempo cirúrgico menor, mas a maior taxa de estenose de anastomose (grau de recomendação A).[10] Quando analisada apenas anastomose ileocólica, observou-se maior incidência de DA em pacientes com anastomose manual terminoterminal (2% × 6%) (grau de recomendação A).[11]

A realização de anastomose manual em um ou dois planos de sutura parece, também, não ter influência na incidência de DA.[12] Deve-se dar preferência a, sutura invaginante, podendo ser contínua ou simples. Não existe relação de DA com o tipo de fio utilizado, assim como no grau de tensão aplicado na sutura.[10]

Drenagem e Manobras de Integridade

O uso de drenos em cirurgia colorretal também é motivo de discussão. A drenagem profilática em procedimentos colorretais intraperitoneais não apresenta benefícios quanto à redução na ocorrência de DA e de outras complicações. Além disso, na maioria dos casos não permite o diagnóstico precoce de DA, pois frequentemente não há alteração no aspecto da secreção drenada após o surgimento da complicação.[13] Entretanto, em casos de anastomose no reto extraperitoneal, a drenagem tem papel mais bem definido. Em metanálise de 2013, Rondelli et al. revisaram oito estudos (três deles randomizados) comparando realização ou não de drenagem pélvica em procedimentos colorretais. Esses autores concluíram que a drenagem reduz a incidência de DA e a necessidade de reintervenção cirúrgica, sem afetar a taxa de mortalidade (grau de recomendação A).[14]

A realização de manobra hidroaérea no transoperatório para identificar vazamentos da anastomose é recomendada como rotina, pois nos casos em que é negativa (sem vazamentos) parece haver menor incidência de DA, em comparação com casos em que a manobra foi positiva ou não foi realizada (grau de recomendação B).[15]

Proteção de Anastomoses

Em pacientes com anastomose de alto risco, uma alternativa atrativa é a realização de ileostomia ou colostomia para desvio do trânsito intestinal com o objetivo de proteger tal anastomose. Nesse contexto, essa conduta tem sido adotada na maioria dos pacientes com anastomoses baixas ou com exposição prévia à radioterapia. Sabe-se que esse procedimento não diminui as taxas de DA, porém diminui a morbidade relacionada às deiscências.[16-18] Por outro lado, a realização de estomas protetores deve ser reservada apenas para pacientes com alto risco de DA, uma vez que a própria confecção de um estoma não é isenta de complicações perioperatórias como desidratação, insuficiência renal, assim como complicações associadas à cirurgia para seu fechamento. Assim, embora não evite a ocorrência de DA, um estoma protetor em condições de alto risco é altamente recomendável.

Ainda existe controvérsia sobre a escolha entre ileostomia ou colostomia para a proteção de anastomoses colorretais. Ambas as técnicas são igualmente efetivas para o desvio de trânsito intestinal e proteção da anastomose colorretal, sendo a ileostomia preferida, por apresentar menor incidência de complicações graves. A ileostomia está associada a maiores taxas de dermatite e de insuficiência renal pré-renal, porém, na sua reconstrução apresenta menor incidência de infecção de ferida operatória, menor intervalo para a primeira evacuação e menor tempo de internação hospitalar quando comparada à colostomia em alça de transverso.[19]

TRATAMENTO

O tratamento inicial para pacientes com suspeita clínica de DA colorretal deve ser rápido e empírico. Todos os pacientes submetidos a qualquer anastomose gastrointestinal podem apresentar DA como complicação. O tratamento inicial, mesmo antes do diagnóstico definitivo, deve incluir antibioticoterapia de amplo espectro e ressuscitação volêmica.

A escolha do antibiótico a ser utilizado é fundamental, e o cirurgião deve ter sempre em mente a flora bacteriana mais comumente envolvida. As cefalosporinas de 3ª geração e quinolonas foram por muito tempo os antibióticos de escolha, contudo a mudança dos perfis de resistência das bactérias merece atenção especial. Atualmente até 50% dos pacientes de procedência comunitária apresentam infecções por bactérias resistentes a esses antibióticos, principalmente as cepas produtoras de ESBL (extended-spectrum beta-lactamases). Tendo em vista esse perfil e considerando que pacientes com complicações pós-operatórias se encontram no hospital por mais de 48 horas, antibióticos de maior espectro podem ser boas alternativas (grau de recomendação B), como carbapenêmicos (ertapeném 1 g, uma vez ao dia, intravenoso) ou piperacilina-tazobactam (4,5 mg, a cada 8 horas, intravenoso).[20] O período indicado para uso é de 3 a 14 dias, porém, em estudo randomizado recente, Sawyer et al. concluíram que pacientes com infecção abdominal complicada que receberam antibióticos por 4 dias tiveram desfechos similares aos dos que receberam cursos mais longos até resolução de anormalidades fisiológicas.[21]

Muitos pacientes com DA não utilizarão o trato gastrointestinal para nutrição, seja por inapetência secundária ao evento infeccioso ou por íleo paralítico metabólico. Sempre após o diagnóstico de DA o aporte nutricional deve ser lembrado. Nos pacientes que não toleram nutrição oral ou enteral, a nutrição por via parenteral (NP) deve ser ofertada precocemente, uma vez que habitualmente eles já estão há alguns dias com restrição dietética secundária à recuperação do procedimento cirúrgico. Contudo, a NP não deve ser iniciada na vigência de choque séptico e em pacientes muito graves. O controle do foco infeccioso nesses casos, antes do início da NP, é fundamental.

Tratamento das Deiscências Subclínicas

Alguns pacientes irão apresentar DA caracterizada por pequeno extravasamento de contraste em exame tomográfico, com ou sem formação de pequenas coleções perianastomóticas. Muitas vezes esses pacientes não irão apresentar sintomas, apenas elevação de marcadores inflamatórios, mantendo seu estado geral e sem sinal de sepse. Em um estudo com enemas contrastados em pacientes submetidos a anastomoses colorretais, das 40 DA observadas, apenas 12 eram realmente sintomáticas.[22] Quando os pacientes apresentarem esses achados, os papéis de antibioticoterapia, jejum ou qualquer manobra terapêutica mais invasiva não estão bem definidos. A grande maioria dos pacientes jamais irá apresentar qualquer sintoma, e o tratamento deve ser guiado pelo quadro clínico e não radiológico exclusivamente.[23] Exceção deve ser feita aos achados radiológicos significativos em pacientes imunossuprimidos, já que o aparecimento de sintomas nesses pacientes pode ser tardio e o exame radiológico diagnóstico pode preceder o diagnóstico clínico.

Deiscência Bloqueada com Coleção Localizada, sem Sepse Grave ou Choque Séptico

A formação de coleções é muito comum em pacientes com DA, geralmente associada à febre e queda do estado geral. A coleção deve ser suspeitada sempre que o paciente apresentar um plastrão doloroso à palpação e peritonite localizada. Diante de um paciente com DA e uma coleção localizada, em que não houve piora significativa do estado geral, o tratamento conservador, sem cirurgia, também pode ser considerado uma opção. Atualmente a drenagem de coleções guiada por exames radiológicos como tomografia ou ultrassonografia tem possibilitado o manejo desses pacientes sem necessidade de reoperações. O tratamento inicial deve seguir a mesma estratégia, com antibioticoterapia de amplo espectro e suporte nutricional, assim como ressuscitação volêmica, se necessário. O controle do foco com drenagem, porém, deve ser realizado o mais precocemente possível.

O sucesso da drenagem de abscessos pós-operatórios guiado por imagem atinge 85%. A presença de um abscesso único e o surgimento tardio do abscesso são fatores preditivos de sucesso do tratamento percutâneo (grau de recomendação A).[24] A escolha do antibiótico ideal é outro fator determinante no sucesso da drenagem percutânea.[20] Nesses pacientes, também é importante a realização de um exame de imagem controle, antes da retirada do dreno, que irá demonstrar a resolução ou a persistência do abscesso (grau de recomendação D).

Alguns pacientes podem necessitar redrenagem guiada por exame de imagem. Manter o paciente em tratamento conservador de DA com abscesso é seguro desde que o paciente persista estável clinicamente, com resolução da sepse e sem disfunção de órgãos. Na vigência de qualquer desses fatores, deve ser considerada a falha do tratamento clínico e proposto o tratamento cirúrgico.

Pacientes que necessitam de drenagem cirúrgica de abscessos relacionados à DA frequentemente irão necessitar de estoma, sejam proximais à anastomose, quando a deiscência for pequena, ou da exteriorização da própria anastomose desfeita. A necessidade ou não de realizar estoma nesses pacientes deve basear-se no seu estado nutricional e geral no momento da reoperação, nas suas comorbidades e na sua reserva fisiológica. A confecção de um estoma durante a drenagem de abscesso por via cirúrgica deve ser considerada, mesmo sem identificação do

Seção II Urgências Colorretais Não Traumáticas

defeito da anastomose em pacientes muito idosos e com muitas comorbidades que podem não tolerar uma terceira reoperação para controle da infecção.

Deiscência Não Bloqueada, com Peritonite Difusa e Choque Séptico

Pacientes com choque séptico e DA devem ser rapidamente assistidos e submetidos a novo procedimento cirúrgico. A ressuscitação volêmica vigorosa e antibioticoterapia de amplo espectro são fundamentais. Pacientes nessas condições não devem receber nutrição parenteral no momento inicial, apenas quando o foco infeccioso estiver controlado e o choque séptico resolvido. A internação em unidades de terapia intensiva é essencial para a recuperação após a reoperação ou mesmo antes, caso ela tenha que ser postergada por algum motivo, para intensificação das medidas de suporte clínico. A principal parte no tratamento desses pacientes é o controle do foco infeccioso, que deve ser realizado por laparotomia exploradora e lavagem da cavidade. Para a maioria desses pacientes será indicada a confecção de estoma nesse procedimento.

Pacientes submetidos à laparotomia exploradora por uma DA de anastomose ileocólica podem ser tratados eventualmente com ressecção da anastomose antiga e confecção de uma nova anastomose. Diversos fatores devem ser considerados para tomar essa decisão, sendo os principais: o estado clínico do paciente no momento da cirurgia (uso de droga vasoativa, insuficiência renal e respiratória) e as suas condições clínicas basais (comorbidades, uso de esteroides, neoplasia avançada etc).

Para pacientes submetidos a ressecções do cólon esquerdo e reto, a confecção de estomia é quase mandatória. A decisão mais difícil durante a cirurgia será sobre manter a anastomose e realizar um estoma em alça proximal ou desfazer a anastomose e realizar uma colostomia terminal. Para casos em que a falha na anastomose é pequena, pode-se optar pela preservação da anastomose, reparo do defeito, drenagem da cavidade e confecção de uma estomia proximal à anastomose (colostomia ou ileostomia em alça). Caso a área de deiscência seja muito extensa, o cólon na região da anastomose não apresente bom aspecto, o paciente se encontre em uma situação clínica muito grave ou sua reserva fisiológica seja pequena, a opção deve ser por desfazer a anastomose e realizar uma colostomia ou ileostomia terminal. O coto distal pode ser sepultado e mantido intracavitário, ou exteriorizado junto à colostomia, ou mesmo pode ser confeccionada uma fístula mucosa. Todos esses fatores devem ser considerados pelo cirurgião durante a reoperação.

O fluxograma a seguir (Figura 40.1) apresenta de modo resumido o raciocínio clínico para guiar o tratamento de um paciente com deiscência anastomótica colorretal.

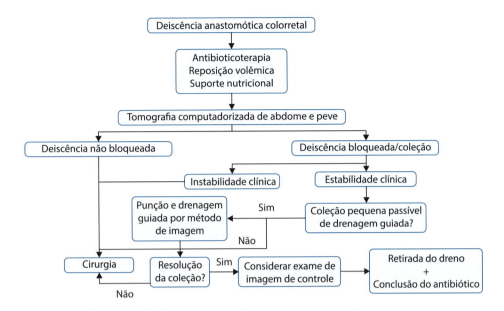

Figura 40.1 – Fluxograma de tratamento de deiscência anastomótica colorretal. (Fonte: Guilherme Pagin São Julião, Bruna Borba Vailati, Rodrigo Oliva Perez e Angelita Habr-Gama.)

REFERÊNCIAS BIBLIOGRÁFICAS

1. Chambers WM, Mortensen NJ. Postoperative leakage and abscess formation after colorectal surgery. Best Pract Res Clin Gastroenterol 2004;18:865-80.
2. Bruce J, Krukowski ZH, Al-Khairy G, Russell EM, Park KG. Systematic review of the definition and measurement of anastomotic leak after gastrointestinal surgery. Br J Surg 2001;88:1157-68.
3. Jannasch O, Klinge T, Otto R, Chiapponi C, Udelnow A, Lippert H, et al. Risk factors, short and long-term outcome of anastomotic leaks in rectal cancer. Oncotarget 2015, doi: 10.18632/oncotarget.5170
4. Krarup PM, Nordholm-Carstensen A, Jorgensen LN, Harling H. Anastomotic leak increases distant recurrence and long-term mortality after curative resection for colonic cancer: a nationwide cohort study. Ann Surg 2014;259:930-8.
5. Hyman NH. Managing anastomotic leaks from intestinal anastomoses. Surgeon 2009;7:31-5.
6. Rullier E, Laurent C, Garrelon JL, Michel P, Saric J, Parneix M. Risk factors for anastomotic leakage after resection of rectal cancer. Br J Surg 1998;85:355-8.
7. Guenaga KF, Matos D, Wille-Jorgensen P. Mechanical bowel preparation for elective colorectal surgery. Cochrane Database Syst Rev 2011:CD001544.
8. Dahabreh IJ, Steele DW, Shah N, Trikalinos TA. Oral mechanical bowel preparation for colorectal surgery: systematic review and meta-analysis. Dis Colon Rectum 2015; 58:698-707.
9. Hallbook O, Pahlman L, Krog M, Wexner SD, Sjodahl R. Randomized comparison of straight and colonic J pouch anastomosis after low anterior resection. Ann Surg 1996;224:58-65.
10. Slieker JC, Daams F, Mulder IM, Jeekel J, Lange JF. Systematic review of the technique of colorectal anastomosis. JAMA Surg 2013;148: 190-201.
11. Choy PY, Bissett IP, Docherty JG, Parry BR, Merrie A, Fitzgerald A. Stapled versus handsewn methods for ileocolic anastomoses. Cochrane Database Syst Rev 2011:CD004320.
12. Shikata S, Yamagishi H, Taji Y, Shimada T, Noguchi Y. Single- versus two- layer intestinal anastomosis: a meta-analysis of randomized controlled trials. BMC Surg 2006;6: 2.
13. Puleo FJ, Mishra N, Hall JF. Use of intra-abdominal drains. Clin Colon Rectal Surg 2013;26:174-7.

Seção II Urgências Colorretais Não Traumáticas

14. Rondelli F, Bugiantella W, Vedovati MC, Balzarotti R, Avenia N, Mariani E, et al. To drain or not to drain extraperitoneal colorectal anastomosis? A systematic review and meta-analysis. Colorectal Dis 2014;16:O35-42.

15. Ricciardi R, Roberts PL, Marcello PW, Hall JF, Read TE, Schoetz DJ. Anastomotic leak testing after colorectal resection: what are the data? Arch Surg 2009;144: 407-11; discussion 402-11.

16. Hanna MH, Vinci A, Pigazzi A. Diverting ileostomy in colorectal surgery: when is it necessary? Langenbecks Arch Surg 2015; 400:145-52.

17. Huser N, Michalski CW, Erkan M, Schuster T, Rosenberg R, Kleeff J, et al. Systematic review and meta-analysis of the role of defunctioning stoma in low rectal cancer surgery. Ann Surg 2008;248:52-60.

18. Matthiessen P, Hallbook O, Rutegard J, Simert G, Sjodahl R. Defunctioning stoma reduces symptomatic anastomotic leakage after low anterior resection of the rectum for cancer: a randomized multicenter trial. Ann Surg 2007;246:207-14.

19. Klink CD, Lioupis K, Binnebosel M, Kaemmer D, Kozubek I, Grommes J, et al. Diversion stoma after colorectal surgery: loop colostomy or ileostomy? Int J Colorectal Dis 2011;26:31-6.

20. Okita Y, Kobayashi M, Araki T, Fujikawa H, Yuki K, Kohei O, et al. Impact of Surgical Infection Society/ Infectious Disease Society of America-recommended antibiotics on postoperative intra-abdominal abscess with image-guided percutaneous abscess drainage following gastrointestinal surgery. Surg Today 2014;doi: 10.1007/ s00595-014-1047-5

21. Sawyer RG, Claridge JA, Nathens AB, Rotstein OD, Duane TM, Evans HL, et al. Trial of short-course antimicrobial therapy for intraabdominal infection. N Engl J Med 2015;372(21):1996-2005.

22. Akyol AM, McGregor JR, Galloway DJ, George WD. Early postoperative contrast radiology in the assessment of colorectal anastomotic integrity. Int J Colorectal Dis 1992,7:141-3.

23. Cong ZJ, Hu LH, Bian ZQ, Ye GY, Yu MH, Gao YH, et al. Systematic review of anastomotic leakage rate according to an international grading system following anterior resection for rectal cancer. PLoS One 2013;8: e75519. doi: 10.1371/journal.pone.0075519

24. Okita Y, Mohri Y, Kobayashi M, Araki T, Tanaka K, Inoue Y, et al. Factors influencing the outcome of image-guided percutaneous drainage of intra-abdominal abscess after gastrointestinal surgery. Surg Today 2013;43:1095-102.

Abscesso Peritoneal Pós-Operatório

Capítulo 41

Antônio Sérgio Brenner
Vanessa Nascimento Kozak

INTRODUÇÃO

A presença de um abscesso peritoneal após cirurgia colorretal é em geral secundária à deiscência anastomótica. A incidência de deiscência nas anastomoses chega a 19% nas colorretais, enquanto as colocolônicas ou ileocolônicas apresentam baixos índices, entre 0% e 4%.[1] A ruptura da anastomose traz grande morbidade, prolonga a internação, aumenta os custos e pode estar relacionada à recorrência neoplásica nos pacientes oncológicos. A mortalidade pode chegar a 32%, mas pode ser reduzida com o diagnóstico e tratamento precoces.[2,3] Mesmo nas anastomoses extraperitoneais, o abscesso resultante da sua deiscência pode atingir a cavidade peritoneal e causar peritonite.[1] Vários são os fatores de risco para complicações da anastomose: desnutrição, uso de corticosteroides, radioterapia, quimioterapia, tabagismo, doença cardiovascular, diabete melito, etilismo, classificação ASA, doença diverticular, anastomose no reto distal, déficit de irrigação vascular, tempo cirúrgico prolongado, obstrução distal, quadro séptico abdominal, uso de anti-inflamatórios não esteroidais no pós-operatório, obesidade e sexo masculino.[2]

Embora alguns autores sugiram que o uso de drenos possa servir como um indicador precoce de deiscência e evite uma nova cirurgia em casos selecionados,[4] estudos controlados não comprovam esse benefício,[4] e somente as anastomoses colorretais baixas são drenadas pela maioria dos cirurgiões.[2] Estudos randomizados não demonstram diferença estatística nas taxas de deiscência da anastomose nos pacientes submetidos ou não ao preparo intestinal pré-operatório[2,3] e mostram que um estoma proximal talvez não reduza sua ocorrência, mas diminui a gravidade da sepse.[2,3]

A terapia biológica no tratamento dos pacientes com doença inflamatória intestinal tem seu uso crescente. Embora ainda não haja consenso, Billioud e colaboradores demonstraram, em uma metanálise recente de pacientes com doença de Crohn em uso de biológicos, um discreto aumento na taxa de complicações pós-operatórias infecciosas.[5] Sem uma comprovação dos riscos da imunodepressão, é prudente que se aguarde até o período anterior à próxima aplicação para se realizar cirurgia eletiva nesses pacientes.

Nas cirurgias colorretais eletivas o uso da antibioticoterapia profilática reduz a incidência de infecções do sítio cirúrgico, tanto superficiais como intracavitárias. Entre os regimes mais utilizados estão a monoterapia com cefoxitina 2 g intravenosa (IV), a associação de cefazolina 1 a 2 g IV com metronidazol 500 mg IV, e, nos pacientes alérgicos a betalactâmicos, fluorquinolona (ciprofloxacino 400 mg IV) com metronidazol. É importante administrar o antibiótico profilático entre 30 e 60 minutos antes da incisão cirúrgica.[6]

DIAGNÓSTICO

A localização da anastomose determina a apresentação inicial do paciente com deiscência. Quando intraperitoneal, é mais comum que o paciente apresente sinais claros de peritonite. Quando extraperitoneal, o quadro pode ser insidioso, resultando em atraso do diagnóstico e aumento da morbimortalidade. A importância do diagnóstico precoce determina a necessidade de se avaliar rotineiramente dados clínicos e laboratoriais dos pacientes submetidos a ressecções intestinais. Um escore para auxiliar na detecção de fístulas pós-operatórias foi proposto por den Dulk et al. (Tabela 41.1). Por meio de uma pontuação de dados clínicos e laboratoriais, o escore auxilia na identificação de pacientes que merecem investigação complementar com imagem (quando escore > 3 pontos).[7]

Uma vez diagnosticada a deiscência, a presença ou não de abscesso associado, assim como sua caracterização, é essencial para definição da conduta. Nos pacientes com peritonite difusa ou choque séptico, o tratamento cirúrgico imediato é imperativo (grau de recomendação B).[1,3]

Exames de imagem como a ultrassonografia (US), a tomografia computadorizada de abdome e pelve (TCAP) e a ressonância nuclear magnética (RNM) permitem não só a avaliação da cavidade abdominal como também a realização de procedimentos terapêuticos. Pacientes em

Tabela 41.1	
Cálculo de escore de DULK a cada 24 horas	
Temperatura > 38 ºC	1 ponto
Frequência cardíaca > 100 bpm	1 ponto
Frequência respiratória > 30/min	1 ponto
Diurese < 30 mL/h ou 700 mL/dia	1 ponto
Agitação ou letargia	2 pontos
Deterioração clínica	2 pontos
Íleo	2 pontos
Gastroparesia	2 pontos
Evisceração	2 pontos
Dor abdominal (exceto dor na ferida)	2 pontos
Elevação > 5% da leucocitose ou da PCR	1 ponto
Elevação > 5% da creatinina ou da ureia	1 ponto
Sonda de nutrição enteral	1 ponto
ou	
Nutrição parental	2 pontos

PCR: Proteína C reativa. Se o paciente requer nutrição parenteral em adição à enteral, apenas a alimentação enteral pontua (1 ponto). (Fonte: den Dulk et al. Improved diagnosis and treatment of anastomotic leakage after colorectal surgery. Eur J Surg Oncol. 2009 Apr;35(4):420-6.)

pós-operatório com complicação em geral apresentam-se distendidos, o que limita o emprego da US. A TAC, por ser amplamente disponível e de realização mais rápida que a RNM, é o exame de eleição.[8] A TCAP permite uma avaliação espacial da cavidade abdominal e pélvica, com excelente definição das estruturas anatômicas, incluindo o intestino e tecidos adjacentes.[8] O abscesso aparece como uma coleção hipodensa com realce periférico na TCAP (Figura 41.1). Coleções hiperdensas são sugestivas de hematoma. A presença de gás no interior da imagem sugere infecção. A administração de contraste hidrossolúvel por via retal permite a detecção de fístula associada.[1,3,8]

TRATAMENTO

Uma vez estabelecido o diagnóstico da coleção, fatores como a condição clínica do paciente, a localização da anastomose, o tamanho, a localização e as características do abscesso, a presença ou não de estoma proximal e a disponibilidade de um serviço de radiologia intervencionista determinarão a conduta.

Tratamento Conservador

Nos pacientes com anastomose intraperitoneal e abscesso pequeno (menor que 3 cm) na TCAP, com peritonite localizada, sem sinais de sepse ou disfunções orgânicas associadas, está indicado tratamento conservador com antibiótico intravenoso de amplo espectro.[1,3] Esses abscessos são geralmente muito pequenos para inserção de um dreno e costumam responder bem à antibioticoterapia isolada (grau de recomendação C).[1,9] As drogas de escolha devem ter espectro contra gram-negativos e anaeróbios. Nos pacientes sem exposição recente a antibióticos e internados há menos de 7 dias, está indicado o uso de cefalosporina de 2ª ou 3ª geração, associada a um nitroimidazólico (ceftriaxona 2 g IV 1x/dia com metronidazol 500 mg IV de 8 em 8 horas)[1,10]

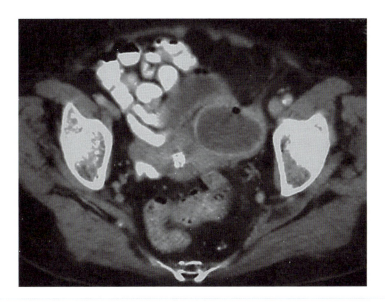

Figura 41.1 – Abscesso intra-abdominal típico. (Cortesia do Dr. Guilherme Bertoldi.)

ou monoterapia com amoxicilina-clavulanato 1 g IV de 8 em 8 horas.[10] Na maioria dos casos, não há necessidade de jejum ou de nutrição parenteral total.

Drenagem Guiada por Imagem

Nos pacientes estáveis com peritonite localizada, sem sinais de sepse ou disfunções orgânicas associadas, com abscessos maiores que 3 cm, deve-se considerar a avaliação por um radiologista intervencionista.[1] O índice de sucesso da drenagem abdominal guiada por radiologia chega a 80%, com baixa morbidade.[3,8] As principais contraindicações ao método são distúrbios da coagulação e ausência de uma janela de acesso ao sítio anatômico da coleção.[8]

A US e a TCAP são os métodos mais utilizados para avaliar a coleção e guiar a punção. Abscessos pélvicos profundos secundários à deiscência de anastomoses extraperitoneais podem necessitar de vias de drenagem alternativas, como transglútea, transvaginal ou transretal.[8] Uma alternativa para esses abscessos é a realização de drenagem transretal ou transanastomótica sob anestesia.[1] Após a punção e aspiração do conteúdo, este deverá ser encaminhado a cultura para identificação dos patógenos envolvidos e antibiograma.[8] Um dreno tubular de calibre compatível com a viscosidade da coleção deve ser inserido e conectado em circuito fechado a um reservatório, a fim de se avaliar diariamente o aspecto e o volume da drenagem. A injeção de trombolítico na loja, como a uroquinase com dose dependente do tamanho do abscesso: 1 a 3 cm = 12.500 U (3 mL); 3 a 5 cm = 25.000 U (5 mL); 5 a 10 cm = 50.000 U (10 mL); nos maiores que 10 cm = 100.000 U (10 mL), foi descrita como efetiva na otimização da drenagem, principalmente no caso de hematomas e coleções multiloculadas.[1,8]

Nos casos de indisponibilidade de radiologista intervencionista, abscesso em local anatômico inacessível à punção, drenagem incompleta (abscessos multiloculados), vazamento intraperitoneal de contraste injetado por via retal no exame de imagem ou se o paciente não apresentar melhora, com peritonite difusa ou sepse grave, a abordagem cirúrgica é mandatória.[1]

Tratamento Cirúrgico

Pacientes cirúrgicos necessitam primariamente de estabilização clínica e antibioticoterapia de amplo espectro,[1,3] incluindo patógenos nosocomiais e enterococos. Recomenda-se o uso de piperacilina-tazobactam (4,5 g IV a cada 6 ou 8 horas) ou carbapenêmico (meropeném 1 g IV 8 em 8 horas) associado à vancomicina (1 g IV 12 em 12 horas), dependendo do resultado de culturas e antibiogramas e da evolução clínica do paciente. Deve-se considerar o uso de antifúngico associado em pacientes internados há mais de 7 dias ou já em uso de antibióticos previamente ao quadro séptico (grau de recomendação B).[10]

O procedimento cirúrgico a ser realizado dependerá dos achados intraoperatórios. Na presença de defeito pequeno na anastomose (menor que 1/3 da circunferência), pode ser considerado o reparo primário com confecção de estoma proximal e drenagem perianastomótica.[1,3] Um preparo perioperatório pode ser realizado através da irrigação da alça intestinal entre o estoma e a anastomose com solução salina, para garantir a efetividade da derivação e evitar contaminação no caso de nova deiscência (grau de recomendação D).[1] No caso de defeito anastomótico grande (maior que 1/3 da circunferência), inviabilidade das bordas ou contaminação importante da cavidade, deve–se optar por ressecção da anastomose com confecção de estoma terminal.[1,3] Para as deiscências do sigmoide e do reto, o procedimento de Hartmann é a opção mais segura, com menores chances de complicações subsequentes, que ficariam restritas à deiscência do coto retal e as complicações relacionadas ao estoma.[1,3] Nos poucos casos em que é possível exteriorizar ambas as extremidades da anastomose pela parede abdominal, com o uso da técnica proposta por Mikulicz, evita-se o risco de deiscência do coto retal.[1]

Lavagem da cavidade abdominal e inserção de drenos na loja do abscesso ou na região perianastomótica, com derivação intestinal proximal, é a melhor opção nos casos em que a exploração cirúrgica revela um grande plastrão inflamatório com friabilidade. Minimizam-se assim a ocorrência de lesões adicionais e a transformação de um defeito pequeno e bloqueado numa grande deiscência livre na cavidade.[1]

O fluxograma a seguir (Figura 41.2) apresenta de modo resumido as condutas propostas. É uma modificação e simplificação do proposto pelo International Anastomotic Leak Study Group.[1]

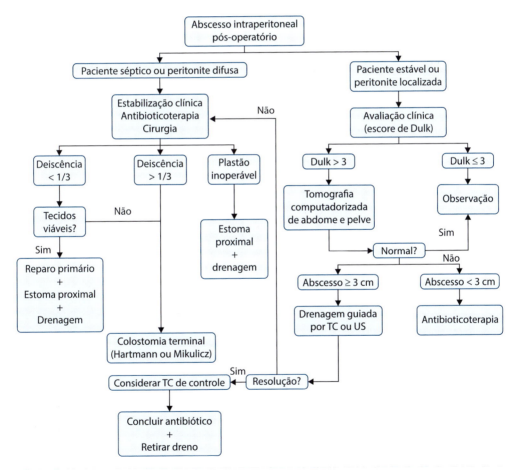

Figura 41.2 – Fluxograma de tratamento das lesões penetrantes do cólon. (Fonte: Antonio Sérgio Brenner e Vanessa Nascimento Kozak.)

REFERÊNCIAS BIBLIOGRÁFICAS

1. Phitayakorn R, Delaney CP, Reynolds HL, et al. Standardized algorithms for management of anastomotic leaks and related abdominal and pelvic abscesses after colorectal surgery. World J Surg 2008,32(6):1147-56.

2. Kingham TP, Pachter HL. Colonic anastomotic leak: risk factors, diagnosis, and treatment. J Am Coll Surg 2009 Feb,208(2):269-78.

3. Chambers WM, Mortensen NJ. Postoperative leakage and abscess formation after colorectal surgery. Best Pract Res Clin Gastroenterol 2004,18(5):865-80.

4. Tsujinaka S, Kawamura YJ, Konishi F, et al. Pelvic drainage for anterior resection revisited: use of drains in anastomotic leaks. ANZ J Surg 2008;78(6):461-5.

5. Billioud V, Ford AC, Tedesco ED, et al. Preoperative use of anti-TNF therapy and postoperative complications in inflammatory bowel diseases: a meta-analysis. J Crohns Colitis 2013;7(11):853-67.

6. Ho VP, Barie PS, Stein SL, et al. Antibiotic regimen and the timing of prophylaxis are important for reducing surgical site infection after elective abdominal colorectal surgery. Surg Infect (Larchmt) 2011;12(4):255-60.

7. Martin G, Dupré A, Mulliez A, et al. Validation of a score for the early diagnosis of anastomotic leakage following elective colorectal surgery. J Visc Surg 2015;152(1):5-10.

8. Robert B, Yzet T, Regimbeau JM. Radiologic drainage of post-operative collections and abscesses. J Visc Surg 2013;150(3 Suppl):S11-8.

9. Elagili F, Stocchi L, Ozuner G, et al. Antibiotics alone instead of percutaneous drainage as initial treatment of large diverticular abscess. Tech Coloproctol 2015;19(2):97-103.

10. Blot S, De Waele JJ, Vogelaers D. Essentials for selecting antimicrobial therapy for intra-abdominal infections. Drugs 2012;72(6):e17-32.

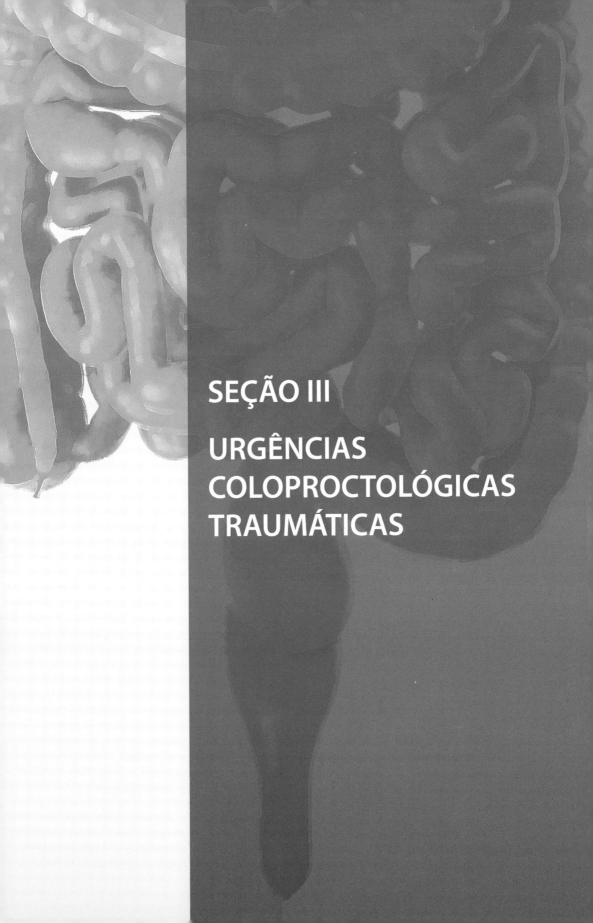

SEÇÃO III

URGÊNCIAS COLOPROCTOLÓGICAS TRAUMÁTICAS

Perfuração Colorretal Relacionada com a Colonoscopia

Capítulo 42

Paulo de Azeredo Passos Candelária
Fang Chia Bin

INTRODUÇÃO

A colonoscopia é um importante recurso no diagnóstico das doenças do cólon e reto, bem como no rastreamento do câncer colorretal. Além da função diagnóstica, a colonoscopia também tem papel terapêutico. As complicações mais frequentes da colonoscopia são: cardiovasculares, perfuração, hemorragia, síndromes pós-polipectomia, complicações infecciosas e aquelas relacionadas ao preparo do cólon. Contudo, a complicação mais temível é a perfuração, que pode resultar de forças mecânicas contra a parede do intestino, do barotrauma ou de procedimentos terapêuticos. A taxa de perfuração relatada em grandes estudos é inferior a 0,3%,[1] variando de acordo com o procedimento realizado (Quadro 42.1). As taxas de mortalidade por perfuração do cólon variam entre 0 a 0,65%.[2] Devido ao mecanismo de lesão (trauma mecânico ou barotrauma), as perfurações em colonoscopias diagnósticas são geralmente grandes, enquanto as decorrentes de colonoscopias terapêuticas são pequenas e no local da intervenção.

Os fatores de risco para perfuração do cólon em colonoscopia incluem pacientes pouco colaborativos, idade avançada, múltiplas comorbidades, preparo intestinal ruim, cirurgias prévias, fraqueza da parede do cólon, ressecção endoscópica prévia incompleta de uma lesão e desempenho da colonoscopia por um não gastroenterologista, endoscopista, coloproctologista ou por examinador inexperiente.

Quadro 42.1
Percentagem de perfuração em procedimentos colonoscópicos[1]

Modalidade de exame/Procedimento	% de Perfuração
Colonoscopia de triagem	0,01 a 0,1
Dilatação de estenose da anastomose	0 a 6
Dilatação de estenoses da doença de Crohn	0 a 18
Colocação de *stent*	4
Posicionamento de tubo de descompressão colônica	2
Ressecção endoscópica da mucosa	0 a 5

Perfurações na Colonoscopia Diagnóstica

Os mecanismos da perfuração do cólon na colonoscopia diagnóstica incluem fatores mecânicos, relacionados com a força de introdução do aparelho, o tamanho e número das alças formadas e fatores pneumáticos.

Locais mais Frequentes de Perfuração

A maioria das perfurações ocorre na junção retossigmoide ou sigmoide-descendente. Isso ocorre por causa da anatomia tortuosa ou presença de doença diverticular ou câncer que tornam a progressão do aparelho difícil.

Doenças Relacionadas com a Perfuração

- *Doença diverticular*: as deformidades anatômicas resultantes de surtos sucessivos de diverticulite subclínica ou da própria evolução da doença e a intubação inadvertida da luz diverticular aumentam o risco de perfuração.
- *Colites*: a retocolite, principalmente nos casos de megacólon tóxico, onde ocorre o adelgaçamento da parede intestinal, a doença de Crohn (DC) e a colite isquêmica, com comprometimento total da parede pela atividade inflamatória aguda, são situações que reduzem a resistência e consequentemente aumentam o risco de perfuração colônica.
- *Aderência congênita ou adquirida* (pós-operatória) *do cólon:* a formação de alças nessa condição é mais frequente, e manobras intempestiva de "rotação" ou "vai e vem" podem levar a perfuração no ponto de fixação da alça.
- *Tumor de cólon ou estenose*: a tentativa de vencer a obstrução causada por um tumor ou estenose pode levar o examinador a insuflar mais gás, aumentando significativamente as angulações preexistentes e levando à aplicação de mais força para vencer esse obstáculo.

Mecanismo de Trauma

A realização brusca de manobras para desfazer alças durante a progressão do aparelho até o ceco, mais frequentemente observadas durante o período de aprendizado/treinamento do médico examinador, pode gerar um trauma na parede do cólon com consequente perfuração. Dentre as manobras associadas ao risco de perfuração do cólon podemos citar:

1. *Turn shortening* ("sanfonamento");
2. *Hooking technique* ("gancho");
3. *Slide by technique* ("deslizamento às cegas"): Na maioria dos casos essa técnica provoca dor no doente. Deve ser evitada por iniciantes em razão do alto risco de perfuração iatrogênica. O branqueamento da mucosa é indicativo de força excessiva, risco iminente de perfuração e necessidade obrigatória de retirada do aparelho.

Mecanismos de barotrauma relacionados à perfuração colorretal em colonoscopia incluem:

- *Perfuração "pneumática"*: resulta da insuflação gasosa excessiva durante o exame. É rara e está associada ao exame difícil, realizado em condições ruins de preparo e principalmente nas situações de suboclusão intestinal, quando o risco está aumentado, pois o ceco já se encontra distendido e possivelmente com lacerações serosas assintomáticas.

- *Explosão de gás*: são muito raras, mas têm consequências graves. Uma revisão de 2007 relatou 9 casos resultando em perfuração, um deles com óbito.

Perfurações na Colonoscopia Terapêutica

É interessante notar que as taxas médias de perfuração e de mortalidade relacionadas à perfuração da colonoscopia terapêutica são respectivamente 3 e 50 vezes superiores àquelas da colonoscopia diagnóstica. Com o avanço tecnológico, vários são os procedimentos terapêuticos associados a risco de perfuração.

Dilatação de Estenoses Benignas (Anastomóticas e DC)

Uma revisão sistemática de 13 estudos com 347 pacientes com DC submetidos à dilatação de estenoses colônicas relatou taxas de complicação de 0 a 18%; quase todas foram perfurações.

Tunelização Tumoral

Utilizada para desobstruir tumores avançados, a tunelização por "Nd:YAG laser" pode produzir perfuração em 0,6%.

Polipectomia

A polipectomia pode causar perfuração do cólon devido à secção da parede numa laçada errada pela alça de polipectomia, lesão térmica profunda com eventual necrose de uma queimadura transmural e aplicação de pressão mecânica e/ou pneumática excessiva na parede enfraquecida pela eletrocoagulação. Segundo alguns autores, a técnica da polipectomia pode ter influência, já que a injeção prévia de epinefrina diluída se associa a menor número de complicações do que a polipectomia convencional, pois utiliza menos corrente de coagulação. O tamanho e a morfologia dos pólipos também podem aumentar o risco de perfuração, particularmente no caso de pólipos com mais de 1 centímetro e aqueles localizados no cólon direito.

Hemostasia por Colonoscopia

É uma complicação rara, no entanto tem sido relatada em até 2,5% dos pacientes submetidos ao tratamento de angiodisplasias, particularmente no cólon direito.

Colocação de Stent (Prótese) de Cólon

Produz taxas de perfuração que variam de 3,7 a 4,5%. Dilatação antes ou imediatamente após a colocação do *stent* não é recomendada por causa do aumento do risco de perfuração.

Técnicas Avançadas para Ressecção Tecidual

A ressecção endoscópica da mucosa (EMR) e a dissecção endoscópica da submucosa (ESD) associam-se a riscos aumentados de sangramento e perfuração. Perfuração de cólon é observada em cerca de 5 a 10% das ESD e 0 a 5% das EMR. A maioria das perfurações é reconhecida no momento do procedimento e é geralmente controlada com sucesso pela aplicação de clipes metálicos.

DIAGNÓSTICO

Se houver suspeita de perfuração, devem ser obtidas radiografias (RX) de abdome (em decúbito dorsal ortostatismo) e tórax em ortostatismo em busca de pneumoperitônio, pneumorretroperitônio, pneumomediastino, pneumotórax ou enfisema subcutâneo. Se as RX são normais mas há uma grande suspeita de perfuração, uma tomografia computadorizada com contraste hidrossolúvel deve ser realizada, pois tem maior sensibilidade para detecção de ar extraluminal, particularmente em perfurações retroperitoneais.[3]

PREVENÇÃO

Preparo Intestinal

O preparo intestinal bom ou ótimo é fundamental para a realização de uma colonoscopia com segurança. Um preparo intestinal regular ou ruim diminui a visão do endoscopista, favorecendo erros.

Insuflação

Deve ser mínima, o suficiente para permitir a visualização da luz. A distensão excessiva leva ao aumento das angulações do cólon, tornando a introdução do aparelho difícil e com maior risco de perfuração.

Dor

A dor é resultado da distensão exagerada do cólon e/ou da tração do mesocólon. Nesses casos a progressão deve ser interrompida e revista. Tracionar o aparelho ou retirá-lo na totalidade, além da aspiração do conteúdo luminal, são medidas que resolvem o problema. Durante a nova introdução, deve-se ao máximo evitar a formação de alça através da compressão abdominal ou mudança de decúbito.

Sedação

O exame de colonoscopia não é doloroso. Se o paciente estiver apresentando dor é porque algo de errado está ocorrendo. Existem estudos que comprovam que o aumento da sedação está diretamente relacionado ao aumento de perfurações. A dor durante a progressão do aparelho é muitas vezes um sinal de alerta e de que é preciso rever a conduta.

TRATAMENTO

O tratamento do doente com perfuração de cólon pós-colonoscopia pode ser conservador/não cirúrgico, endoscópico ou cirúrgico (laparotomia ou laparoscopia). A conduta inicial no paciente com perfuração pós colonoscopia inclui jejum, fluidos e antibióticos de amplo espectro por via intravenosa. Avaliação cirúrgica deve ser realizada imediatamente.

Tratamento Clínico

Uma minoria de doentes pode ser controlada sem operação. Esses pacientes devem ter o cólon sem resíduos, não podem apresentar sinais de peritonite e devem melhorar sintomaticamente em 24 horas. Normalmente os pacientes que conseguem ser tratados clinicamente têm uma perfuração retroperitoneal e/ou foram tratados durante uma colonoscopia terapêutica. Taxas de sucesso relatadas para o tratamento não operatório são variáveis (entre 33 a 64% em algumas séries).[4]

Tratamento Endoscópico

O sucesso da aplicação endoscópica de clipes em perfurações de cólon tem sido relatado e pode ser tentado se a perfuração for visualizada no momento da colonoscopia. No entanto, é contraindicada para o tratamento de perfurações diagnosticadas depois da conclusão da colonoscopia. Em um estudo com 115.285 doentes, em que ocorreram perfurações em 27 (0,023%), foram aplicados endoclipes em 16 deles. A taxa de sucesso na aplicação de clipes foi de 81,2%. A cirurgia foi realizada em 11 doentes diretamente e em outros 3 pacientes com falha na aplicação de clipes.[5]

Tratamento Cirúrgico

Geralmente o tratamento cirúrgico se impõe diante dos casos de perfuração de cólon por colonoscopia. Em um estudo que analisou 35 casos de tratamento cirúrgico de perfurações de cólon em um total de 30.366 colonoscopias (taxa de perfuração = 0,12%), várias foram as opções utilizadas: sutura primária (56%), ressecção e anastomose (25%), ressecção e colostomia (18%). A videolaparoscopia tem sido considerada uma excelente opção nos casos de perfuração de cólon por colonoscopia.

O fluxograma a seguir (Figura 42.1) apresenta de modo resumido o raciocínio clínico para guiar o atendimento de um paciente com perfuração de cólon relacionada à colonoscopia.

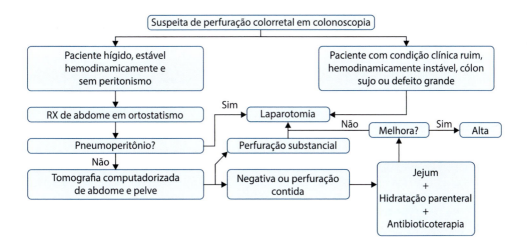

Figura 42.1 – Fluxograma de manejo da suspeita de perfuração de cólon relacionada com colonoscopia. (Fonte: Paulo de Azeredo Passos Candelária e Fang Chia Bin.)

REFERÊNCIAS BIBLIOGRÁFICAS

1. Ko CW, Dominitz JA. Complications of colonoscopy: magnitude and management. Gastrointest Endosc Clin N Am 2010;20:659-71.

2. Putcha RV, Burdick JS. Management of iatrogenic perforation. Gastroenterol Clin North Am 2003;32:1289.

3. Kim DH, Pickhardt PJ, Taylor AJ, Menias CO. Imaging evaluation of complications at optical colonoscopy. Curr Probl Diagn Radiol 2008; 37:165.

4. Cobb WS, Heniford BT, Sigmon LB, et al. Colonoscopic perforations: incidence, management, and outcomes. Am Surg 2004; 70:750.

5. Kim JS, Kim BW, Kim JI, et al. Endoscopic clip closure versus surgery for the treatment of iatrogenic colon perforations developed during diagnostic colonoscopy: a review of 115,285 patients. Surg Endosc 2013;27:501–4.

Hemorragia Intraoperatória Pré-sacral

Capítulo 43

Luiz Felipe de Campos-Lobato
Fernanda Nunes de Castro
Patrícia Cristina Alves-Ferreira
Leonardo de Castro Durães

INTRODUÇÃO

A hemorragia intraoperatória pré-sacral maciça é uma complicação incomum das cirurgias que envolvem a mobilização retal, ocorrendo em cerca de 3 a 9% das operações. Apesar de ser pouco frequente, está associada a elevadas taxas de morbimortalidade, e seu controle requer do coloproctologista profundo preparo técnico e até mesmo emocional.[1-3] Contudo, devido à relativa raridade dessa complicação, torna-se difícil o treinamento adequado durante a residência, de modo que muitas vezes o coloproctologista encontra-se despreparado ao se deparar com essa grave complicação. O presente capítulo aborda as principais causas de hemorragias pélvicas e propõe um roteiro prático para guiar o coloproctologista no seu manejo.

Devido à gravidade dessas hemorragias, torna-se inviável a realização de estudos que envolvam a comparação de dois grupos. As diversas técnicas de controle do sangramento se originaram de tentativas e erros terapêuticos, sendo os resultados publicados como relatos/séries de casos, debatidos em congressos ou mesmo transmitidos através de gerações de cirurgiões durante o treinamento da especialidade. Tal particularidade confere às estratégias de controle hemorrágico baixo grau de recomendação, sem, contudo, invalidar-lhes a eficácia.

LESÃO DO PLEXO VENOSO PRÉ-SACRAL

O plexo venoso pré-sacral (PVPS) é a porção mais caudal do plexo venoso vertebral externo anterior.[1,4] É formado por anastomoses entre as veias sacrais médias e laterais e se localiza entre a face anterior do sacro e a fáscia pré-sacral. Suas veias não apresentam válvulas, o que faz com que sua pressão hidrostática, em pacientes na posição de litotomia, seja cerca de três vezes maior que a da veia cava inferior. Assim, lesões de pequenas veias (2 a 4 mm de diâmetro) do PVPS podem produzir um fluxo hemorrágico de 1 litro por minuto.[5-7] O PVPS não é visualizado durante as dissecções retais para doenças malignas ou benignas, pois o plano de dissecção se dá anteriormente à fáscia pré-sacral. O local mais comum de lesão do PVPS é na inserção posterior da fáscia de Waldeyer, pois nessa região existe um espessamento fascial anatômico e o sacro agudiza sua angulação anterior, facilitando a violação da fáscia pré-sacral e a consequente lesão venosa.[8] Outra causa de lesão do PVPS é a tração anterior excessiva do reto durante a dissecção posterior (Figura 43.1).

TRATAMENTO

Diante de um sangramento causado por lesão do PVPS, a primeira medida é controlar o sítio hemorrágico. De um modo geral isso é obtido com maior sucesso através da sucção do sangue acumulado, identificação do sítio de sangramento e compressão digital ou com gaze montada diretamente sobre o mesmo. O uso de grandes compressas não é capaz de proporcionar a adequada compressão do local de sangramento, podendo levar a hemorragias maciças. Como grande parte das lesões ocorre durante a proctectomia, e não após o fim da mesma, a presença do reto pode dificultar sobremaneira a identificação do local de sangramento. Nesses casos, deve-se sempre considerar avançar na ressecção do reto, enquanto se mantém a compressão local para que se obtenha uma melhor exposição.

Após o controle inicial da hemorragia é fundamental que a equipe cirúrgica se prepare adequadamente antes de tentar a correção definitiva da mesma. Inicialmente deve-se avisar a equipe anestésica sobre a gravidade da lesão e a possibilidade de perdas sanguíneas significativas. Então, deve-se confirmar a prontidão de afastadores pélvicos, tachinhas, hemostáticos, fios e todos os possíveis instrumentos a serem utilizados durante a tentativa de contenção da hemorragia.

Diversas são as estratégias que podem ser empregadas no controle da hemorragia pélvica, conforme explicitado a seguir.

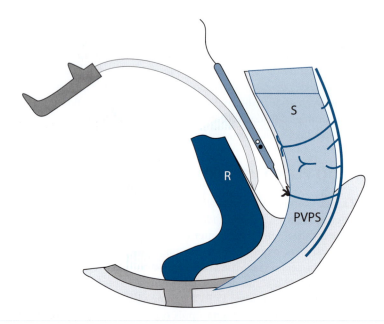

Figura 43.1 – Lesão do plexo venoso pré-sacral durante a dissecção retal posterior. S = sacro; R = reto; PVPS = plexo venoso pré-sacral. (Fonte: Fernanda Nunes de Castro.)

Cauterização Direta (grau de recomendação D)

O emprego de eletrocautério diretamente sobre o sítio de sangramento deve ser evitado, porque raramente resulta em controle do mesmo e apresenta grande potencial de causar lesões vasculares adicionais, aumentando ainda mais a hemorragia.[9]

Cauterização Indireta (grau de recomendação D)

A cauterização indireta da região do PVPS lesada constitui interessante estratégia com diversos relatos de sucesso. Nessa técnica, um fragmento muscular, em geral do músculo reto do abdome, ou mesmo o apêndice epiploico, é pressionado com o auxílio de uma pinça anatômica diretamente sobre o sítio de sangramento e posteriormente cauterizado com alta energia, formando um grande coágulo sobre a região e controlando o sangramento (Figura 43.2). Uma

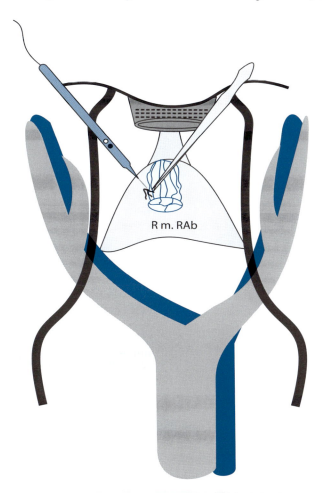

Figura 43.2 – Cauterização indireta de lesão do plexo venoso pré-sacral. R m. RAb = retalho do músculo reto do abdome. (Fonte: Fernanda Nunes de Castro.)

das grandes vantagens dessa técnica é a possibilidade de sua utilização em sangramentos mais difusos.[7,10-12]

Sutura Direta (grau de recomendação D)

Assim como a cauterização direta, a sutura direta da região de sangramento também deve ser evitada, pois se associa a baixas taxas de controle da hemorragia e apresenta elevado potencial para lesões vasculares adicionais e piora do sangramento.[9]

Sutura Indireta (grau de recomendação D)

A sutura indireta do sítio hemorrágico constitui interessante estratégia cirúrgica com relatos de controle adequado do sangramento. Nessa técnica, o cirurgião sutura um fragmento muscular, geralmente do músculo reto do abdome, no sítio de sangramento, comprimindo-o contra o sacro (Figura 43.3).[13]

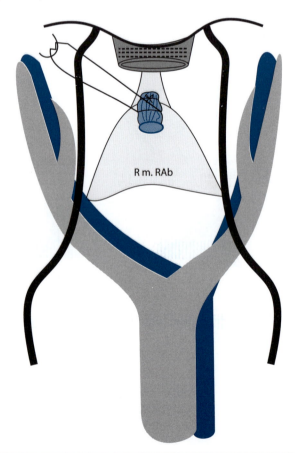

Figura 43.3 – Sutura indireta de lesão do plexo venoso pré-sacral. (Fonte: Fernanda Nunes de Castro.)

Compressão por Tachinhas ou Percevejos (grau de recomendação D)

O uso de tachinhas ou percevejos para o controle de hemorragias pélvicas tem sido associado a altas taxas de sucesso quando o sangramento é localizado. Após a identificação do ponto de sangramento, o cirurgião introduz aí a tachinha ou percevejo com o auxílio de uma pinça Kelly e o dorso de uma tesoura Metzenbaum robusta (Figura 43.4)[14,15] As principais porém pouco frequentes complicações tardias desse método são dor local crônica, abscesso pélvico e até mesmo a eliminação anal das tachinhas ou percevejos.[16]

Controle do Dano com Compressas (grau de recomendação D)

O tamponamento pélvico com compressas e a posterior retirada das mesmas em 48 a 72 horas é uma medida eficaz para controle de hemorragias oriundas de lesões do PVPS e que pode salvar a vida do paciente. Na maioria das vezes, constitui o último recurso para controlar o sangramento.[17] Apesar de ser uma técnica de simples execução, ela apresenta um grande desafio: a identificação do momento adequado do seu emprego. Muitas vezes o cirurgião não se dá conta do volume de perda sanguínea durante a tentativa de controle hemorrágico com as técnicas acima expostas, fazendo com que o paciente entre em instabilidade hemodinâmica, hipotermia e passe a apresentar distúrbios de coagulação, o que muitas vezes leva à

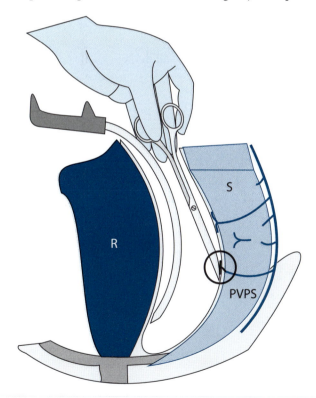

Figura 43.4 – Hemostasia de lesão do plexo venoso pré-sacral com o uso de tachinhas ou percevejos. R = reto; S = sacro; PVPS = plexo venoso pré-sacral. (Fonte: Fernanda Nunes de Castro.)

impossibilidade de controle do sangramento e consequente óbito. Assim, é fundamental que o coloproctologista esteja sempre em comunicação com a equipe anestésica e fique atento ao comportamento clínico do paciente, de modo que a opção por tamponamento pélvico com compressas não seja inadequadamente atrasada.

O fluxograma a seguir (Figura 43.5) apresenta de modo resumido o raciocínio clínico para guiar o atendimento de um paciente com hemorragia pré-sacral intraoperatória.

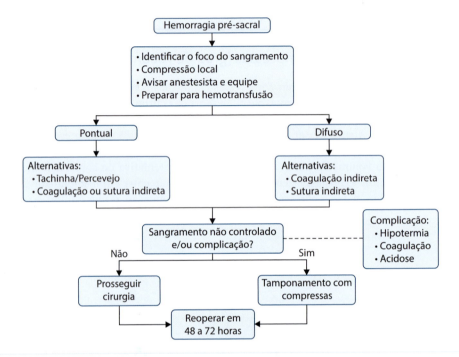

Figura 43.5 – Fluxograma sobre a conduta adiante de hemorragia pré-sacral intraoperatória. (Fonte: Luiz Felipe de Campos-Lobato, Fernanda Nunes de Castro, Patrícia Cristina Alves-Ferreira e Leonardo de Castro Durães.)

REFERÊNCIAS BIBLIOGRÁFICAS

1. Wang QY, Shi WJ, Zhao YR, Zhou WQ, He ZR. New concepts in severe presacral hemorrhage during proctectomy. Arch Surg 1985;120(9):1013-20.
2. Barras JP, Fellmann T. Massive hemorrhage from presacral veins during resection of the rectum. Helv Chir Acta 1992;59(2):335-9.
3. Papalambros E, Sigala F, Felekouras E, Prassas E, Giannopoulos A, Aessopos A, et al. Management of massive presacral bleeding during low pelvic surgery -- an alternative technique. Zentralbl Chir 2005;130(3):267-9.
4. Gao L, Wang L, Su B, Wang P, Ye J, Shen H. The vascular supply to the spinal cord and its relationship to anterior spine surgical approaches. Spine J 2013;13(8):966-73.
5. Baque P, Karimdjee B, Iannelli A, Benizri E, Rahili A, Benchimol D, et al. Anatomy of the presacral venous plexus: implications for rectal surgery. Surg Radiol Anat 2004;26(5):355-8.
6. Hill AD, Menzies-Gow N, Darzi A. Methods of controlling presacral bleeding. J Am Coll Surg 1994;178(2):183-4.

7. Lou Z, Zhang W, Meng RG, Fu CG. Massive presacral bleeding during rectal surgery: from anatomy to clinical practice. World J Gastroenterol 2013;19(25):4039-44.

8. Crapp AR, Cuthbertson AM. William Waldeyer and the rectosacral fascia. Surg Gynecol Obstet 1974;138(2):252-6.

9. Celentano V, Ausobsky JR, Vowden P. Surgical management of presacral bleeding. Ann R Coll Surg Engl 2014;96(4):261-5.

10. Xu J, Lin J. Control of presacral hemorrhage with electrocautery through a muscle fragment pressed on the bleeding vein. J Am Coll Surg 1994;179(3):351-2.

11. Harrison JL, Hooks VH, Pearl RK, Cheape JD, Lawrence MA, Orsay CP, et al. Muscle fragment welding for control of massive presacral bleeding during rectal mobilization: a review of eight cases. Dis Colon Rectum 2003;46(8):1115-7.

12. Ayuste E,Jr, Roxas MF. Validating the use of rectus muscle fragment welding to control presacral bleeding during rectal mobilization. Asian J Surg 2004;27(1):18-21.

13. Remzi FH, Oncel M, Fazio VW. Muscle tamponade to control presacral venous bleeding: report of two cases. Dis Colon Rectum 2002;45(8):1109-11.

14. Nivatvongs S, Fang DT. The use of thumbtacks to stop massive presacral hemorrhage. Dis Colon Rectum 1986;29(9):589-90.

15. Harma M, Harma M, Ozturk A, Bozer M. The use of thumbtacks to stop severe presacral bleeding. Eur J Gynaecol Oncol 2005;26(2):233-5.

16. Lacerda-Filho A, Duraes LC, Santos HFT. Displacement and per-anal extrusion of a hemostatic sacral thumbtack: report of a case. J Pelvic Med Surg 2004;10:319-22.

17. Zama N, Fazio VW, Jagelman DG, Lavery IC, Weakley FL, Church JM. Efficacy of pelvic packing in maintaining hemostasis after rectal excision for cancer. Dis Colon Rectum 1988;31(12):923-8.

Lesão Intraoperatória de Ureter

Capítulo 44

Henrique Sarubbi Fillmann

INTRODUÇÃO

A lesão ureteral (LU) é um risco inerente a qualquer cirurgia pélvica ou abdominal. A morbidade associada a ela pode ser séria, comprometendo a evolução normal da cirurgia, ocasionando novas intervenções, aumentando o tempo de permanência hospitalar e eventualmente ocasionando perda da função renal.

As causas mais comuns de LU iatrogênica em cirurgias não urológicas são:

- Cirurgia ginecológica: 50 a 66%
- Cirurgia colorretal: 15 a 30%
- Cirurgia vascular abdominal: 5 a 10%

A LU em cirurgia colorretal ocorre em 0,3 a 6% dos procedimentos, sendo o terço distal do ureter o segmento mais frequentemente lesado. A maioria das LU ocorre durante cirurgias rotineiras não complicadas. Aproximadamente dois terços dessas lesões não são diagnosticados no transoperatório.[1]

Os tipos mais comuns de lesão são:[2]

- Ligadura
- Obstrução/dobramento por sutura (*kinking*)
- Secção/avulsão
- Perfuração
- Desvascularização

De acordo com o tipo e a extensão do dano tecidual, as LU são classificadas em:[2]

- Grau I: contusão ou hematoma, sem desvascularização;
- Grau II: < 50% de transecção;
- Grau III: > 50% de transecção;
- Grau IV: transecção completa com desvascularização < 2 cm;
- Grau V: avulsão com desvascularização > 2 cm.

DIAGNÓSTICO

Imediato

Na suspeita de LU o cirurgião deve inspecionar e mobilizar adequadamente o ureter (grau de recomendação A). Caso permaneça em dúvida, podem ser utilizadas a injeção intraureteral de contraste e a pielografia retrógrada.[3,4]

Tardio

Como mencionado anteriormente, a maioria das LU não é imediatamente identificada e o seu diagnóstico é feito apenas tardiamente no pós-operatório. Os sintomas mais frequentemente encontrados são: íleo pós-operatório prolongado, dor em flanco, febre, anúria e hematúria. Sinais como "urinoma" palpável e fístula urinária também podem ocorrer. Na presença de fístulas, a dosagem de creatinina e de eletrólitos pode diferenciar outras secreções no diagnóstico. Os exames complementares mais utilizados para confirmar o diagnóstico são: tomografia computadorizada de abdome total (TCAT) com contraste endovenoso e pielografia retrógrada.

Tomografia Computadorizada de Abdome Total com Contraste Endovenoso

É considerado o melhor exame para avaliar o retroperitônio. Identifica hematomas e coleções. É importante salientar que são necessários cortes tardios para que seja possível a avaliação das vias urinárias.

Pielografia Retrógrada

É o melhor exame para identificar a LU, pois também permite avaliar a sua extensão. Esse exame, porém, é mais invasivo e demorado que a TCAT.[3-5]

TRATAMENTO

A Sociedade Americana de Urologia estabeleceu linhas de conduta (*guidelines*) baseadas em níveis de evidência para orientar a conduta nas diferentes formas de apresentação do trauma ureteral. São abordados aqui apenas os traumas iatrogênicos transoperatórios.[6]

- O cirurgião deve fazer o reparo cirúrgico da LU no próprio transoperatório se o paciente estiver estável (grau de recomendação C);
- Caso o paciente se apresente clinicamente instável, a LU pode ser manejada com uma derivação urinária temporária (grau de recomendação A). Nesse caso podem ser realizadas a ligadura do ureter e uma nefrostomia ou a cateterização do ureter com exteriorização proximal do mesmo;
- Lesões do terço distal do ureter devem ser corrigidas com anastomose primária ou reimplante na bexiga. Em ambas as situações deve ser utilizado cateter ureteral (grau de recomendação B);

- As lesões parciais de ureter diagnosticadas tardiamente devem ser manejadas com a colocação de um cateter ureteral. O reparo cirúrgico imediato só deve ser realizado se a lesão for identificada nos primeiros 7 dias de pós-operatório (grau de recomendação C);
- A nefrostomia percutânea deve ser realizada na LU tardia em que não é possível a colocação de um cateter ureteral (grau de recomendação A);
- As lesões do terço superior do ureter devem ser corrigidas com reparo cirúrgico primário e colocação de cateter ureteral. Quando não for possível a anastomose, deve-se tentar o reimplante na bexiga. Caso não seja possível a correção imediata, o ureter deve ser ligado e uma nefrostomia deve ser realizada. As cirurgias mais complexas como reservatório intestinal e autotransplante ureteral não devem ser tentadas nesse primeiro momento (grau de recomendação B).

Técnicas para Correção de Lesão Ureteral

Sutura Simples e Cateter Ureteral

Quando há secção total ou parcial do ureter, é indicada a colocação de um cateter (*stent*) ureteral. Este pode ser introduzido pelo orifício da lesão ou através de uma abertura na bexiga. Uma extremidade do cateter é posicionada na bexiga e a outra no ureter proximal ao ponto da lesão. A LU é então corrigida (Figura 44.1). O paciente deve permanecer com sonda vesical de demora por 7 dias e com o cateter ureteral por 6 semanas. Essa conduta é particularmente útil para casos de LU de até 3 cm.[7-10]

Reimplante ureteral

O retroperitônio é acessado e o ureter é identificado e mobilizado caudalmente até a altura da LU. Durante a dissecção deve-se ter cuidado para minimizar a possibilidade de trauma ao suprimento sanguíneo longitudinal. O segmento lesionado de ureter é excisado e a porção distal

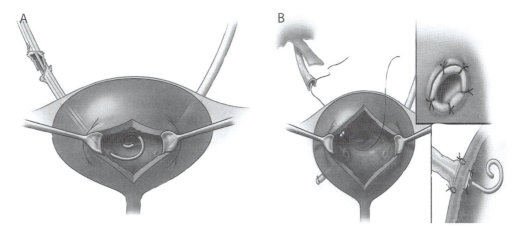

Figura 44.1 – (A): Colocação de cateter ureteral para subsequente rafia primária; (B): Técnica de reimplante ureteral. (Fonte: Santucci RA, Doumanian LR. Upper urinary tract trauma. In: Campbell-Walsh Urology. 10th edition. Filadélfia. Saunders, 2011: 1184.)

é dissecada até a entrada na bexiga. A porção distal do ureter é então ligada distalmente com um fio não absorvível e o coto é excisado. A porção proximal do ureter é espatulada (aproximadamente 0,5 cm) e reparada com fio absorvível 4-0. Uma abertura de 4 a 5 centímetros é realizada na cúpula vesical a fim de permitir a escolha do local adequado para a realização da ureterocistoneostomia na parede posterolateral extraperitoneal da bexiga. Uma pinça curva é colocada na bexiga e uma pequena incisão (aproximadamente 1 cm) de espessura total da parede vesical é feita no local escolhido. O ureter proximal reparado é levado para dentro da bexiga através dessa pequena incisão e fixado ao detrusor com quatro a seis pontos separados de fio absorvível (3-0 ou 4-0) colocados de modo circunferencial. Os pontos devem incluir toda a espessura do ureter e quase toda a espessura do detrusor e mucosa vesical sobrejacente. O ureter é fixado, além disso, com dois pontos de fio de absorção prolongada 2-0 na serosa da bexiga. Um cateter ureteral duplo J é introduzido e a incisão da bexiga é reaproximada em duas camadas com pontos de absorção prolongada (Figura 44.1B). Eventualmente o reimplante ureteral implica uma área de tensão na anastomose ureterovesical. Nesse caso pode-se usar a técnica do *psoas-hitch* com o intuito de mobilizar a bexiga cranialmente e facilitar a sua anastomose ao ureter (Figura 44.2). Nessa técnica, a bexiga deve ser inicialmente liberada anteriormente junto ao espaço de Retzius e a seguir liberada da fixação peritoneal parietal bilateralmente. A bexiga é então fixada ao tendão do músculo psoas utilizando-se pontos com fio de absorção prolongada.[7-9] A sonda vesical de demora (suprapúbica ou transuretral) deve ser mantida por 7 a 14 dias após a cirurgia para permitir a cicatrização da incisão da bexiga. O cateter ureteral é removido após 6 semanas da cirurgia.

O fluxograma a seguir (Figura 44.2) apresenta de modo resumido o raciocínio clínico para guiar o atendimento de um paciente com lesão intraoperatória de ureter.

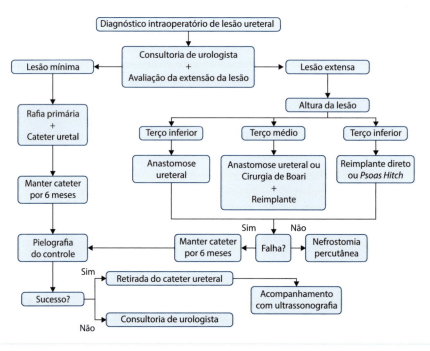

Figura 44.2 – Fluxograma de tratamento de lesão ureteral intraoperatória. (Fonte: Henrique Sarubbi Fillmann.)

REFERÊNCIAS BIBLIOGRÁFICAS

1. Burns F, Vannucci RA. Management of iatrogenic ureteral injury. Ther Adv Urol 2014;6(3):115-24.

2. Cury J, Mesquita JLB de, Pontes J, Oliveira LCN de, Cordeiro M, et al.Trauma urológico. Rev Med (São Paulo) 2008;87(3):184-94.

3. Ghali AM, El Malik EM, Ibrahim AI, Ismail G, Rashid M. Ureteric injuries: diagnosis, management, and outcome. J Trauma 1999;46(1):150-8.

4. Summerton DJ, Kitrey ND, Lumen N, Serafetinidis E, Djakovic N. EAU guidelines on iatrogenic trauma. Eur Urol 2012;62(4):628-39.

5. Núñez LMG, Solis RP, Pasini RC, Rosas CDL, Montes ER, et al. Traumatismo ureteral. Un auténtico reto para el cirujano de trauma. Medicina Universitaria 2005;7(28):147-52.

6. Morey AF, Brandes S, Dugi III DD, Armstrong JH, Breyer BN, et al. Urotrauma. AUA Guideline, J Urol 2014;192: 327-35.

7. Best CD, Petrone P, Buscarini M, et al. Traumatic ureteral injuries: a single institution experience validating the American Association for the Surgery of Trauma-Organ Injury Scale grading scale. J Urol 2005; 173:1202.

8. Trabuco EC, Gebhart JB. Prevenção e manejo da lesão ureteral durante cirurgia pélvica. In: Gebhart JB, Karram M. Videoatlas Cirurgia urológica para ginecologista e uroginecologista. Rio de Janeiro: Elsevier, 2013.

9. Chapple CR, Turner-Warwick RT. Complex reconstructive surgery. In: Cardozo L, Staskin D. Textbook of Female Urology and Urogynecology. Second edition. Abingdon, UK: Informa Healthcare; 2006: 1296.

10. Santucci RA, Doumanian LR. Upper urinary tract trauma. In: Campbell-Walsh Urology. 10th edition. Filadélfia. Saunders, 2011: 1184.

Corpo Estranho Colônico

Capítulo **45**

Bruno Lorenzo Scolaro
Patrícia Cardoso Motta Lima

INTRODUÇÃO

A presença de um corpo estranho no cólon é um achado raramente diagnosticado. Na prática clínica, entretanto, o evento pode ser desafiador devido à variabilidade de suas apresentações e características. Desse modo, o diagnóstico e o tratamento abrangem desde soluções simples até abordagens de maior complexidade.

Um corpo estranho pode alcançar o cólon de três maneiras: através de ingestão, introdução por via anal ou migração pela cavidade abdominal. A maior parte dos objetos ingeridos atravessa o trato gastrointestinal sem intercorrências, e apenas 1% necessitarão de abordagem cirúrgica.[1] Por outro lado, os objetos que alcançam o cólon após a introdução no ânus apresentam maiores taxas de complicação.

Devido a sua natureza não patológica e caráter voluntário ou acidental, a presença de um corpo estranho colônico pode ocorrer em qualquer indivíduo. No entanto, os mais acometidos são: crianças, portadores de transtornos psiquiátricos, pessoas sob o efeito de álcool ou narcóticos e prisioneiros.[2] A introdução de objetos via anal ocorre, na maioria das vezes, durante a prática de atividade sexual.[3] Pacientes com presença de doença diverticular, cirurgia abdominal ou intestinal prévias têm risco aumentado de complicações.

Os objetos encontrados mais frequentemente são: moedas, botões, pedaços de madeira, objetos fálicos, agulhas, talheres, pedras, ossos, grampos, clipes metálicos, pequenos brinquedos, pilhas, baterias, garrafas, bezoares, alimentos, pacotes de drogas, fios e grampos cirúrgicos, gazes, compressas etc.[1-4]

Conhecer as características do corpo estranho colônico é fundamental para a abordagem diagnóstica e a definição terapêutica.[3]

- Natureza: tipo de objeto, quantidade, material, dimensões e formato.
- Origem: ingestão, via anal, ou migração, podendo ser acidental, voluntária ou desconhecida.
- Topografia: segmento colônico exato em que se encontra.
- Tempo: intervalo entre a ocorrência e a avaliação médica.

DIAGNÓSTICO

O diagnóstico da presença de corpo estranho no cólon nem sempre é fácil e deve ser orientado através de anamnese, exame físico abdominal e proctológico, exames de imagem e endoscopia digestiva baixa.[5]

Na maioria dos casos, os pacientes são assintomáticos ou apresentam sintomas vagos, como desconforto abdominal, cólica e constipação, e podem desconhecer uma possível ingestão ou, ainda, omitir a introdução de um objeto via anal. Nessas situações, o diagnóstico pode ser feito durante exames de rotina ou investigação de outras patologias.[1,2 5,6]

O exame físico tem o objetivo de descartar quadros de abdome agudo. A inspeção anal deve ser realizada em busca de vestígios de trauma local, fissura ou sangramento, e o exame de toque retal deve avaliar a integridade do canal anal e do reto distal, assim como a distância entre um possível objeto introduzido e a margem anal.[6] Quando o corpo estranho é desconhecido, o examinador deverá ter cuidado para não se ferir ao realizar o exame de toque.

A complicação pode ser a primeira manifestação clínica da existência do corpo estranho no cólon, destacando-se a perfuração, a obstrução e a hemorragia por erosão da parede. Nesses casos, os pacientes devem ser submetidos às rotinas específicas de abdome agudo[4,5] (grau de recomendação D).

Em vista disso, exames de imagem como a radiografia simples (RX), a ultrassonografia (USG) e a tomografia computadorizada (TC) são métodos de grande utilidade. Radiografias simples de abdome e tórax, com diferentes incidências, podem identificar diversos objetos e sinais de pneumoperitônio, assim como confirmar a localização, o tamanho, a forma e o número de corpos estranhos. Entretanto, espinhas de peixe, ossos de frango, fragmentos de madeira, plásticos, vidros e diminutos objetos metálicos podem passar despercebidos por esse método, e, nesses casos, a utilização da USG de abdome total e principalmente da TC abdome e pelve se faz necessária (grau de recomendação D). Devido a sua sensibilidade, a TC não somente identifica o objeto, sua localização e características, mas também determina as possíveis complicações ocasionadas pelo mesmo.[1]

Os exames de retossigmoidoscopia rígida e flexível ou até mesmo a colonoscopia podem ser realizados após a avaliação inicial de casos sem perfuração colônica. Além do estudo da mucosa, visualização do objeto e sua distância da margem anal, esses exames proporcionam um melhor planejamento terapêutico, o qual poderá ocorrer, eventualmente, no mesmo momento[4-6] (grau de recomendação D).

TRATAMENTO

A maioria dos corpos estranhos ingeridos que atingem o cólon passa por ele sem dificuldades; nesses casos, o tratamento é expectante e o controle deve ser radiológico. Do contrário, o manejo dessa situação dependerá dos sintomas, do tipo, da forma e do tamanho dos corpos estranhos e da localização anatômica.[2,4] Objetos longos e pontiagudos são mais propensos a impactar e assim ocasionar obstruções e perfurações. Os sítios mais comuns para tais complicações são a válvula ileocecal, as flexuras colônicas e a junção retossigmoide.[1,2]

A colonoscopia é segura e deve ser considerada o método terapêutico inicial para a remoção dos corpos estranhos que alcançam o cólon. Tal método também pode ser utilizado para tratar as complicações como sangramentos e pequenas perfurações, além de demarcar a localização de objetos impactados através de tatuagem ou guiar o tratamento cirúrgico (grau de recomendação D).

Nos casos de falha na terapêutica endoscópica ou na presença de complicações tais como perfurações, obstruções e hemorragia, a intervenção cirúrgica é mandatória. A via de acesso deve ser individualizada e de escolha do cirurgião conforme sua experiência e habilidade técnica. A laparoscopia é a via preferencial tanto para a remoção de corpos estranhos que migram para a cavidade abdominal quanto para os objetos impactados ou transfixados na parede intestinal. A identificação da topografia do corpo estranho por essa via pode ser facilitada pela utilização de fluoroscopia (grau de recomendação D). Nos casos em que existem contraindicações absolutas à laparoscopia, a laparotomia torna-se mandatória.[2,5,6]

O fluxograma a seguir (Figura 45.1) apresenta de modo resumido o raciocínio clínico para guiar o atendimento de um paciente com corpo estranho colônico.

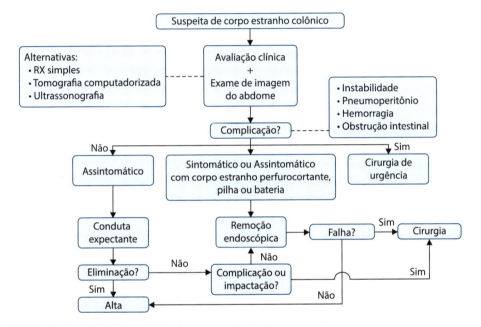

Figura 45.1 – Fluxograma de manejo de corpo estranho colônico. (Fonte: Bruno Lorenzo Scolaro e Patrícia Cardoso Motta Lima.)

REFERÊNCIAS BIBLIOGRÁFICAS

1. ASGE Standards of Practice Committee. Management of ingested foreign bodies and food impactations. Gastrointest Endosc 2011;73(6):1085-91.
2. Ribas Y, Ruiz-Luna D, Garrido M, et al. Ingested foreign bodies: do we need a specific approach when treating inmates? Am Surg 2014;80(2):131-7.
3. Kurer MA, Davey C, Khan S, Chintapatla S. Colorectal foreign bodies: a systematic review. Col Dis 2010;12:851-61.
4. Park JM, Lee CS, Kim MS, et al. Penetration of the descending colon by a migrating intrauterine contraceptive device. J Korean Soc Coloproctol. 2010;26(6):433-6.
5. Cavichini QN, Sueth JRB, Tinoco LA, et al. Corpo estranho de intestino grosso. J Col 1997;17(4):254-8.
6. Kasotakis G, Roediger, L, Mittal S. Rectal foreign bodies: a case report and review of the literature. Int J Surg Case Rep 2012;3(3):111-5.

Trauma Penetrante do Reto

Capítulo 46

Magda Maria Profeta da Luz
Antônio Lacerda Filho
Bernardo Hanan

INTRODUÇÃO

O trauma colorretal corresponde a menos de 1% de todos os traumas, sendo que desses, o reto está acometido em aproximadamente 10% dos casos.[1] A maioria das lesões retais é decorrente de trauma penetrante.[2-4] Embora faltem estatísticas nacionais, nos mais diversos estudos, as principais causas de trauma retal são: a introdução de corpo estranho no ânus, o coito anal, os acidentes automobilísticos (lacerações e fraturas pélvicas), a perfuração por arma branca e as lesões oriundas de perfuração por arma de fogo. É importante lembrar a ingestão de palitos e pequenos ossos, capazes de traumatizar o ânus, causando grandes abscessos na região. Em todo trauma penetrante pélvico e abdominal por arma de fogo deve-se levantar a suspeita de lesão do reto intraperitoneal (RIP) e/ou extraperitoneal (REP).[2-4] Lesões do trato genitourinário estão frequentemente associadas ao trauma retal. A lesão de bexiga está associada à lesão retal em 30% dos casos.[5]

Embora sejam raras, as lesões retais estão associadas a grande morbimortalidade.[4] Em estudo europeu multicêntrico, a mortalidade do trauma colorretal de qualquer causa variou de 9,5 a 33%, sendo que o trauma retal apresentou 21,2% de mortalidade, principalmente devido à gravidade das lesões associadas. A morbimortalidade tem sido atribuída nos casos de trauma colorretal aos seguintes fatores independentes: idade superior a 65 anos, *Injury Severity Score* (ISS) da admissão, instabilidade hemodinâmica, demora de mais de 8 horas para o atendimento inicial e baixos escores na Escala de Coma de Glasgow.[6]

O reto é dividido em porções intra e extraperitoneal. As lesões do RIP podem receber o mesmo tratamento dispensado às lesões do cólon, avaliando-se caso a caso. Essa regra, porém, não pode ser aplicada às lesões do REP, cujo tratamento é tecnicamente mais difícil.[4]

TRAUMA DO RETO INTRAPERITONEAL

Introdução

O tratamento das lesões do RIP mudou radicalmente nas últimas décadas, migrando da obrigatoriedade das derivações para a preferência, sempre que possível, pelas suturas primárias e anastomoses, reduzindo assim a necessidade de novas intervenções cirúrgicas e a morbidades das estomias.[7] As lesões retais são classificadas de acordo com a magnitude da lesão à parede colônica (Quadro 46.1).

DIAGNÓSTICO

O primeiro passo no atendimento é a estabilização do paciente, corrigindo as lesões que ameaçam a vida e com a tentativa, se possível, de conhecimento do mecanismo do trauma. O diagnóstico das lesões do RIP na maioria das vezes é feito à laparotomia. Atenção especial deve ser dada à sistematização da inspeção da cavidade peritoneal, à exploração de hematomas e contusões e ao mecanismo de trauma. O exame clínico não tem boa acurácia, principalmente pela possibilidade do aparecimento tardio de sintomas. A irritação peritoneal causada pelo conteúdo fecal derramado na cavidade peritoneal pode não ser imediata, sendo necessário, algumas vezes, exame físico seriado para o seu diagnóstico, a fim de se evitar laparotomias não terapêuticas.[8] Quando as lesões do RIP são mais graves, há possibilidade de irritação peritoneal mais rápida e, com isso, o diagnóstico precoce com maior possibilidade de diminuir a morbidade do trauma.

As lesões do RIP podem manifestar-se com pneumoperitônio à radiografia (RX) simples de tórax. O *Focused Assessment Sonography for Trauma* (FAST), método de ultrassonografia padrão para o manejo inicial do trauma abdominal, é pouco sensível para a identificação das lesões retais, uma vez que o conteúdo fecal extravasado pode ser pequeno.[9] A tomografia computadorizada (TC) helicoidal é o melhor método para identificação de ar extraluminal, vazamento de contraste administrado por via oral e/ou retal e espessamento da parede intestinal (grau de recomendação B); todos esses são achados indiretos de lesão colorretal.[10] A utilização de triplo contraste (oral, retal e venoso) pode aumentar a sensibilidade do diagnóstico em casos selecionados, apesar de estudos recentes demostrarem que o contraste oral pode retardar a realização do exame e a utilização do contraste retal pode não trazer benefícios (grau de recomendação B).[11] O uso isolado de contraste venoso possui boa sensibilidade e especificidade para o diagnóstico das lesões colorretais, chegando a 90% e 96%, respectivamente, sendo considerado exame padrão na maioria dos serviços especializados em trauma.[10]

Em estudo retrospectivo que analisou uma série de vítimas de trauma com suspeita de lesão retal e estabilidade hemodinâmica, a TC de abdome e pelve teve sensibilidade de 100%, mas com 18,2% de falsos-positivos. Os principais achados na TC foram: ar no espaço pararretal, espessamento da parede do reto, líquido livre na cavidade, borramento da gordura perirretal e fragmento do projétil próximo ao reto (grau de recomendação C).[12]

Quadro 46.1
Classificação das lesões retais

Grau	Tipo	Descrição
I	Hematoma	Contusão ou hematoma sem desvascularização
	Laceração	Lesão seromuscular sem perfuração
II	Laceração	Laceração < 50% da alça
III	Laceração	Laceração ≥ 50% da alça
IV	Laceração	Transecção retal e extensão para o períneo
V	Laceração	Segmento desvascularizado

Moore EE, Cogbill TH, Malangoni MA, et al: Organ injury scaling II: pancreas, duodenum, small bowel, cólon and rectum. J Trauma 1990;30:1427.

A indicação de laparoscopia ainda é tema controverso, tanto em termos de diagnóstico como de tratamento das lesões traumáticas, incluindo as colorretais. Em estudo multicêntrico, a laparotomia, após laparoscopia, identificou 10% de lesões inicialmente despercebidas (grau de recomendação B).[13]

TRATAMENTO

O tratamento ideal das lesões de RIP ainda é fruto de debates e controvérsias. As modalidades de tratamento aceitas atualmente são a sutura primária, a derivação com colostomia ou ileostomia e a sutura primária com derivação proximal. Nas últimas décadas a sutura primária tem sido eleita como tratamento padrão quando comparada às derivações.[14] Metanálise de seis grandes estudos prospectivos elegeu a sutura primária como tratamento de escolha das lesões colorretais intraperitoneais, embora ainda haja dúvidas para os casos de lesões destrutivas do reto, nas quais pode haver necessidade de ressecção e anastomose (grau de recomendação A).[7] Essas graves lacerações estão envolvidas em trauma de maior energia e com associação de lesões de outros órgãos e comprometimento vascular regional. Outras situações especiais que colocariam em risco a cicatrização adequada da sutura, tais como choque grave, contaminação fecal grosseira da cavidade, associação de múltiplas lesões colônicas e de outros órgãos, perda sanguínea volumosa, múltiplas transfusões sanguíneas e diagnóstico tardio (após 8 horas de trauma), colocam em risco o sucesso do reparo primário.[4] As lesões destrutivas retais são aquelas caracterizadas por perda de grande parte da parede retal ou desvascularização segmentar que necessitam de ressecção e anastomose. São lesões envolvidas em traumas de grande energia e que têm o seu manejo incerto pela sua baixa prevalência. São por isso, também, tema de controvérsia, com autores advogando a sutura primária e outros, a estomia proximal. Quando comparadas as taxas de fístulas tanto para anastomose quanto para sutura, não houve diferença entre a utilização de grampeadores e a sutura manual, que pode ser realizada em um ou dois planos com os mesmos resultados (grau de recomendação A). A drenagem da cavidade abdominal não é obrigatória.[15] Antibioticoprofilaxia direcionada para flora colorretal deve ser administrada, não havendo benefício de sua manutenção por mais de 24 horas (grau de recomendação B).[16]

No caso da necessidade de derivações, deve-se sempre que possível preferir derivações em alça às derivações terminais, visando facilitar a reconstrução posterior do trânsito intestinal. A colostomia e a ileostomia alcançam os mesmos resultados quanto ao desvio do trânsito intestinal, porém a primeira está envolvida em maior número de complicações infecciosas na reconstrução do trânsito intestinal, além de maior risco de prolapso, e a segunda apresenta maior volume de drenagem diária, efluente mais líquido e maior suscetibilidade a desidratação e a distúrbios hidroeletrolíticos pela perda da absorção de água e eletrólitos que ocorre no cólon.[17]

Em casos extremos, o controle do dano das lesões colorretais consiste no grampeamento ou na simples amarradura proximal às lesões sem preocupação com a continuidade do trânsito intestinal, que será restabelecida em um segundo tempo. A extração dos fragmentos dos projéteis de arma de fogo que transfixaram o reto, mesmo daqueles alojados em ossos e na medula espinhal, não é necessária (grau de recomendação C). Os índices de infecção por contaminação bacteriana são baixos, inclusive em trajetos ósseos e da medula espinhal. A contaminação bacteriana reduz-se progressivamente quanto maior é o trajeto do projétil após transfixar o reto.[18]

TRAUMA DO RETO EXTRAPERITONEAL

Introdução

O reto distal e a porção posterior do reto médio são extraperitoneais. A maioria das lesões do REP é decorrente de trauma contuso, penetrante da pelve, fraturas pélvicas ou introdução de corpo estranho pelo ânus, seja de modo proposital ou acidental.[19] Alta suspeição clínica é necessária para o diagnóstico nessas situações.

Diagnóstico

O exame físico com o toque retal é fundamental, podendo detectar a presença de sangue na luz intestinal ou áreas de solução de continuidade da mucosa. O toque retal negativo não exclui lesão do reto.[10] O RX de pelve pode auxiliar na visualização de objetos e na identificação de fraturas na pelve, porém a TC helicoidal apresenta maior precisão no diagnóstico com a identificação do trajeto e as alterações na parede do reto, sendo eleita substituta do RX[10]. O uso de contraste retal é particularmente útil nessas situações. A anuscopia e a retossigmoidoscopia rígida podem ainda ser auxiliares no diagnóstico, principalmente nos casos em que os exames de imagem deixam dúvidas, sendo também utilizadas na remoção de corpos estranhos e na sutura dos defeitos do reto distal.[4]

Tratamento

O tratamento das lesões do REP historicamente consistiu na tríade "colostomia proximal, lavagem do coto distal e drenagem pré-sacral".[4,20] Com o decorrer do tempo, tal conduta foi submetida à validação científica, criando um novo e mais simples cenário para o tratamento dessas lesões.

A drenagem pré-sacral advogada como melhor método de drenagem da lesão retal mostrou-se ineficaz para as lesões anteriores, além de trazer incômodo para o paciente. Em estudo comparativo, não mostrou benefícios em relação aos pacientes manejados sem drenagem, não tendo havido diferença nos índices de infecção (grau de recomendação B).14 Ao contrário, a colostomia proximal com a lavagem do coto distal mostrou-se o melhor modo de tratamento dessas lesões, prevenindo as complicações infecciosas independentemente da realização ou não do reparo primário da lesão traumática (grau de recomendação B).[21-22] Nos casos de lesão exclusiva do reto, a colostomia com incisão específica ou mesmo realizada com o auxílio da laparoscopia pode ser realizada de modo eficaz. A lavagem do coto distal é realizada com o posicionamento de um anuscópio e a instilação de solução salina pela alça distal da colostomia (sigmoidostomia) até o extravasamento de líquido claro. Menores índices de infecção têm sido relatados em pacientes submetidos à lavagem do coto distal, embora alguns autores associem essa prática a maiores índices de infecção pela contaminação das áreas traumatizadas pelo conteúdo fecal empurrado sob pressão. Essa prática, apesar de muito usada, não encontra evidências científicas a seu favor.

Existem relatos de sucesso com a rafia exclusiva de lesões de REP sem a necessidade de estomia, porém ainda faltam evidências para inclusão dessa modalidade de tratamento em protocolos, e essa conduta como rotina deve ser vista com reserva.[23] Pacientes sem lesões extensas, tratadas dentro de 8 horas, podem ter o reparo primário sem ostomia considerado.[4] A falta de serosa e a dificuldade de acesso das porções distais do reto são razões usadas para defender a estomia proximal. A baixa incidência das lesões do REP é mais um problema para o acúmulo de experiência, mesmo nos grandes serviços, e para a definição das melhores condutas. Na dúvida, recomenda-se a adoção da conduta mais segura, que consiste na realização de colostomia e lavagem do coto distal do reto, sobretudo para lesões mais graves.

O fluxograma a seguir (Figura 46.1) apresenta de modo resumido o raciocínio clínico para guiar o atendimento de um paciente com trauma penetrante do reto.

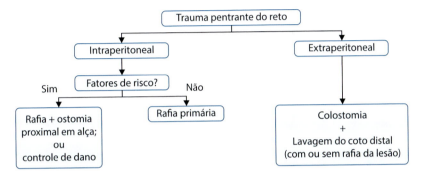

Fatores de risco: cirurgia de controle de dano, transfusão de mais de 6 unidades de concentrado de hemácias, múltiplas lesões associadas, edema de alça intestinal e vascularização intestinal comprometida.

Figura 46.1 – Fluxograma de tratamento do trauma penetrante de reto. (Fonte: Magda Maria Profeta da Luz, Antônio Lacerda Filho e Bernardo Hanan.)

LESÕES ANORRETAIS E PERINEAIS

Introdução

Os traumas perineais podem lesar o aparelho esfincteriano e ter alta morbidade. Existe grande associação do trauma pélvico a fraturas nessa região, e por isso são necessários estabilização do paciente, estabilização da pelve e tratamento das lesões intra-abdominais se existirem.[3]

Tratamento

Traumatismos complexos da região anorretal devem ser tratados primariamente com colostomia proximal, cistostomia suprapúbica, desbridamentos frequentes de tecidos não viáveis, drenagem da ferida, reparo primário intestinal e reposicionamento das estruturas perineais (p.ex.: ancoramento do canal anal ao diafragma pélvico e à pele do períneo). Sempre que possível, o tratamento com rafia primária das lesões esfincterianas, principalmente as pequenas lesões, deve ser realizado minuciosamente em primeiro tempo, assim como nas lesões obstétricas, que também podem ser corrigidas cirurgicamente, se os tecidos estiverem viáveis. Lesões maiores em condições favoráveis também podem ser corrigidas mesmo que evoluam invariavelmente para incontinência fecal. Lesões complexas devem ser manejadas com curativos frequentes para evitar infecção.

Seção III - Urgências Coloproctológicas Traumáticas

As lesões por empalamento podem estar associadas a lesões vasculares e viscerais, aumentando a morbimortalidade. A gravidade dos órgãos lesados e o volume de sangue perdido determinam o risco de mortalidade.

REFERÊNCIAS BIBLIOGRÁFICAS

1. Demetriades D, Velmahos G, Cornwell E, Berne TV, Cober S, Bhasin PS, et al. Selective nonoperative management of gunshot wounds of the anterior abdomen. Arch Surg 1997;132(2):178-83.
2. Velmahos GC, Demetriades D, Cornwell EE, Asensio J, Belzberg H, Berne TV. Gunshot wounds to the buttocks: predicting the need for operation. Dis Colon Rectum 1997;40(3):307-11.
3. Herzig DO. Care of the patient with anorectal trauma. Clin Colon Rectal Surg 2012;25(4):210-3.
4. Gumus M, Kapan M, Onder A, Boyuk A, Girgin S, Tacyildiz I. Factors affecting morbidity in penetrating rectal injuries: a civilian experience. UlusTravma AcilCerrahiDerg 2011;17(5):401-6.
5. Pereira BM, Reis LO, Calderan TR, de Campos CC, Fraga GP. Penetrating bladder trauma: a high risk factor for associated rectal injury. Adv Urol 2014;2014:386280.
6. Brady RR, O'Neill S, Berry O, Kerssens JJ, Yalamarthi S, Parks RW. Traumatic injury to the colon and rectum in Scotland: demographics and outcome. Colorectal Dis 2012;14(1):16-22.
7. Nelson R, Singer M. Primary repair for penetrating colon injuries. Cochrane Database Syst Rev 2003(3):CD002247.
8. Velmahos GC, Demetriades D, Toutouzas KG, Sarkisyan G, Chan LS, Ishak R, et al. Selective nonoperative management in 1,856 patients with abdominal gunshot wounds: should routine laparotomy still be the standard of care? Ann Surg 2001;234(3):395-402.
9. Miller MT, Pasquale MD, Bromberg WJ, Wasser TE, Cox J. Not so FAST. J Trauma 2003;54(1):52-9.
10. Velmahos GC, Constantinou C, Tillou A, Brown CV, Salim A, Demetriades D. Abdominal computed tomographic scan for patients with gunshot wounds to the abdomen selected for nonoperative management. J Trauma 2005;59(5):1155-60.
11. Chiu WC, Shanmuganathan K, Mirvis SE, Scalea TM. Determining the need for laparotomy in penetrating torso trauma: a prospective study using triple-contrast enhanced abdominopelvic computed tomography. J Trauma 2001;51(5):860-8.
12. Johnson EK, Judge T, Lundy J, Meyermann M. Diagnostic pelvic computed tomography in the rectal-injured combat casualty. Mil Med 2008;173(3):293-9.
13. Zantut LF, Ivatury RR, Smith RS, Kawahara NT, Porter JM, Fry WR, et al. Diagnostic and therapeutic laparoscopy for penetrating abdominal trauma: a multicenter experience. J Trauma 1997;42(5):825-9.
14. Almogy G, Makori A, Zamir O, Pikarsky AJ, Rivkind AI. Rectal penetrating injuries from blast trauma. Isr Med Assoc J 2002;4(7):557-8.
15. Petrowsky H, Demartines N, Rousson V, Clavien PA. Evidence-based value of prophylactic drainage in gastrointestinal surgery: a systematic review and meta-analyses. Ann Surg 2004;240(6):1074-84;
16. Velmahos GC, Toutouzas KG, Sarkisyan G, Chan LS, Jindal A, Karaiskakis M, et al. Severe trauma is not an excuse for prolonged antibiotic prophylaxis. Arch Surg 2002;137(5):537-41.
17. Chen J, Wang DR, Zhang JR, Li P, Niu G, Lu Q. Meta-analysis of temporary ileostomy versus colostomy for colorectal anastomoses. Acta Chir Belg 2013;113(5):330-9.
18. Velmahos G, Demetriades D. Gunshot wounds of the spine: should retained bullets be removed to prevent infection? Ann R Coll Surg Engl 1994;76(2):85-7.
19. Lupascu C, Fotea V, Sarbu P, Andronic D. Rectal impalement injury: from cruelty to salvage endeavour. Chirurgia (Bucur) 2015;110(1):60-5.
20. Gonzalez RP, Falimirski ME, Holevar MR. The role of presacral drainage in the management of penetrating rectal injuries. J Trauma 1998;45(4):656-61.
21. Velmahos GC, Gomez H, Falabella A, Demetriades D. Operative management of civilian rectal gunshot wounds: simpler is better. World J Surg 2000;24(1):114-8.
22. Thomas DD, Levison MA, Dykstra BJ, Bender JS. Management of rectal injuries. Dogma versus practice. Am Surg 1990;56(8):507-10.
23. Machado GR, Bojalian MO, Reeves ME. Transanal endoscopic repair of rectal anastomotic defect. Arch Surg 2005;140(12):1219-22.

Trauma Penetrante de Cólon

Capítulo 47

Timothy John Wilson
Marja Luciana Visioli

INTRODUÇÃO

Os ferimentos penetrantes do cólon têm sido um desafio para o cirurgião ao longo do último século, pois poucas outras lesões do abdome têm gerado tanta controvérsia quanto ao seu manejo.[1] Dentre os órgãos abdominais, o cólon é o segundo local mais lesado por ferimento por arma de fogo (FAF) e o terceiro por arma branca (FAB).[2] O trauma penetrante do cólon ocorre em 25 a 41% dos FAF e em 5 a 20% dos FAB que acometem o abdome. Apenas 2 a 5% das lesões colônicas são oriundas de trauma fechado. Os segmentos mais acometidos são o cólon transverso, seguido do cólon ascendente e ceco, cólon descendente, sigmoide e reto.[2]

No final da Segunda Guerra Mundial observou-se uma redução significativa da mortalidade causada pelas lesões de cólon, situando-se entre 5 e 20%. Atribui-se esse fenômeno ao uso sistemático da colostomia, embora nesse período tivessem ocorrido no manejo desses feridos várias outras melhorias que certamente contribuíram para isso, tais como antibioticoterapia, reposição volêmica e transfusões.[3] Em 1951, Alton Ochsner começou a questionar o uso rotineiro da colostomia, apontando a diferença que havia entre os ferimentos civis, causados por projéteis de arma de fogo de baixa velocidade, e aqueles sofridos na guerra, que causavam destruição tecidual maior, e cujos dados sustentavam a conduta com ferimentos de cólon até então. Ele sugeriu que os FAF de baixa velocidade seriam passíveis de reparo primário.[4] Foi apenas em 1979, com a publicação do primeiro estudo prospectivo randomizado, por Stone e Fabian, no qual o grupo submetido a reparo primário teve menor índice de complicações sépticas que o submetido à colostomia, que houve uma mudança de paradigma no tratamento das lesões colônicas (grau de recomendação A).[5]

Nas últimas décadas uma vasta literatura não apenas validou esses achados como também ressaltou a morbidade significativa que existe associada à reconstrução do paciente ostomizado, de modo que hoje a colostomia está reservada para casos excepcionais[2,6-8] (grau de recomendação A).

DIAGNÓSTICO

Todo paciente vitimado por ferimento penetrante do abdome deve ser primeiramente avaliado de acordo com os protocolos estabelecidos pelo *Advanced Trauma Life Support* (ATLS), recebendo suporte e reposição conforme recomendado por essas diretrizes. Informações a respeito do mecanismo do ferimento bem como dados do atendimento pré-hospitalar devem ser coletados e o exame físico deve ser minucioso à procura de lesões que indiquem mecanismo do ferimento, localização e, no caso de FAF, orifícios de entrada e saída, que indiquem o trajeto. Os sinais e sintomas dependem de fatores como tempo transcorrido do trauma, lesões associadas e o estado hemodinâmico do paciente. Deve-se estar atento para sinais de choque, redução ou ausência de ruídos hidroaéreos, rigidez voluntária da musculatura abdominal, dor à descompressão brusca e presença de sangue no toque retal.[3] O paciente hemodinamicamente instável deve ser conduzido ao bloco cirúrgico para avaliação e manejo.

O diagnóstico de certeza em grande parte das lesões de intestino grosso é feito durante a laparotomia exploradora, que estará indicada na maioria das lesões abdominais por FAF e FAB. Por vezes os ferimentos não sugerem penetração na cavidade abdominal (p.ex.: FAF tangenciais, FAB na transição toracoabdominal à direita) e podem, de modo seletivo, ter uma abordagem mais conservadora.[3] Quando a opção for por manejo não operatório, esses pacientes deverão ser submetidos a exame físico seriado, a cada 4 horas, à procura de sinais e sintomas que indiquem lesão de órgão intra-abdominal.

No paciente hemodinamicamente estável, exames de imagem complementares podem ser úteis para o diagnóstico de lesões do cólon e/ou de outros órgãos associados.[3] A radiografia de abdome pode fornecer dados importantes, como presença de pneumoperitônio e trajeto do projétil, sendo importante para isso marcar os orifícios de entrada e saída com material radiopaco. A ultrassonografia abdominal na sala de emergência, conhecida como FAST (*Focused Assessment for Sonography in Trauma*), tem sido usada com frequência por ser um método não invasivo e que pode dar informações importantes tais como presença de líquido livre. Sua sensibilidade para lesões do trato digestivo é baixa, no entanto, pode ser útil para o manejo de lesões penetrantes multicavitárias.[3] Outros métodos diagnósticos disponíveis, porém invasivos, são o lavado peritoneal diagnóstico e a videolaparoscopia. Embora a laparoscopia venha sendo usada com maior frequência, ela tem limitações para a avaliação de lesões menores do cólon e pelo fato de parte do mesmo ser retroperitoneal. Sua maior utilidade tem sido demonstrada na identificação de lesões da transição toracoabdominal, do diafragma anterior e na confirmação de penetração peritoneal nas lesões tangenciais do abdome.[3]

A tomografia computadorizada de abdome e pelve (TCAP) é o método de escolha na investigação de trauma abdominal em paciente hemodinamicamente estável. Possui acurácia de 82%, sensibilidade de 64% e especificidade de 97% para o diagnóstico de lesão de cólon. Ar livre extraluminal (pneumoperitônio/retropeurotônio), líquido livre intra ou retroperitoneal, espessamento focal ou hematoma de parede do intestino, ar intramural são sinais que sugerem lesão colônica. O sinal mais sensível para lesões penetrantes é a presença de trajeto levando até a parede do intestino. Há pouca evidência na literatura que indique o uso rotineiro de contraste vias oral e retal para o diagnóstico dessas lesões, podendo ser empregado a critério da equipe médica assistente e conforme a experiência do radiologista. A TCAP também pode ser útil para excluir violação da cavidade peritoneal, abreviando o tempo de observação hospitalar[3] nos pacientes com manejo conservador.

Durante a laparotomia deve-se estar atento às porções retroperitoneais do cólon, sendo necessário, por vezes, liberar o ascendente ou descendente para inspecioná-los por inteiro. Hematomas junto ao mesocólon devem ser explorados para não deixar passar pequenas perfurações junto ao bordo mesocólico. Atenção especial deve ser dada às lesões térmicas causadas por FAF, nas quais o risco de perfuração tardia recomenda o seu tratamento.[3]

A fim de auxiliar na escolha terapêutica e comparar resultados de diferentes séries foram criados escores para classificação dos ferimentos colônicos. No Escore de Flint (Quadro 47.1), de 1980, a prioridade não é a lesão, mas o grau de contaminação intracavitária, a presença de lesões associadas e instabilidade hemodinâmica.[9] Por outro lado, a escala desenvolvida por Moore em 1990, a *Colon Injury Scale* (CIS) (Quadro 47.2), recomendada pela AAST (American Association for the Surgery of Trauma-Sociedade Americana de Cirurgia do Trauma) considera apenas a extensão da lesão do cólon.[10] Essas escalas são utilizadas como parâmetros na escolha da técnica cirúrgica mais adequada.

TRATAMENTO

O tratamento das lesões penetrantes de cólon sofreu mudanças de paradigma nos últimos 40 anos, a partir dos estudos prospectivos randomizados que compararam o reparo primário e a confecção de colostomia, a fim de determinar qual conduta seria a mais adequada para reduzir a morbimortalidade.[5,7,8] Os resultados encontrados não mostraram diferença significativa entre os grupos, ou demonstraram melhores desfechos para o grupo de reparo primário.

Alguma controvérsia persiste, no entanto, nas lesões mais extensas de cólon e no paciente clinicamente instável. Ao longo dos anos 1980 e 1990, muitos autores passaram a recomendar a colostomia na presença de fatores considerados de risco, tais como pacientes com diagnóstico e tratamento cirúrgico tardio (12 a 24 horas), lesões de cólon esquerdo, choque hemorrágico com redução da perfusão intestinal no período perioperatório, necessidade de várias transfusões, lesões destrutivas do cólon (CIS > III), comorbidades significativas, lesões traumáticas associadas

Quadro 47.1 Escore de *Flint*[9]	
Grau	**Definição**
I	Lesões isoladas com perfurações menores do cólon, choque ausente ou tipo I, contaminação ausente ou mínima e sem retardo na cirurgia
II	Lesões associadas e transfixação ou laceração da parede do cólon, choque tipo II, contaminação moderada
III	Lesões associadas, grande destruição tecidual, contaminação grande e choque > tipo II

Quadro 47.2 *Colon Injury Scale*[10]	
Grau	**Definição**
I	Lesão de serosa. Contusão ou hematoma, sem perfuração
II	Ferimento < 50% da circunferência do cólon ou lesões parciais múltiplas
III	Ferimento > 50% da circunferência do cólon sem transecção
IV	Transecção do cólon
V	Transecção com perda de tecido ou desvascularicão de um segmento

que elevem o Índice de Trauma Abdominal Penetrante (PATI) acima de 25 e contaminação moderada a grande.[11] Uma avaliação prospectiva, multicêntrica, de 297 pacientes com lesões destrutivas do cólon foi realizada pela AAST e publicada em 2001, comparando aqueles submetidos à ressecção e anastomose *versus* derivação. Os autores não observaram diferenças significativas nas complicações relacionadas ao cólon, mesmo na presença de fatores de risco, sugerindo que ressecção e anastomose possam ser o tratamento de escolha para a quase totalidade dos casos (grau de recomendação B).[6] Em publicação recente, Sharpe JP et al., grupo com a maior experiência documentada na literatura de lesões destrutivas de cólon, mostraram sua experiência de 15 anos, adotando um algoritmo para manejo de lesões de cólon. Com base nessa publicação, que avaliou 252 pacientes, dos quais 102 (40%) tinham lesão destrutiva de cólon, recomenda-se a derivação do trânsito intestinal em pacientes com fatores de risco para falha da anastomose, tais como:

1. Contaminação importante da cavidade peritoneal;

2. Transfusão de mais de 6 unidades de concentrado de hemácias;

3. Hipotensão prolongada e/ou;

4. Comorbidades significativas.

A adesão a esse algoritmo diminuiu o índice de deiscência para 2,7% (grau de recomendação B).[12]

Reparo Primário

Define-se reparo primário como debridamento e fechamento simples das perfurações intestinais ou a ressecção do segmento contendo as perfurações, seguido de anastomose. Lesões classificadas como CIS I a III podem ser fechadas com sutura simples e possuem índices pequenos de deiscência, abscessos intra-abdominais e complicações gerais (grau de recomendação B).[12] Lesões maiores com algum grau de destruição ou desvascularização devem ser tratadas com ressecção e anastomose (grau de recomendação B).[12] Podem ser usadas suturas mecânicas ou manuais, de acordo com a preferência do cirurgião. Estudos comparativos não demonstraram diferença entre os índices de complicações.

Colostomia

A colostomia pode ser feita com a exteriorização do segmento colônico lesado, ou ressecção do mesmo associado a colostomia terminal ou ainda reparo primário da lesão e confecção de estoma proximal (ileostomia ou colostomia). Sua indicação gera controvérsia, sendo indicada nos pacientes com lesões destrutivas do cólon com fatores de risco para deiscência de anastomose (grau de recomendação B).[3,6,12]

Damage Control

Durante a década de 1990, a cirurgia de controle de danos (*damage control - DC*) passou a ser realizada em pacientes de alto risco, com instabilidade hemodinâmica (grau de recomendação B),[13] permitindo que o cirurgião lidasse prioritariamente com causas de hemorragia e contaminação, retardando o manejo definitivo das lesões intestinais para um momento em que o paciente estivesse estável. Via de regra o DC está indicado em pacientes com lesões destrutivas ou com lesões viscerais associadas que necessitam de grandes transfusões (p.ex.: trauma hepático), associado à acidose, coagulopatia e hipotermia. Nesses pacientes críticos, o tempo para a criação de um estoma pode prolongar a operação e agravar o choque. Nessas situações, após o controle de sangramento (com ligaduras ou tamponamento), é realizada cerclagem proximal e distal à lesão colônica, ou grampeamento, sem anastomose, limitando o procedimento ao controle da contaminação da cavidade. O paciente permanece em unidade de cuidados intensivos por aproximadamente 48 horas para recuperação do estado hemodinâmico e tratamento de distúrbios hidroeletrolíticos e de coagulação. Se, após esse intervalo, forem obtidas condições cirúrgicas ideais, faz-se a ressecção do segmento e anastomose primária. Caso contrário, está indicada a derivação (grau de recomendação B).[3,14] Ensaios clínicos prospectivos, com grande número de pacientes, ainda estão faltando nesse subgrupo de vítimas de lesão penetrante de cólon. Estudo recente mostrou que o uso de vasopressor foi um fator de risco para falha de anastomose de pacientes submetidos a DC (grau de recomendação B).[15]

O fluxograma a seguir (Figura 47.1) apresenta de modo resumido o raciocínio clínico para guiar o atendimento de um paciente com trauma penetrante do cólon.

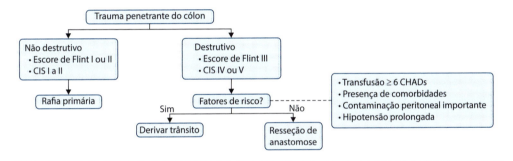

Figura 47.1 – Fluxograma de tratamento das lesões penetrantes do cólon. (Fonte: Timothy John Wilson e Marja Luciana Visioli.)

REFERÊNCIAS BIBLIOGRÁFICAS

1. Miller P R, Fabian T C, Croce MA, Magnotti LJ, Elizabeth Pritchard F, et al. Improving outcomes following penetrating colon wounds. Application of a clinical pathway. Ann Surg 2002;235(6):775-81.
2. Johnson EK, Steele SR. Evidence-based management of colorectal trauma. J Gastroint Surg 2013;17(9):1712-9.
3. Demetriades D, Inaba K. Chapter 33: Colon and rectal trauma. In: Mattox K, Moore EE, Feliciano DV, editors. Trauma 7 Ed. New York City, NY: McGraw-Hill, 2013. p.620-31.
4. Woodhall JP, Ochsner. The management of perforating injuries of the colon and rectum in civilian practice. Surgery 1951;29(2):305-20.
5. Stone HH, Fabian TC. Management of perforating colon trauma. Randomization between primary closure and exteriorization. Ann Surg 1979;190(4):430-6.
6. Demetriades D, Murray JÁ, Chan L et al. Committee on multicenter clinical trials. American Association for the Surgery of Trauma. Penetrating colon injuries requiring resection: diversion or primary anastomosis? An AAST prospective multicenter study. J Trauma 2001;50(5):765-75.
7. Chapuis CW, Frey DL, Dietzen CD, Panetta TP, Buechter KJ, Cohn I Jr. Management of penetrating colon injuries. A prospective randomized trial. Ann Surg 1991;213(5):492-8.

8. Sasaki S, Allaben RD, Golwala R, Mittal VK. Primary repair of colon injuries: a prospective randomized study. J Trauma1995;39(5):895-901.

9. Flint LM, Vitale GC, Richardson JD, et al. The injured colon: relationships of the management to complications. Ann Surg 1981;193:619-22.

10. Moore EE, Cogbill TH, Malangoni MA, et al. Organ injury scaling. II Pancreas, duodenum, small bowel, colon and rectum. J Trauma 1990;30:1427-9.

11. Caeten CG, Fabian TC, Garcia VF, et al. Patient management guidelines for penetrating intraperitoneal colon injuries. Eastern Association for the Surgery of Trauma, 1998.

12. Sharpe JP, et al. Adherence to a simplified algorithm reduces morbidity and mortality after penetrating colon injuries: a 15-year experience. J AmColl Surg 2012;214:591-8.

13. Rotondo MF, Schwab CW, Gonigal MD, et al. "Damage control": an approach for improved survival in exsanguinating penetrating abdominal injury. J Trauma 1993;35:375-82.

14. Trust M, Brown CVR. Penetrating injuries to the colon and rectum. Curr Trauma Rep 2015;1:113-8.

15. Fisher P, Nunn AM, Wormer BA, Christmas AB, Gibeault LA, Green JM, et al. Vasopressor use after initial damage control laparotomy increases risk for anastomotic disruption in the management of destructive colon injuries. Am J Surg 2013;206:900-3.

Índice Remissivo

A

Abordagem diagnóstica na deiscência anastomótica, 249
- classificação, 250
- diagnóstico, 251
  - exames de imagem, 252
    - procedimentos endoscópicos, 253
    - radiografia (RX) simples de tórax e abdome, 252
    - tomografia computadorizada de abdome e pelve (TCAP), 253
  - exames laboratoriais, 251
    - calprotectina e procalcitonina, 252
    - proteína C reativa (PCR), 251
- estomas de prevenção, 250
- incidência, 250
- indicação da avaliação diagnóstica de deiscências, 250
- introdução, 249

Abordagem diagnóstica na diverticulite aguda, 179
- diagnóstico, 180
  - exames de imagem, 181
  - exames endoscópicos, 182
  - exames laboratoriais, 181
- introdução, 179

Abordagem diagnóstica na hemorragia digestiva baixa, 143
- diagnóstico, 144
  - avaliação clínica inicial, 144
  - avaliação de fonte no trato digestivo superior, 144
  - exame físico, 144
  - história clínica, 144
  - necessidade de internação, 145
    - angiografia mesentérica, 146
    - angiotomografia computadorizada, 147
    - avaliação complementar, 145
    - avaliação do intestino delgado, 147
    - cápsula endoscópica, 147
    - cirurgia, 147
    - colonoscopia, 145
    - enteroscopias, 147
    - estudos cintilográficos, 146
    - exame proctológico completo, 145
    - exames laboratoriais, 145
  - ressuscitação, 144
- introdução, 143

Abordagem diagnóstica na obstrução intestinal, 91
  diagnóstico, 92
    avaliação clínica, 92
      avaliação complementar, 92
        endoscopia, 96
        enema de contraste hidrossolúvel, 96
        fluoroscopia, 94
        laboratorial, 92
        radiografia, 93
        ressonância nuclear magnética, 96
        tomografia computadorizada, 94
        ultrassonografia, 95
  introdução, 91
Abordagem diagnóstica nas colites agudas, 201
  diagnóstico, 201
    anamnese, 202
    exame físico, 202
    exames de imagem, 204
    exames endoscópicos, 204
    exames laboratoriais, 203
  introdução, 201
  tratamento, 205
Abscesso intra-abdominal típico, 267
Abscesso
  perianal em quadrante anterior esquerdo, 22
  perianal, 34
Abscesso peritoneal por doença de Crohn, 237
  diagnóstico, 238
  introdução, 237
  tratamento, 238
Abscesso peritoneal pós-operatório, 265
  diagnóstico, 266
  introdução, 265

  tratamento, 267
    drenagem guiada por imagem, 268
    tratamento cirúrgico, 268
    tratamento conservador, 267
Abscessos anorretais, 21
  diagnóstico, 23
  introdução, 21
  tratamento, 24
    tratamento de acordo com a localização do abscesso, 25
      abscesso anorretal recorrente, 26
      abscesso interesfincteriano, 25
      abscesso isquiorretal, 26
      abscesso submucoso, 26
      abscesso supraelevador, 26
Abscessos pilonidais sacrococcídeos, 29
  diagnóstico, 29
  introdução, 29
  tratamento, 30
    técnica anestésica, 31
Ampla drenagem paralela às fibras do esfíncter externo do ânus, 25
Angiodisplasias no ceco, 156
Apendangite epiploica, 219
  diagnóstico, 219
  introdução, 219
  tratamento, 219
    tratamento conservador, 220
    tratamento cirúrgico, 220
Aplicação de clipes metálicos no ponto onde provavelmente ocorreu o sangramento (coágulo aderente), 175
Aspecto após tratamento com coagulação por plasma de argônio, 157
Aspecto após tratamento com ligadura elástica, 158
Aspecto histológico da colite por CMV, 215

Índice Remissivo

Aspectos do exame sob analgesia com colocação de sedenho, 40-42

Aspectos endoscópicos de colite por CMV, 214

C

Cálculo de escore de DULK a cada 24 horas, 266

Causas de obstrução intestinal, 91

Cauterização

com plasma de argônio, 169

indireta de lesão do plexo venoso présacral, 281

Ceco voltado na direção do cólon ascedente em forma de uma báscula, 116

Classificação das lesões retais, 298

Classificação de Hinchey para diverticulite aguda com base nos achados da tomografia computadorizada, 187

Classificação de Hinchey, 181

Colectomia

direita alargada, 102

esquerda, 103

Colite aguda por *Clostridium difficile*, 207

diagnóstico, 208

introdução, 207

tratamento, 209

Colite fulminante e megacólon tóxico na doença inflamatória intestinal, 229

diagnóstico, 230

introdução, 229

tratamento, 230

megacólon tóxico, 233

Colite por citomegalovírus, 213

diagnóstico, 214

introdução, 213

colite por CMV em indivíduos imunocompetentes, 213

colite por CMV em indivíduos imunocomprometidos, 213

tratamento, 215

Colocação de cateter ureteral para subsequente rafia primária, 289

Colon Injury Scale, 305

Colopatia isquêmica, 223

diagnóstico, 224

angiografia mesentérica, 225

colonoscopia, 224

exames de imagem, 224

exames laboratoriais, 224

introdução, 223

tratamento, 225

tratamento cirúrgico, 225

tratamento clínico, 225

Complicações agudas dos estomas intestinais, 243

abscesso periostomal, 244

diagnóstico, 244

tratamento, 245

distúrbios hidroeletrolíticos, 245

diagnóstico, 245

tratamento, 246

introdução, 243

isquemia e necrose, 243

diagnóstico, 243

tratamento, 244

obstrução intestinal por hérnia paraestomal, 245

diagnóstico, 245

tratamento, 245

retração, 244

diagnóstico, 244

tratamento, 244

Corpo estranho colônico, 293

diagnóstico, 294

introdução, 293

tratamento, 294

Corpo estranho retal, 63

diagnóstico, 64

introdução, 63

tratamento, 64

cuidados após remoção, 65

Cortes axial e coronal de diverticulite aguda não complicada de cólon sigmoide com espessamento da parede cólica e borramento da gordura adjacente, 186

Crise hemorroidária, 3

condições que requerem tratamento diferenciado, 7

diagnóstico, 4

introdução, 3

tratamento, 4

hemorroidas estranguladas, 7

hemorroidas externas trombosadas, 5

tratamento cirúrgico, 6

tratamento clínico, 5

D

Diagnóstico clínico e laboratorial de colite aguda grave, colite fulminante e megacólon tóxico (grau de recomendação B), 229

Doença de Crohn

sedenho em períneo, 42

abscesso perineal, aspecto por ultrassonografia endoanal, 37

perianal – Ressonância magnética, 37

E

Elementos que sugerem infecção por E. coli, 202

Endoclipe no pedículo após ressecção, 168

Endoclipes em área de mucosectomia, 168

Endoloop posicionado no pedículo do pedículo, 169

Escore de Flint, 305

Escore preditivo para deiscência anastomótica, 251

Estenose de canal anal. 35

Etiologia das obstruções intestinais na doença de Crohn, 122

Exame endoscópico da anastomose colorretal logo após sua confecção, 173

Extensa fissura anal anterior profunda e orifício fistuloso posterolateral esquerdo em adolescente com doença de Crohn perineal grave, 36

Exteriorização da parede anterior do sigmoide na fossa ilíaca esquerda e fixação na parede abdominal em três planos de sutura, 113

F

Fatores de risco para impactação fecal aguda, 58

Fatores de risco: cirurgia de controle de dano, transfusão de mais de 6 unidades de concentrado de hemácias, múltiplas lesões associadas, edema de alça intestinal e vascularização intestinal comprometida, 301

Fissura anal aguda, 9

diagnóstico, 9

introdução, 9

Índice Remissivo

tratamento, 10
medicamentos relaxantes do esfíncter anal, 11
medidas gerais, 10
tratamento cirúrgico, 11

Fístula
perianal, 34
perineal e retovaginal, 35

Fluxograma de abordagem diagnóstica
da deiscência anastomótica, 254
da diverticulite aguda, 183
da hemorragia digestiva baixa, 148
das colites agudas, 206
de obstrução intestinal, 97
e terapêutica da apendangite epiploica, 221
e terapêutica da colite por *Clostridium difficile*, 211
e terapêutica da colite por citomegalovírus, 216
e tratamento da gangrena de Fournier, 50

Fluxograma de diagnóstico e tratamento
de abscesso anorretal, 27
de herpes perianal, 18
do volvo de ceco, 119

Fluxograma de manejo
da colopatia isquêmica, 226
da hemorragia pós-polipectomia, 171
da procidência de reto encarcerada, 73
da pseudo-obstrução colônica aguda, 132
da suspeita de perfuração de cólon relacionada à colonoscopia, 277
das complicações agudas de estomas intestinais, 247
de corpo estranho colônico, 295
de sepse perianal por DC, 43

Fluxograma de prevenção, diagnóstico e manejo do íleo adinâmico pós-operatório, 140

Fluxograma de tratamento da colite fulminante e megacólon tóxico na doença inflamatória intestinal, 234

Fluxograma de tratamento
da crise hemorroidária, 8
da diverticulite aguda complicada por abscesso, 194
da diverticulite aguda complicada por perfuração, 199
da diverticulite aguda não complicada, 189
da dor anal aguda em gestantes e puérperas, 79
da fissura anal aguda, 12
da hemorragia com origem em anastomose colorretal, 176
da hemorragia por angiodisplasia colônica, 160
da hemorragia por doença diverticular, 154
da obstrução intestinal por doença de Crohn, 127
da obstrução por câncer colorretal, 105
das lesões esfincterianas obstétricas, 54
das lesões penetrantes do cólon, 269
das lesões penetrantes do cólon, 307
de deiscência anastomótica colorretal, 263
de impactação fecal aguda, 60
de lesão ureteral intraoperatória, 290
de volvo do cólon sigmoide no megacólon chagásico, 114
do abscesso pilonidal sacrococcígeo, 31
do corpo estranho retal, 66
do sangramento de varizes retais, 84
do sangramento no pós-operatório de cirurgia anorretal, 89

Fluxograma
para manejo do abscesso peritoneal por doença de Crohn, 241
sobre a conduta adiante de hemorragia pré-sacral intraoperatória, 284

G

Gangrena de Fournier, 45
diagnóstico, 45
introdução, 45
tratamento, 47
Gangrena de Fournier, 46-49

H

Hemorragia da anastomose no pós-operatório de cirurgia colorretal, 174
Hemorragia intraoperatória pré-sacral, 279
introdução, 279
lesão do plexo venoso pré-sacral, 279
tratamento, 280
cauterização direta (grau de recomendação D), 281
cauterização indireta (grau de recomendação D), 281
compressão por tachinhas ou percevejos (grau de recomendação D), 283
controle do dano com compressas (grau de recomendação D), 283
sutura direta (grau de recomendação D), 282
sutura indireta (grau de recomendação D), 282
Hemostasia de lesão do plexo venoso pré-sacral com o uso de tachinhas ou percevejos, 283
Herpes anorretal, 13
diagnóstico, 13
herpes hipertrófico, 16
introdução, 13
Herpes hipertrófico, 16, 17

Herpes simples, 14
em fase mais crônica, 14, 15

I

Íleo adinâmico pós-operatório, 133
abordagens minimamente invasivas, 138
analgesia sistêmica perioperatória, 139
bloqueio peridural torácico, 138
controle de fatores de risco e tratamento, 135
controle hidroeletrolítico, 137
descompressão nasogástrica, 135
mobilização, 137
uso de procinéticos, 137
diagnóstico, 135
goma de mascar, 139
introdução, 133
nutrição, 138
Imagem
de fluxo em cores de varizes retais com ultrassonografia com doppler colorido, 83
do transoperatório (lesão neoplásica obstrutiva de cólon ascendente), 95
Impactação fecal aguda, 57
diagnóstico, 57
introdução, 57
tratamento, 59
tratamento cirúrgico, 59
manejo cirúrgico das complicações, 60
tratamento medicamentoso, 59
Incisão e drenagem do abscesso pilonidal sacrococcígeo, 30

Índice Remissivo

L

Laparotomia exploradora de abdome agudo obstrutivo, 111

Lesão do plexo venoso pré-sacral durante a dissecção retal posterior, 280

Lesão esfincteriana obstétrica, 51

  diagnóstico, 52

    eletromanometria anorretal, 52

    ultrassom anorretal, 52

  introdução, 51

  tratamento, 52

    tratamento cirúrgico, 52

      técnica cirúrgica em fase tardia da lesão, 53

      técnica cirúrgica imediatamente após a lesão, 53

Lesão intraoperatória de ureter, 287

  diagnóstico, 288

    imediato, 288

    tardio, 288

      pielografia retrógrada, 288

      tomografia computadorizada de abdome total com contraste endovenoso, 288

  introdução, 287

  tratamento, 288

    técnicas para correção de lesão ureteral, 289

      reimplante ureteral, 289

      sutura simples e cateter ureteral, 289

M

Métodos diagnósticos de colite por *Clostridium difficile*, 209

O

Oclusão intestinal do íleo terminal em portador de DC, 123

Oxford Index utilizado para avaliação da resposta à corticoterapia parenteral em portadores de colite aguda grave, 231

P

Percentagem de perfuração em procedimentos colonoscópicos, 273

Perfuração colorretal relacionada com a colonoscopia, 273

  diagnóstico, 276

  introdução, 273

    perfurações na colonoscopia diagnóstica, 274

      doenças relacionadas com a perfuração, 274

      locais mais frequentes de perfuração, 274

      mecanismo de trauma, 274

    perfurações na colonoscopia terapêutica, 275

      colocação de *stent* (prótese) de cólon, 275

      dilatação de estenoses benignas (anastomóticas e DC), 275

      hemostasia por colonoscopia, 275

      polipectomia, 275

      técnicas avançadas para ressecção tecidual, 275

      tunelização tumoral, 275

  prevenção, 276

    dor, 276

insuflação, 276

preparo intestinal, 276

sedação, 276

tratamento, 276

tratamento cirúrgico, 277

tratamento clínico, 276

tratamento endoscópico, 277

Ponto de torção do ceco e distensão gasosa resultante da obstrução, 116

Preparo colônico intraoperatório, 104

Procidência encarcerada de reto, 71

diagnóstico, 71

introdução, 71

tratamento, 72

Profilaxia de sangramento após polipectomia, 170

Pseudo-obstrução colônica aguda, 129

diagnóstico, 129

introdução, 129

tratamento, 130

descompressão endoscópica, 131

descompressão farmacológica, 130

tratamento cirúrgico, 131

tratamento conservador, 130

tratamento de manutenção após descompressão colônica, 131

Q

Quadro agudo de trombose hemorroidária externa, 5

R

Radiografia de abdome, em ortostatismo, evidenciando grande distensão colônica,

sugestiva de obstrução por volvo do cólon sigmoide, 108

Recomendações da Sociedade Americana de Endoscopia Digestiva (ASGE) para manejo de medicamentos que interferem na hemostasia em procedimentos endoscópicos, 164

Regimes terapêuticos frequentemente utilizados no tratamento de crise de diverticulite aguda, 188

RNM de períneo demonstrando abscesso em ferradura, 23

RX

de abdome agudo com os achados típicos de obstrução de intestino delgado, 94

de abdome de um paciente com íleo adinâmico pós-operatório, 136

S

Sangramento com corrente de corte no cólon ascendente, 166

Sangramento de varizes retais, 81

diagnóstico, 81

introdução, 81

tratamento, 82

Sangramento imediato com corrente mista, 167

Sangramento no pós-operatório de cirurgia anorretal, 87

diagnóstico, 88

introdução, 87

tratamento, 88

uso de antiagregantes plaquetários, 88

uso de anticoagulantes, 88

Sepse perianal da doença de Crohn, 33

diagnóstico, 33

avaliação complementar com exames de imagem e exame sob analgesia, 36

introdução, 33

tratamento, 38

    antibioticoterapia, 38

    imunossupressores tiopurínicos, 39

    terapia biológica, 39

    tratamento cirúrgico, 39

Sutura indireta de lesão do plexo venoso présacral, 282

T

Taxa de colectomia conforme a gravidade do quadro clínico, 231

TC de abdome de um paciente com íleo adinâmico pós-operatório, 136

Tipos de laxantes, 77

Tomografia computadorizada demonstrando *dot sign*, 220

Tratamento da deiscência anastomótica colorretal, 257

introdução, 257

prevenção, 257

    drenagem e manobras de integridade, 259

    fatores de risco gerais, 258

    preparo intestinal, 258

    proteção de anastomoses, 259

    radioterapia e altura da anastomose, 258

    técnica da anastomose, 259

tratamento, 260

    deiscência bloqueada com coleção localizada, sem sepse grave ou choque séptico, 261

    deiscência não bloqueada, com peritonite difusa e choque séptico, 262

    tratamento das deiscências subclínicas, 261

Tratamento da diverticulite aguda complicada por abscesso, 191

diagnóstico, 191

introdução, 191

tratamento, 192

    drenagem percutânea, 192

    seguimento tardio, 193

    tratamento cirúrgico de urgência, 192

Tratamento da diverticulite aguda complicada por perfuração, 195

diagnóstico, 195

introdução, 195

tratamento, 195

    opções cirúrgicas, 196

        inconvenientes da cirurgia de Hartmann, 197

        lavagem e drenagem, 197

        reconstrução primária: com ou sem ostomia derivativa de proteção?, 197

        ressecção primária com reconstrução imediata ou cirurgia de Hartmann, 196

        ressecção primária ou lavagem e drenagem, 198

        ressecção primária, 196

    via de acesso, 196

Tratamento da diverticulite aguda não complicada, 185

diagnóstico, 185

introdução, 185

tratamento, 187

    antibioticoterapia, 187

    crise de diverticulite aguda não complicada, 187

        regime de tratamento (ambulatorial *versus* hospitalar), 187

Tratamento da hemorragia com origem na anastomose colorretal, 173 diagnóstico, 173

introdução, 173

tratamento, 173

Tratamento da hemorragia por angiodisplasia colônica, 155

diagnóstico, 155

introdução, 155

tratamento, 156

tratamento cirúrgico, 159

tratamento endoscópico, 157

clipes endoscópicos, 158

coagulação por plasma de argônio (CPA), 157

eletrocoagulação, 157

escleroterapia, 158

ligadura elástica, 158

tratamento endovascular, 159

tratamento farmacológico, 159

análogos da somatostatina, 159

talidomida, 159

Tratamento da hemorragia por doença diverticular, 151

diagnóstico, 151

introdução, 151

tratamento, 152

ressuscitação, 152

terapia endoscópica, 152

terapia endovascular, 153

tratamento cirúrgico, 153

Tratamento da obstrução intestinal na doença de Crohn, 121

diagnóstico, 121

exames laboratoriais, 122

exames radiológicos, 123

quadro clínico, 122

introdução, 121

tratamento, 124

tratamento cirúrgico, 125

tratamento clínico, 124

tratamento endoscópico, 125

Tratamento da obstrução intestinal por volvo do cólon sigmoide, 107

diagnóstico, 107

introdução, 107

tratamento, 109

colopexia, 112

descompressão endoscópica, 109

sigmoidectomia com anastomose primária, 110

sigmoidostomia anterior, 112

transversostomia, 112

tratamento cirúrgico, 109

com necrose ou perfuração, 110

sem necrose, 110

Tratamento da obstrução por câncer colorretal, 99

colectomia subtotal ou total, 103

introdução, 99

procedimento em dois estágios, 100

procedimento em três estágios, 100

procedimentos em estágio único, 99

papel da videolaparoscopia e da prótese endoluminal, 104

procedimentos cirúrgicos, 100

colostomia, 100

operação de Hartmann, 100

ressecção e anastomose primária, 100

técnica operatória, 101

colectomia direita,101

colectomia esquerda, 102

preparo intraoperatório de cólon, 102

Tratamento da obstrução por volvo de ceco, 115

diagnóstico, 115

introdução, 115

tratamento, 117

Tratamento de hemorragia
pós-polipectomia, 163

introdução, 163

fatores relacionados com a lesão, 165

fatores relacionados com o paciente, 164

fatores relacionados com o
procedimento em si, 165

aspectos técnicos e de
equipamentos, 165

prevenção, 166

tratamento, 170

Trauma penetrante de cólon, 303

diagnóstico, 304

introdução, 303

tratamento, 305

colostomia, 306

damage control, 306

reparo primário, 306

Trauma penetrante do reto, 297

diagnóstico, 298

introdução, 297

lesões anorretais e perineais, 301

introdução, 301

tratamento, 301

tratamento, 299

trauma do reto extraperitoneal, 300

diagnóstico, 300

introdução, 300

tratamento, 300

trauma do reto intraperitoneal, 297

introdução, 297

U

Urgências anorretais na gestação e no
puerpério, 75

doença hemorroidária, 76

diagnóstico, 76

tratamento, 76

fissura anal, 77

diagnóstico, 77

tratamento, 78

introdução, 75

Urgências

anorretais não traumáticas, 1

coloproctológicas traumáticas, 271

colorretais não traumáticas, 69

V

Varizes

retais tortuosas, 83

retais, 82